新形态一体化系列教材

护理人际沟通

韩景新　马　征　著

长江出版传媒　湖北科学技术出版社

图书在版编目（CIP）数据

护理人际沟通 / 韩景新, 马征著. — 武汉 : 湖北
科学技术出版社, 2023.3
新形态一体化系列教材
ISBN 978-7-5352-8792-2

Ⅰ.①护… Ⅱ.①韩… ②马… Ⅲ.①护理学—人际
关系学—教材 Ⅳ.①R471-05

中国版本图书馆CIP数据核字(2022)第183926号

责任编辑：兰季平	封面设计：曾雅明
出版发行：湖北科学技术出版社	电话：027-87679440
地　　址：武汉市雄楚大街268号	邮编：430070
（湖北出版文化城B座13-14层）	
网　　址：http://www.hbstp.com.cn	
印　　刷：廊坊市广阳区九洲印刷厂	邮编：065005

开　本：787×1092	1/16	15.25印张	360千字
2023年3月第1版		2023年3月第1次印刷	
			定价：46.00元

本书如有印装质量问题　可找本社市场部更换

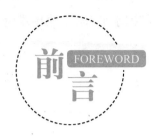

前言 FOREWORD

　　思政引领与沟通能力培养相融合是本专著的显著特点，培养什么人、怎样培养人、为谁培养人是教育的根本问题，落实立德树人根本任务，将价值塑造、知识传授和能力培养三者融为一体，寓价值观引导于知识传授和能力培养之中，塑造正确的世界观、人生观、价值观。深度挖掘提炼知识体系中所蕴含的思想价值和精神内涵，从专业、行业、国家、国际、文化、历史等角度，增加课程的知识性、人文性，提升引领性、时代性和开放性。

　　培养医护人员自觉实践职业精神和职业规范，增强职业责任感，培养爱岗敬业、无私奉献、诚实守信、公道办事、开拓创新的职业品格和行为习惯。注重加强医德医风教育，培养"敬佑生命、救死扶伤、甘于奉献、大爱无疆"的医者精神；注重加强医者仁心教育，把人民群众生命安全和身体健康放在首位，尊重患者，善于沟通，提升综合素养和人文修养；注重牢固树立法治观念，提升依法应对重大突发公共卫生事件能力。坚定中国特色社会主义道路自信、理论自信、制度自信、文化自信。

　　随着"生物—心理—社会"医学模式的发展，护理工作更加注重人的生理、心理、社会及个体差异等多方面的需要，从更高层次上实现对人的尊重。在工作中，医护人员应当加强与患者的沟通交流，建立起相互尊重、信任合作的平等关系，通过礼貌、诚恳、友好的交谈，帮助患者正确认识和对待自己的疾病，减轻和消除患者的消极情绪，让患者感受到医护人员的关爱、理解、同情之心和高度的责任心，并及时解决各种心理问题。因此，培养适应现代护理岗位需求的沟通交流、交际交往能力，培养高尚的职业道德和良好的职业素养，培养乐于沟通、善于沟通的性格品质是医护人员素质培养的重要内容。本书体现护理专业的职业特色，与岗位紧密对接，可供护理专业学生学习使用，也可供广大医务人员在医疗实践中学习参考。扫描书中二维码，即可观看相关知识。

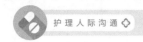
　　本书在撰写过程中，笔者参考和引用了国内外人际沟通教材、论文、论著，得到了同行的大力支持，谨此一并致谢！但因水平有限，书中难免会有疏漏或不足，敬请各位专家、同行、医护人员批评指正。

韩景新

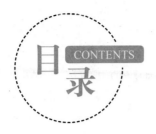

目录 CONTENTS

第一章

人际沟通概论

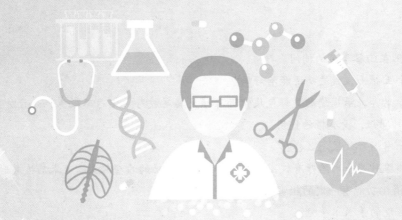

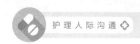

学习目标

思政目标:

增强职业责任感，培养爱岗敬业、无私奉献、开拓创新的职业品格和行为习惯。

知识目标:

掌握人际沟通的含义、作用和影响因素；医护工作中人际沟通的基本原则。熟悉人际沟通的时代特征；沟通在医护工作中的作用及其重要性；医护工作中人际沟通能力的培养途径。了解人际沟通的类型、特点、过程和要素。

能力目标:

学会将沟通技巧自觉地应用到医疗护理工作中；克服不利因素，针对不同沟通对象进行有效沟通。

当今社会，人们之间的联系方式日益多样化，人们之间的交往日益密切，有效沟通已成为人们生活中必不可少的能力。对于医护人员来说，人际沟通更具有特殊的意义。通过学习人际沟通知识，可以帮助医护人员更深入地了解自己的工作，掌握各种沟通技巧，协调好各方面关系，调动患者的积极性和主动性，实现对患者的整体化治疗和护理，使患者早日康复。

情景案例

李某，男性，38岁，中学教师。因左腹部包块到医院就诊，经全面检查确诊为胰腺肿瘤。

情景一:

护士小王在回答李某的询问。

李某：小王护士，我的病还能治好吗?

护士：李老师，根据您的腹部包块情况可预见其对放疗、化疗不敏感，而且放疗、化疗的作用维持时间短，没有根治作用。

李某：手术治疗效果怎么样?

护士：胰腺肿瘤手术治疗有较高的存活率，手术成功的希望较大，可术后恢复时间较长，而且对机体消化功能有一定的损害。

李某：医院的手术水平呢?

护士：我们医院有两名医生做过胰腺肿瘤手术，但仅做过10余例。

听了护士小王的话，患者李某不知所措，打算拒绝手术治疗。

情景二:

护士长刘某得知情况后，和李某进行了沟通。

护士长：李老师，您好，我是本科室的护士长小刘，您是想了解一下病情吗?

李某：刘护士长，我的病还能治好吗?

护士长：治疗方法是有的，经全面检查，您确诊为胰腺肿瘤，目前胰腺肿瘤外科手术切除要好于内科保守治疗，尤其是早期手术治疗效果要更好些。您的病灶发现得早，我们建议您手术治疗。我也参与了您的术前讨论，大家一致认为手术成功的概率很高。

李某：医院的手术水平呢？

护士长：我们科的两名医生在上级医院进修的就是胰腺肿瘤切除术，在上级医院及我院做的10余例胰腺肿瘤切除术全部成功，已熟练掌握了此项手术技术。

医院已经请上级医院会过诊，也建议您手术治疗。我科室的两名医生曾做过的胰腺肿瘤切除术，难度多数都超过您的手术，操作的可行性与成功的把握均很大。任何手术都会有一定的风险，我们会通过全力的治疗与护理，使您的手术风险降到最低。

李某听后，最终决定在本院接受手术治疗。术后恢复得也很满意。

请问：

1. 找出护士小王和护士长刘某与患者李某沟通的异同点。

2. 护士长刘某与患者李某的沟通给了我们什么启发？

第一节 人际沟通概述

从历史唯物主义的观点来看，在人类进化和人类社会发展的历程中，沟通发挥了极其重要的作用，沟通是人类生存和发展的一种行为模式，其观念、方式、方法的变革是人类文明进步的重要标志。社会发展到今天，沟通已成为反映个人能力和素质的基本要素和获取事业成功的重要因素，在身心健康发展、和谐社会建设、科学决策以及诸多领域中，发挥着不可替代的作用。

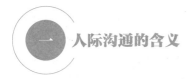 人际沟通的含义

人际沟通的含义

沟通原本指开沟而使两水相通，后引申为人与人之间信息的传递。

人际沟通是指人们在交往活动中共同遵循一系列规则，并通过一定的方式，运用语言或非语言符号系统进行彼此信息的交流，实现对思想和行为调控的过程，以取得彼此间的了解和信任，建立良好的人际关系。人际沟通主要通过口头语言、身体语言、环境、距离等方式实现，是心灵的交流、情感的交融和知识的互动。沟通无时不在、无处不在，沟通具有以下特征。

（一）沟通促进了人类的进化

恩格斯提出"劳动创造了人本身"，在从猿到人的转化过程中，正是通过沟通，猿人才形

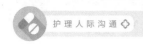

成了群体力量，共同采摘、狩猎，增强了抵御恶劣自然环境的能力，促进了生产力的发展，推动了从猿到人、从猿群到人类社会的转化进程。如果说劳动创造了人本身，那么沟通推动了人类的进化进程。

（二）沟通是人类社会发展的推动力量

张骞出使西域、文成公主入藏、昭君远嫁匈奴……人员文化的交流为社会发展带来了和平，让古代中国百姓远离了很多战争。玄奘西天取经、郑和下西洋、麦哲伦航海等文化交流，使中西方文化交流互鉴，促进了中华文明的传播，推动了中华文明的发展进步。在当代，联合国为世界提供了一个国际性的沟通对话平台，极大地促进了世界的和平与发展。在我国，人民代表大会制度、中国共产党领导的多党合作和政治协商制度等的制定，都体现了在沟通中凝聚共识、共谋发展的核心理念。

（三）沟通方式的变革是生产力发展水平的重要标志

"长安回望绣成堆，山顶千门次第开。一骑红尘妃子笑，无人知是荔枝来。"这首诗出自晚唐诗人杜牧的《过华清宫绝句》，战马是当时最先进的交通工具。中国航海家郑和率船队七下西洋，历经30多个国家和地区，远航至非洲东岸（现索马里和肯尼亚一带），成为中国航海史上的创举，那个时代，帆船是能够跨越海洋、长途远行的交通工具。随着蒸汽机车的发明，加快了人类进入工业时代的脚步。内燃机车、高速列车、飞机、火箭等成为现代文明的重要标志。

人类信息的传播从言传身教，到龟壳、石刻、甲骨文，再到春秋"烽火连烟"；从印刷术的发明到现代信息计算机网络；从收音机到电视机；从固定电话到移动电话；从计算机网络发展到信息高速公路。网上视频点播、网络电视会议、网上购物、网上银行、网络图书馆等高速、可视化把人们带入了信息时代。

（四）沟通是成长成才的重要因素

沟通的平台越多，视野越宽广，思维越活跃，心胸越开阔，理想越远大，成长成才的机会和机遇也就越多。善于沟通的人会更准确地表达情感、交流思想、阐述观点和主张，建立和谐的人际关系。各界政商精英的成功就与其良好的沟通能力密不可分。对于成长期的学生来说，多参加一些夏令营、旅游、出国访学等活动，会极大激发他们的好奇心和学习兴趣；反之，如果与外界信息交流少，接触不到外面的世界，则其成长过程会受到影响。

> 🔗 **知识拓展**
>
> 一个人不和别人打交道，不是一个神，就是一个兽。
>
> ——亚里士多德

二 人际沟通的方式和特征

（一）人际沟通方式

人际沟通是人们共同活动的特殊形式，内容非常广泛，从思想、观念、情感到兴趣、态度、知识等。人们在沟通过程中，各种信息不仅被传递，而且还不断地形成、明确、补充和发展，人际沟通的方式也是多种多样的，通常有以下几种。

1.语言沟通和非语言沟通

按照信息交流的方式，可将沟通分为语言沟通和非语言沟通。

（1）语言沟通：语言沟通是指沟通者出于某种需要，运用有声语言或书面语言传递信息、交流思想和表达情感的社会活动。语言沟通是运用最广泛的信息沟通形式。语言沟通过程可以超越时间和空间的限制，如口头语言沟通、书面语言沟通、电子媒介语言沟通等。人们可以通过文字记载来研究历史，也可以将当代人的成就传给后人。

（2）非语言沟通：非语言沟通是指借助某些非语言符号，如表情、手势、眼神、服饰、体触及距离等辅助手段，表达思想情感、传递信息的一种交流方式。刺耳的警笛、十字路口的交通信号灯、患者期盼的眼神、一个人的穿着打扮都传递着某种信息。在非语言沟通中，最常用的是体态语言和语调，体态语言包括手势、面部表情和其他身体动作；语调指说话的声调，轻柔、平缓的语调和刺耳尖锐的语调传递的意义完全不同。

在沟通行为中，非语言沟通和语言沟通常一起进行，相辅相成。

2.正式沟通和非正式沟通

按照组织系统，可将沟通分为正式沟通和非正式沟通。

（1）正式沟通：正式沟通是指通过正式的组织程序，按照组织规定的线路和渠道进行的信息传递与交流。组织内部的文件传达、通知发布、工作布置、工作汇报、各种会议以及组织与其他组织之间的公函往来都属于正式沟通。其优点是信息通路规范、准确度较高。沟通越正式，对内容的精准性和对听众定位的准确性要求就越高。但是正式沟通往往比较刻板，沟通速度很慢，层层传递之后存在着信息失真的可能。

（2）非正式沟通：非正式沟通是指运用组织结构以外的渠道所进行的信息传递与交流。非正式沟通是建立在一般人际关系基础之上的一种自由沟通，没有明确的规范和系统，不受正式组织体制的约束，不受时间和场合的限制，没有固定的传播媒介。一般来说，随意、口头或即兴的沟通被视为非正式沟通，如人们间的私人交谈及一般流传的"流言"等。非正式沟通不仅表露或反映人们的真实动机，也常提供没有预料的内外信息。非正式沟通既具有沟通形式灵活、信息传播速度快等优点，又具有随意性和不可靠性等缺点。

在现实生活中，正式沟通和非正式沟通这两种渠道是相辅相成的，而不是对立的。

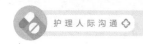

3.单向沟通和双向沟通

按照反馈情况，可将沟通分为单向沟通和双向沟通。

（1）单向沟通：单向沟通是指一方只发送信息，另一方只接收信息的过程。发送者与接收者的方向位置不变，双方无论在语言上还是在表情动作上都不存在反馈信息。如做报告、发指示、下命令、演讲、看电视、听广播等都属于单向沟通。单向沟通时，应特别注意沟通渠道的选择、对方的接受能力、信息内容的完整性和表达的准确性。

（2）双向沟通：双向沟通是指沟通双方同时互为传递者和接收者，发送者以协商、讨论或征求意见的方式面对接收者，信息发出后能立即得到反馈。有时双方位置互换多次，直到双方共同明确信息内容为止。如谈心、讨论、病史采集、健康指导、招聘会、座谈会等都属于双向沟通。

4.下行沟通、上行沟通和平行沟通

按照信息交流的方向，分为下行沟通、上行沟通和平行沟通。

（1）下行沟通：下行沟通是一种自上而下的沟通，指上级向下级传递信息，即"上情下达"，具有指令性、法定性、权威性和强迫性等特点。如上级把政策、目标、制度、计划等向下传达。在下行沟通中，"上"是主体。这种自上而下的沟通能够协调组织内各层级之间的关系，增强各层级之间的联系，对下级具有督导、指挥、协调和帮助等作用。如护理部主任向护士长发布命令和指示、护士长向护士发布命令和指示。因此，这种沟通形式受到古典管理理论家的重视，今天仍为许多单位和部门所沿用。但是，这种沟通易于形成一种"权力气氛"而影响效果，并且由于曲解、误解或搁置等因素，所传递的信息会逐步减少或歪曲。

（2）上行沟通：上行沟通是自下而上的沟通，指由下级向上级传递信息，即"下情上传"，具有非命令性、民主性、主动性和积极性等特点。在上行沟通中，"下"是主体。广开上行沟通的途径和机会，可以为下级提供参与管理的机会，减少下级因不能理解上级下达的信息而造成的失误，营造开放式的氛围，提高工作的创新能力，缓解工作压力。如护理人员向护士长或护理部主任报告工作情况、提出自己的建议和意见、表述自己的态度等。

（3）平行沟通：平行沟通又称桥式沟通，指组织内部横向部门之间的沟通，一般指同级之间传递信息。平行沟通的目的是交换意见，统一思想，以达成共识。这种沟通一般具有业务协调性质，它有助于加强相互间的了解，增强团结，强化协调，减少矛盾和冲突，改善人与人之间的关系。如医护之间、护际之间的交流，医院同一层级各部门的沟通等，保证平行组织之间沟通渠道的畅通，是减少各部门之间冲突的一项重要措施。

5.有意沟通和无意沟通

按照沟通的意识性是否明确，可将沟通分为有意沟通和无意沟通。

（1）有意沟通：有意沟通是具有一定目的性的沟通。每个沟通者，对自己沟通的目的都会有所意识。通常的谈话、心理护理、了解病情、打电话、写信、讲课，甚至闲聊，都是有意沟通。表面上看，闲聊好像没有目的，实际上闲聊本身就是目的，通过闲聊可以排解孤独感或释放压力。

（2）无意沟通：无意沟通是与他人的接触中，没有意识到的信息交流。如护士去巡视病房，发现患者睡着了，护士会不自觉地放轻脚步，压低说话的声音；在进行护理操作时，如果有领导在场，或是参加比赛，就会感到非常地紧张。由此可见，无意沟通不仅经常发生，而且广泛

程度远远超出人们的想象。

（二）人际沟通的特征

1.目的明确

人际沟通的特征

在人际沟通中，沟通双方都有各自的动机、目的和立场，都会设想和判定自己发出的信息会得到什么样的回答。双方的沟通是以改变对方的思想和行为为目的的，是一方对另一方心理作用的过程。因此，沟通的双方都处于积极主动的状态，在沟通过程中发生的不是简单的信息运动，而是信息的积极交流和理解。

2.积极互动性

人际沟通是一种动态系统，沟通双方都处于不断相互作用中，刺激与反应互为因果，沟通过程是双向互动过程。在一个完整的沟通过程中，沟通参与双方几乎同时充当信息发送者与接收者的角色。

3.符号共识

在人际沟通中，沟通双方借助符号系统相互影响。作为信息交流工具的符号，只有在信息发送者和信息接收者共同掌握统一的信息编码和译码的情况下，沟通才能实现。沟通双方应有统一的或近似的编码系统和译码系统。也就是说，尽量使用沟通双方都熟悉的语言进行沟通。沟通不仅可以通过语言来体现，也会通过非语言进行表达。除面对面的沟通外，人们之间的信息传递和相互作用还可以有多种，可以在电话中进行交流，也可以通过电子邮件等多种通信工具进行交流。

4.沟通效果的情境性

任何人际沟通都是在一定的情境和社会背景下进行的，情境因素始终对人际沟通具有制约作用。如社会、心理、时间、空间，以及沟通者的情绪、性格、文化程度、宗教、信仰、职业、地位等，这些因素不同程度地影响了沟通的效果。相同的沟通内容在不同的情境下，也会出现不同的效果。

5.沟通发生的客观性

在感觉可及的范围内，人们的沟通都会通过语言和非语言的表现而发生。即使没有开口说话，听者也可从言者的表情、神态、动作中了解到相关信息。如患者可以从一个护理人员的站、坐、行以及护理技术操作中，对这位护理人员的工作能力、责任心及整体素质等做出基本判断。只要在人的感觉可及的范围内人与人之间就一定会相互作用发生沟通。

 三 **人际沟通的层次和要素**

（一）人际沟通的层次

人际沟通的过程包括两个方面：一方面要将想要表达的意义转化为发送者的语言、眼神、

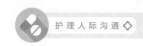

手势、身体姿态、人际距离等不同形态的符号信息；另一方面通过一定渠道，再将符号信息转换为接收者能够理解的信息内容。随着人们相互信任程度的增加，沟通层次也逐渐升高，沟通的信息量也逐渐加大。沟通可分为以下五种基本层次。

1.一般性沟通

一般性沟通指一般性社交应酬的起始语，是最低层次的沟通。一般性沟通多是一些寒暄的话语，双方只表达一些形式上的社交性话题，如"今天天气不错""您好吗？"等。在医患关系建立的初期，可使用一般性沟通进行预热，从而为双方建立信任关系奠定基础，但不宜反复运用而不进入深一层次的沟通。

2.陈述事实的沟通

陈述事实的沟通指一种不给予个人意见、判断，不涉及人与人关系的客观性沟通。在交谈双方未建立信任感时，一般只陈述客观事实，不发表意见，防止产生误解或引发事端。例如，"我做过胰腺切除手术""我今年出过一次车祸"等。这一层次的沟通对医护人员来说非常重要，可以使其了解患者的基本情况。因此，患者以此种方式进行沟通时医护人员要给予重视，并鼓励患者提供更多的客观信息。

3.分享性沟通

分享性沟通指双方已经建立了一定的信任感，可以谈论自己的看法和意见的沟通。这一层次的沟通是比陈述事实更高一层次的沟通。在这一层次沟通中，患者会对医护人员表达自己的想法，表达其对治疗的意见和看法等，这表示患者已对医护人员产生信任感，此时，医护人员应注意理解患者，不要随意反对患者。

4.情感性沟通

情感性沟通只有在双方相互信任的基础上才会发生，沟通双方在表达意见的同时还会表达彼此的情感和感受。在临床工作中，医护人员运用情感性沟通对疾病的治疗有很大帮助，此时患者会敞开心扉，表达情感，这种表达对患者的身心健康非常有益。医护人员应该为患者创造一个良好的情感环境，使患者愿意表达其想法和感受。

5.共鸣性沟通

共鸣性沟通是沟通的最高层次，指沟通双方对语言和非语言性行为的理解一致，有时不需要任何语言就能够完全理解对方的体验和感觉，也能理解对方希望表达的含义。这是分享彼此感觉的最高境界。如医护人员和患者不用说话，就可了解对方的感觉和想表达的意思。

由此可见，上述五种沟通层次的主要差别在于一个人希望把他真实的感受与他人分享的程度，其基础是彼此的信任程度。

🔗 知识拓展

俞伯牙和钟子期的故事

俞瑞，字伯牙，战国时的音乐家，曾担任晋国的外交官。

有一年，俞伯牙奉晋王之命出使楚国。晚上，俞伯牙在龟山汉阳江边弹琴抒怀。一个打柴的樵夫钟子期驻足聆听，于是他就问："我弹的是一首什么曲子？"听了俞伯牙的问话，钟子期笑着回答："先生，您刚才弹的是孔子赞叹弟子颜回的曲谱，只可惜，您弹到第四句的时候，琴弦断了。"打柴人的回答一点儿不错，俞伯牙不禁大喜，忙邀请他上船来细谈。那打柴人看到俞伯牙弹的琴，便说："这是瑶琴，相传是伏羲氏造的。"接着他又把这瑶琴的来历说了出来，随后俞伯牙又为打柴人弹了几曲，请他辨识其中之意。当琴声变得雄壮高亢时，打柴人说："这琴声，表达了高山的雄伟气势。"当琴声变得清新流畅时，打柴人说："这后弹的琴声，表达的是无尽的流水。"二人相见恨晚，视为知己。第二年中秋，俞伯牙如约来到汉阳江边，听说钟子期已经去世，俞伯牙万分悲痛，破琴绝弦，终生不再弹琴。

有诗赞美曰：摔破瑶琴凤尾寒，子期不在与谁弹？春风满面皆朋友，欲觅知音难上难。

（二）人际沟通的要素

人际沟通包括信息输出者、信息接收者、信息、渠道四个要素（图1-1）。

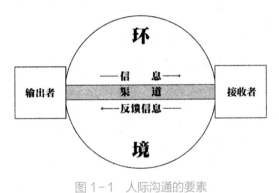

图1-1　人际沟通的要素

1.信息输出者

信息输出者指在沟通过程中发出信息的人。信息输出者需要对信息接收者的情况有基本的了解，以选择合适的沟通途径和方式。

2.信息接收者

信息接收者指获得信息的人。信息接收者必须将接收的信息进行信息解码，即将信息转化为他所能了解的想法和感受。这一过程受到接收者的经验、知识、才能、个人素质以及对信息输出者的期望等因素的影响。

3.信息

信息指在沟通过程中输出者给接收者（包括语言和非语言）的消息。具有某种意义的信息必须转化成符号才能表达出来，双方的沟通交流才能顺利进行。沟通符号是人类在社会交往中不断实践而创造出来的，是一种代表人的思想、情感、意愿的通用记号或标志，如文字、图像、声音、记号、表情、姿势等。同样的信息，输出者和接收者可能有着不同的理解，这可能是由发送者和接收者的差异造成的，也可能是由于输出者传送了过多的不必要信息。

4.渠道

渠道指信息得以传送的载体。在沟通过程中，人们既依靠语言和非语言符号输出信息，也

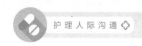
通过各种感官系统来接收信息。社会发展到信息时代，无线电、信息网络的传输方式受到越来越广泛的应用。

 人际沟通的作用

（一）生理作用

实验结果表明：人的成长和成熟，必然建立在与外界广泛接触的基础上。只有更多地感受到外界的刺激，加强和改进与外界的联系，人的心理、生理和思想境界才能保持优良状态。缺乏有效的沟通，会使人变得自闭，影响人的健康。

🔖 知识拓展

"感觉剥夺"实验

1954 年，加拿大麦克吉尔大学的心理学家首先进行了"感觉剥夺"实验：将志愿者置于和外界环境刺激高度隔绝的特殊状态。在这种状态下，各种感觉器官接收不到外界的任何刺激信号，经过一段时间之后，就会产生这样或那样的病理心理现象：①出现错觉、幻觉，感知综合障碍及继发性情绪行为障碍；②对刺激过敏，紧张焦虑，情绪不稳；③思维迟钝；④暗示性增高；⑤各种神经症症状。此外，美国心理学者的"感觉剥夺"实验，也说明一个人在被剥夺感觉后，会产生难以忍受的痛苦，各种生理、心理功能将受到不同程度的损伤，经过数天的时间才能逐渐恢复正常。

（二）心理作用

1.满足人际交往的心理需求

马克思说："人的本质不是单个人所固有的抽象物，在其现实性上，他是一切社会关系的总和。"人是具体的、生活于现实生活中的人，人们的一切行为不可避免地要与周围人发生各种各样的关系，如生产关系、亲属关系、同事关系等。生活在现实社会中的人，必然是生活在一定社会关系中的人，这种复杂的社会关系就决定了人的本质。正是因为人具有社会属性，所以具有与他人交往和沟通的心理需求。如果失去和他人接触的机会，人就会感到孤独、寂寞、烦躁、焦虑。在生活中，当人们高兴时希望和大家一起分享，心情郁闷时希望向他人倾诉烦恼。人们习惯用一些时间和他人交流，即使没有实质内容也感到心情舒畅，因为这样的交谈满足了人们和他人进行沟通的需要。

2.自我认知功能

自我认知功能包括对自己的评价和对自己身份和角色的认识。人的自我认知是在人际沟通中逐步形成和发展起来的。狼孩虽然在生理结构上是人，但他没有与人沟通交流的经验，因而没有语言，更没有自我的概念。沟通是人们进行自我探索、自我肯定的过程。人们也希望从沟

通的结果中认识自我，了解他人对自己的态度和评价，找到自己被肯定或被否定的答案。

（三）促进社会和谐发展

每个人都生活在特定的社会环境中，沟通使人与人之间的关系得以发展和维持，一个人只有和他人进行准确、及时、有效的沟通，才能传递人与人之间、人与团队之间、团队与团队之间的信息。人际沟通是社会运行的一种机制，社会和谐稳定，需要大家对问题和事物有一个共同的观点或认知。对于国家来说，处理好改革、发展、稳定的关系，需要走群众路线，和全国人民一起，在共识中求发展。在社会生活中，人们通过沟通增进彼此间的了解，建立人际关系，并使人际关系得以发展、维系和改变；人们通过沟通，形成不同的社会关系，维系着复杂的社会关系网络。也正是通过沟通，才使社会矛盾得以化解，使家庭、工作、朋友之间的关系和谐友好。社会绝大多数信息的传播和反馈都与沟通有关，因此有效沟通是社会正常运转的重要保障。

（四）科学决策

在生活和工作中，人们随时随地都在进行着各种决策。决策一方面靠自己的经验和知识做出判断，另一方面通过与他人讨论商议进行集体决策。讨论的过程是发挥集体智慧的过程，可以让决策者广泛收集信息，使决策者掌握的信息更加全面、真实，还可以在与他人的沟通过程中受到启发或帮助。集众智、凝众力正是通过科学的沟通实现的。

五　人际沟通的影响因素

有效的沟通可给人们带来成功和快乐，有助于实现对思想和行为的调控，保持和改善相互关系。但在现实生活中，往往会因选择沟通方式不当、运用沟通工具欠妥、沟通渠道不畅等，导致沟通质量不高。影响有效沟通的因素有个人因素、环境因素和社会文化因素。

人际沟通的
影响因素

（一）个人因素

1.生理因素

由于沟通者的生理因素造成的影响。

（1）生理性缺陷：生理性缺陷一般指人的器官、系统等功能不健全，如唇裂、口吃、失明、聋哑等。这些生理特点，使其沟通功能长期受到影响。与这类特殊人群沟通时，需要运用特殊手段（如哑语、盲文等），或通过加大声音强度和光线强度的办法实现有效的沟通。

（2）暂时性的生理不适：暂时性的生理不适包括疲劳、饥饿、疼痛等。患者最想得到满足的是生理上的需要，如果这些需要不能得到满足，会影响信息的传递和接收。针对此种因素，在医疗护理工作中，应避开患者的生理不适，待生理不适期消除后，再与患者进行沟通。

（3）年龄因素：年龄也是影响沟通的因素之一。如老年人由于生理功能的退化，反应慢，

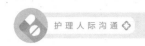

听力下降;小儿发育尚未成熟,理解力差,对陌生环境容易产生恐惧感;等等。

2.情绪因素

如果沟通双方的情绪都很好,那么他们的交流会很愉快、顺利;否则,沟通可能达不到预期的目的。沟通双方情绪稳定是正确理解沟通信息的前提,当个体处于激动和愤怒状态时,常常会对信息产生过度反应;当处于悲伤、焦虑等状态时,又会对信息反应比较淡漠、迟钝。因此医护人员应有敏锐的观察力,及时发现隐藏在患者内心深处的情感并引导患者摆脱不良情绪的影响,同时也要学会控制自己的情绪,以确保自己的情绪不妨碍有效的沟通。

3.个性因素

个性是个体在社会活动中表现出来的比较稳定的成分,包括能力、气质、性格、品德、观点等。一个人是否善于沟通,如何与他人沟通,与他本身的个性密切相关。外向、直爽、热情、开朗的个性容易达到良好的沟通效果;内向、狭隘、冷漠、固执的个性不易于沟通,甚至容易发生冲突。交往双方在信息交流中看问题的角度不同、思维方式不同、认知风格不同均会造成认知差异而影响交往。交往双方气质相似、性格相近、趣味相投,双向沟通可顺利进行。在现实生活中往往会看到这种现象:脾气暴躁的人和脾气随和的人会友好相处,独断专行的人和沉默寡言的人会结成亲密的伙伴。这是因为双方在性格、气质上都各有优点和缺点,彼此之间可以取长补短。在人际沟通中,良好的品质最能吸引人,人们对有才华的人容易产生好感,愿意接近他并与之交往。因此,要想在人际沟通中取得成功,就必须不断努力地培养和完善自己的品质,提高自己的能力。

医护人员要学会与各种类型的人进行沟通,就必须具备心理学的基本知识,善于观察个体的言谈举止,分析其个性特征。在遇到独立型个性的人时,要注意沟通的方式,尽量多用商量的口吻;在遇到内向、拘谨的人时,要耐心地启发引导,以收集所需要的信息。作为医护人员还应努力培养自己开朗、大度的个性。

4.认知因素

判断和思维能力对沟通信息的理解有很大影响,由于个人的经历、教育程度和生活环境等不同,每个人的认知范围、深度、广度,以及认知涉及的领域、专业都有差异。一般来说,从事相同或相似专业、受教育程度接近,沟通时较容易相互理解,对一些问题能产生共鸣;受教育程度高、知识面广、认知水平高的人比较容易适应与不同知识范围和认知水平的人沟通;出生在不同家庭,经历过不同的教育,有过不同经历的人,对人际沟通会有不同的理解。此外,角色与关系的认知也影响交流。例如,同学之间说话很随便,互相打闹、嬉戏毫无顾忌,但师生关系就不一样,师道尊严,尊敬师长,使学生在老师面前恭恭敬敬。同样,上下级之间、同事之间的交流也是不一样的。

医护人员要不断扩大自己的知识面,使沟通语言尽可能符合沟通对象的认知程度,选用符合对方认知层次的语言。

(二)环境因素

人与人的沟通常会受到各种因素的影响和干扰,这些因素对沟通过程的质量、清晰度、准确度有着重大的影响,直接关系到沟通效果。

1.声音

安静的环境是保障语言沟通信息有效传递的必备条件。若环境中有许多噪声，如各种喧哗声、电话铃声、门窗开关的碰击声、邻室的音响声、机器的轰鸣声，以及与沟通无关的谈笑声等都会影响沟通的有效进行。当沟通一方发出信息后，可能会因噪声干扰而失真，造成另一方无法接收信息或误解信息含义，出现沟通困难。医护人员在与患者进行沟通交流前，一定要排除噪声源，创造一个安静的环境，以增强沟通的效果。

2.距离

心理学家研究发现，在合适的距离内沟通，容易形成融洽和谐的沟通气氛。在社会交往中，人们有意识或无意识地保持一定的距离，当个人的空间与领地受到限制和威胁时，人们会产生防御性反应，从而降低交流的有效性。工作、学习和居住环境等空间位置对沟通有较大影响。人们常说的远亲不如近邻，就是表达距离和沟通的关系。彼此沟通机会多，容易形成融洽合作的气氛，如在同一科室、同一寝室的人，就容易互相了解，建立友好关系。当沟通的距离较大时，则容易造成沟通困难。

3.环境隐秘性

对于患者来讲，个人健康问题在一定程度上属于隐私问题，凡沟通内容涉及个人隐私时，若有其他无关人员在场，缺乏隐私条件，便会干扰沟通。因此，医护人员在与患者沟通时，可能会涉及一些隐私，患者不希望被其他人知晓，应考虑到环境的隐秘性是否良好。条件允许时，最好选择无人打扰的房间，或请其他人暂时离开或是注意说话音量，以消除患者的顾虑。

4.背景因素

背景因素指沟通发生的环境或场景。沟通场所应带给人生理及心理上舒服安逸的感觉。沟通环境的光线、温度、气味等也能影响沟通的效果。温馨优雅的环境布置，可使沟通者精神放松，心情愉快，有利于沟通；沟通环境光线昏暗，沟通者看不清对方的表情，且室温过高或过低及存在难闻的气味等，会使沟通者精神涣散，注意力不集中，不利于沟通；除了物理环境外，沟通场所人员的组成和人员的变化等，也会影响沟通内容和气氛。

5.频率因素

一般来说，人们彼此间沟通的频率越高越容易形成较密切的关系。因为沟通的次数越多，越容易形成共同的理念、话题和感受，尤其对于素不相识的人来说，地理距离和沟通频率在形成人际关系的初期往往起着重要的作用。

（三）社会文化因素

文化包括知识、信仰、习俗、价值观、个人习惯和能力等，它规定和调节着人们的行为。不同种族、民族、地域、职业和社会阶层的人往往形成特有的文化背景，相互间可能存在价值观上的差异，对沟通行为所赋予的意义理解会有不同，很容易使沟通双方产生误解。沟通双方使用的语言文字的不同，或对同一词汇有着不同的理解，极易发生对信息内涵的歪曲或误解，造成语意障碍。交往双方存在种族偏见、地域偏见则会造成交往的态度障碍。

人际沟通与
时代文化

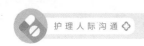

医护人员在工作中，常会遇到来自不同民族或具有不同宗教信仰的患者，要全面了解不同种族、民族、职业、信仰的患者的文化背景，与他们沟通时，应尊重、理解对方的习俗和文化传统。

✿ 拓展阅读

老子自然而然的生态道德观

老子自然而然的生态道德观是立足于"天人合一"的整体意识之上的，在老子眼中，人与自然万物都由"道"而生，有着共同的本原，是一个有机体，且都遵循着相同的自然法则，人与自然界中的其他物体地位平等，并没有什么高贵之处。在这种意识的指导下，老子提出处理人与自然的关系时应该自然而然，遵循自然运行的客观规律。人应该尊重自然，按自然规律办事，使自己合乎自然的要求，在与自然和谐相处的过程中促进自身与自然的共同发展。老子的生态道德观对当今社会处理生态危机有很大的借鉴价值，但不可忽视的是，它也具有历史局限性，要用全面的眼光去认识它。

第二节　医护工作中的人际沟通

在医疗护理工作中，医护人员需要 70% 的时间与他人沟通，包括医生与患者、护士与患者、医生与护士、医护人员与家属、护士群体之间等。医学模式的转变，不仅要求医护人员要具有扎实的基础理论和熟练的专业技能，更要求有与他人沟通的能力。

 一　人际沟通在医护工作中的作用

（一）有利于建立和谐的医患关系

随着社会的不断发展进步，患者对医疗服务的需求和要求日益增长，尤其对医疗单位的非技术性服务的内容和标准越来越高。虽然医疗单位不断改善和提升自身的服务质量，但还不能满足广大患者的服务需求，且二者之间的矛盾日益凸显。在市场经济环境下，一方面，医疗技术水平在不断提升，许多疑难杂症迎刃而解；另一方面，医患纠纷、医院暴力事件不断增加，严重影响了正常的医疗秩序。而后者的产生和升级，除了社会因素外，还主要存在医患沟通不畅的问题。调研显示，在当前频发的医疗纠纷中，语言沟通和医德医风问题等非技术性因素引发的医患矛盾占有相当大的比例。通过医护人员与患者的充分沟通，医护人员向患者传送关爱、同情和帮助信息，以增加患者对医护人员的信任，改善医患关系，减少纠纷。医患沟通在建立和谐医患关系中发挥着不可替代的重要作用。

（二）有利于建立和谐的工作关系

1.有利于建立良好的医护关系

在健康服务的群体中，医护关系最为密切，建立良好的医护关系是完成医疗护理活动、解除患者病痛、促进患者康复的重要保证。医疗和护理各有自身的优势和不足，只有医生和护士之间不断进行信息交流、密切合作、学科渗透、优势互补，才能最大限度地保障患者的合法权益。

2.有利于建立良好的护际关系

一系列护理任务的完成，不仅有赖于护士个人良好的综合素质，而且需要各级各类护士之间团结协作和整体机制的协调运转，不同级别、不同年龄之间的护士只有保持良好的交往关系，加强沟通，使护理工作形成一个有机的整体，才能保证护理工作井然有序地进行。

3.有利于建立与医技科室和后勤人员的良好关系

在工作中，医护人员还要经常与非临床科室的医技人员和后勤保障部门的人员进行交往沟通。由于医护人员与医技人员、后勤人员的工作职责、工作性质及受教育程度不同，因此彼此价值观也会有所差别。在人际关系交往中，常常会产生不同的心理，发生各种矛盾冲突，影响相互之间的协作关系。只有加强沟通，对不同知识层次、不同道德观念及行为准则的人采取不同的沟通方式，形成相互尊重、相互理解、相互支持的工作机制，才能使工作在融洽和谐的氛围中顺利进行。

（三）有利于提高治疗效果

西方医圣希波克拉底曾有一句名言："世界上有两种东西能治病，一是药物，二是语言。"可见沟通技巧在疾病诊疗护理中具有举足轻重的地位。首先，良好的沟通能够全面顺利地获得病史信息，完善诊断和评估，制订科学的治疗方案。其次，在治疗过程中，随着沟通的深入、信任的增加，医护人员会从患者处获得更多的有价值信息，进一步提高疾病诊断准确率，提高患者对医嘱的依从性，从而提高治疗成功率。再次，通过医护人员的人文关怀、和谐的医患关系和全面的健康服务能启迪和调动患者的抗病意志，激活患者自身的抗病机制，使医患形成共同战胜疾病的合力。同时，通过沟通获取家属的理解、配合与协助，也有利于患者早日康复。可见，有效沟通是提高疾病诊断率与治愈率的重要保证。

（四）有利于提高医护人员的自身素质

正如英国著名教育家弗列克斯所说："把医学作为一种技术来掌握是非人道的。"20世纪70年代以后建立起来的一种全新的医学模式，即"生物—心理—社会"医学模式，注重人的生理、心理、社会及个体差异等多方面的需要，从更高层次上实现对人的尊重，如隐私权、知情权、治疗方案同意权等，这对医护人员提出了更高的要求。医护人员必须在工作中树立整体化工作理念，由传统的以"病"为中心转向以"健康"为中心。在工作中，医护人员应当加强与患者的沟通交流，建立起相互尊重、信任合作的平等关系，通过礼貌、诚恳、友好的交谈，帮助患者正确认识和对待自己的疾病，减轻和消除消极情绪。让患者感受到关爱、理解、同情之心和高度的责任心，及时解决各种心理问题。此外，医护人员还必须懂得心理学、社会学等相关人文

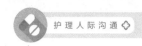

科学知识,真正从心理和社会的角度去理解患者、诊治患者,让患者感受到人性的关怀。

✎ 知识拓展

世界卫生组织衡量健康的 10 项标准

（1）有充沛的精力,能从容不迫地担负日常生活中的繁重工作,而且不感到过分紧张和劳累。

（2）处世乐观,态度积极,乐于承担责任,事无大小,不挑剔。

（3）善于休息,睡眠好。

（4）应变能力强,能适应外界环境各种变化。

（5）具有抗病能力,能够抵抗一般性感冒和传染病。

（6）体重适当,身体匀称。站立时,头、肩、臂的位置协调。

（7）眼睛明亮,反应敏捷,眼睑不易发炎。

（8）牙齿清洁,无龋齿,不疼痛,牙根颜色正常,无出血现象。

（9）头发有光泽,无头屑。

（10）肌肉丰满,有弹性。

 医护工作中人际沟通能力的培养途径

（一）培养高尚的职业道德

职业道德是从事专门职业活动的人们,在特定的活动中应该遵守的行为准则和规范。遵守这些行为准则和规范,就能协调彼此之间的关系,妥善解决交往中出现的各种问题。高尚的职业道德包括高度的责任心、爱心、同情心,尊重人格,平等待人,诚实谦让,文明礼貌,恪守信誉,保守秘密等。当今,社会节奏的不断加速和社会一些不安定因素的存在,使人们因心理因素致病的比例不断增多。在医护工作中,高尚的职业道德可使患者及家属心情愉悦,使患者的生化代谢和内分泌代谢趋于平衡,心理因素所致疾病得到较快的消除。

（二）摄取广博的知识

医护人员若想在恰当的时间和适当的场合用得体的方式表达自己的观点,必须做到博览群书,具有较好的言辞修饰和表达能力,在言语沟通中提高语言运用能力。只有这样,才能在医护工作中实现有效的沟通。

沟通能力是在正确的理念指导下,在长期的社会实践中形成和发展起来的。培养和提高沟通能力,必须具有良好的人文素质,这也是全面提高学生素质教育的要求,如学习一些美学、礼仪、哲学等相关知识,为培养和提高医患及护患沟通能力奠定人文底蕴。

（三）在实践中锻炼提高

无论是在校学习期间，还是在实习工作期间，都应主动尝试在各种场合与各种人群进行沟通。因为凡是与人打交道的工作，实践经验往往比书本知识更为重要。学生通过人际沟通理论的学习，可以提高医护人员的理论素养和理论水平，但再好的理论也必须在实践中巩固、发展和完善。在课堂教学、实训、实习过程中，真实感受沟通的方式和技巧，反复练习，这样既能提高人际沟通能力，又能锻炼解决实际问题和运用专业知识的能力。

（四）掌握娴熟的沟通技巧

提高沟通能力应坚持沟通的基本原则，掌握临床工作中常用的沟通技巧，善于倾听患者谈话，注意语言的科学性和艺术性，善于运用非语言行为等，同时还要注意自我表达技巧、反应技巧、影响技巧、营造氛围技巧的综合运用。良好沟通，对达成共识、建立互信、促进彼此感情、形成团队合力、提高落实效率具有重要作用。娴熟的沟通技巧对建立良好的医患关系将达到事半功倍的效果。

🔗 知识拓展

护理专业高等教育标准

美国高等护理教育学会（American Association of Colleges of Nursing）于 1986 年制定"护理专业高等教育标准"，目的是定义护理本科生毕业时具备的基本知识、价值观和专业行为。该标准一直是美国护理本科教育的框架。1995 年美国高等护理教育学会理事会又组织人力对此标准进行了修订，1998 年 1 月完成了修订工作。其中把沟通能力定义为核心能力。其教育标准内容如下。

沟通是复杂的、持续的互动过程，是建立人际关系的基础。课程和临床实践应使学生获得有关知识和技能，并做到：

（1）在各种场合用各种媒介有效表达自己的观点。

（2）在评估、实施、评价、健康教育中表现出沟通的技能。

（3）帮助患者获得和解译健康知识的意义和效度。

（4）与其他专业人员建立和保持有效的工作关系。

（5）对有特殊需求的患者运用不同的沟通方法，如感觉或心理障碍。

（6）具有清晰、准确、逻辑的书写能力。

（7）在护患关系中运用治疗性沟通。

（8）能运用多种沟通技巧与不同人群恰当、准确、有效地沟通。

（9）能从广泛的资源中获取和运用数据及信息。

（10）为患者提供咨询和相关的、敏感的健康教育信息。

（11）彻底、准确地将护理措施和结果存档。

（12）引导患者澄清喜好和价值观。

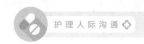

 三 医护工作中人际沟通的基本原则

（一）尊重原则

美国行为科学家马斯洛在1943年发表的《人类动机理论》中提出了著名的人类基本需要层次论，其中尊重需要属于第四层次。被尊重是人的一种需要，每个人都应该得到社会和他人的尊重。尊重是不分对象的，学会善待每个人；尊重是一种涵养，而无论对方的地位和身份如何，尤其对弱者和身处逆境的人更要尊重；尊重是相互的，只有尊重他人，才能赢得他人的尊重。医护人员在与患者的沟通交流过程中处于主动地位，医护人员要尊重患者及其家属独立而平等的人格与尊严。医护人员在为患者真诚服务过程中，让患者感到被尊重同时，会受到患者真诚的尊重。

（二）真诚原则

安全感是沟通最基本的心理保证，没有安全感的沟通交往是难以发展的，只有抱着真诚的态度与人沟通，才能使对方有安全感，才会获取信任，从而容易引起情感上的共鸣。信任在治疗中发挥着重要作用。医护人员特别要注意去赢得患者的信任，它决定着患者能否与医护人员很好地配合。患者也应该信任医护人员，这是对医护人员的尊重，也是确保治疗效果的需要。医护人员在与患者沟通时要表达自己对患者的关心，积极为患者寻求最好的治疗与处理方法，让患者及其家属体会到医疗机构及医护人员对他们的重视，感受到医护人员的真诚。

（三）共情原则

曾子所提倡的"絜矩之道"和孔子所说的"君子之道"，实际上与人们所说的"站在对方的角度看问题"一脉相通。从伦理学的角度看，这是一种善良的品德，是一种关爱他人的、与人为善的、高尚的处世方式。同时，这也是一种行为策略。人的想法和需要，往往是由他所处的身份所决定的。在人际沟通中，凡事多问几次"如果我是他，那么……"就不难理解对方的处境和做法了，这样能比较容易赢得他人的信任和好感。多站在对方的立场上考虑问题，就会避免很多误解和摩擦，也容易达成共识。

医护人员在与患者及其家属沟通时，要有同理心，只有对患者有同理心，才能和患者有共同语言，从而与患者进行有效沟通。要设身处地，站在患者的立场上去考虑问题，有些在医护人员眼里是极小的事情，但在患者及其家属眼中可能是大事。所以，医患双方沟通时，要尽可能地换位思考。

（四）平等原则

平等是医患双方沟通的前提。患者首先是一个平等的社会人，然后才是一个需要帮助的人。传统的医患关系是以医护人员为主导，医方总是有一种凌驾于患者之上的优越感，这会影响到医患关系。虽然在医患沟通中具有医患角色的不对称性，但作为医患关系的双方，都是平等的社会人，两者仅仅是所担任的角色不同，大家都拥有人的尊严，需要同情、理解和尊重。所以，新型的医患关系必须以平等为前提。

（五）整体原则

根据"生物—心理—社会"医学模式，患者是身心统一的整体，发病的原因中既有生物学因素，也有心理社会因素，医护人员应从整体出发，从而提供更全面、整体的医疗服务。面对患者时，除了要考虑生物学的因素外，还要考虑心理、社会等诸多因素。不但要考虑患者的自然属性，还要考虑患者的社会属性，要把患者看成身心统一的社会成员。

（六）详尽原则

医护人员在与患者及其家属沟通时，要把医疗行为的效果、可能发生的并发症、医疗措施的局限性、疾病转归和可能出现的危险性等，详细地告诉患者及其家属，患者及其家属在了解情况后，才能与医护人员共同参与治疗方案的制定，医患之间才能达到真正的和谐，减少医疗纠纷。

（七）保密原则

在整个诊疗过程中，常涉及患者的隐私，医护人员应该充分恪守职业道德，严格为患者保密。保守医密，有利于建立医患之间的信赖关系，有利于患者在接受治疗中保持良好的精神状态，调整和调动患者身体的抗病能力和战胜病魔的勇气，还有利于家庭和社会的稳定，增进家庭和睦和社会和谐。不应嘲笑、歧视患者。一旦医护人员对患者的隐私显示出鄙视、不屑的神情，会严重损伤患者的自尊心，从而影响医患关系。但如果患者的隐私触及法律法规，则必须按有关规定执行，如传染病要上报卫生管理部门，烈性传染病甚至要及时限制并隔离患者，以免疾病的传播。

（八）共同参与原则

医患沟通的终极目标是帮助患者诊治疾病、维护和促进患者健康。在整个医疗服务过程中，医护人员应该让患者共同参与，发挥患者的主观能动性，要耐心倾听患者的意见，让患者参与决策，患者有不清楚或不同意见均可与医护人员交流。此外，与患者的家庭成员保持良好的沟通与交流，了解患者的家庭、生活情况，可根据患者的综合情况（疾病、家庭、社会、经济等因素）设计多种诊疗方案，向患者及家属进行较全面的介绍，让其积极参与治疗及诊疗方案的选择。

◎ 情景案例

孙先生是一位外地的业务员，来本市联系业务，计划明天签合同，今天不慎将右脚严重扭伤，头部和其他部位还有多处擦伤和青肿，眼镜被摔得粉碎。经紧急处理后，为了防止发生意外，医生建议留院观察。孙先生对此很不满意，说自己的任务很急，要马上出院。为了

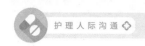

安全起见，医生还是让护士送他到病房住下。一到病房，孙先生便拿出随身带的手机打电话，却发现连手机也摔坏了，无奈之下就对护士大发脾气。

"喂！护士同志，我来这里有紧急的业务，不是来休养的，我不要住院！我的眼镜摔破了，我什么都看不清楚，手机也坏了，真是倒霉透了。我的头好痛！这种医院！管什么用？唉，只要有一副眼镜，我马上就离开这个倒霉的地方！"孙先生拉大嗓门、怒气冲冲地喊道，并用力地拉扯床单，看上去非常恼火。

下面是3种沟通实例。

实例一

护士：面对大声嚷嚷的患者，护士强忍住自己的怒气，心里想：等他火气小点儿时再来和他谈。然后就走开了。

实例二

护士："你嚷什么？自己不小心摔伤了能怪谁？来医院比较及时，算你幸运。我们医院的条件在几所区医院当中算是不错的了。要你在这里观察两天，完全是为你好，你还乱发脾气，真不知好歹。"说完，扭身走了。

实例三

护士（倾听并关心地注视着患者）："唔，孙先生，您被困在这个地方，举目无亲，真是太不幸了，我能理解您的心情。不过这也是没有办法的事，'既来之，则安之'，您还是冷静对待才好。您的伤势医生已经检查过了，认为观察两天没事就可以出院了。万一有变化，我们也会紧急处理或转院治疗。至于业务方面，您看这样行不行，您给对方打个电话，看能否推迟两天，或者邀对方来这里办一下，或者用其他的方法。"

患者："可我的手机摔坏了，眼镜也摔坏了，又伤成这样，叫我怎么办啊？"

护士："请您放心，我们医院设有公用电话。您现在行动不方便，我可以用轮椅推您去。至于眼镜，也好办，三楼就是眼科，我也可以推您去验光配镜，很快的。还有什么事需要我帮助解决的，您尽管说，我一定尽力帮助您。"

患者（情绪冷静下来）："嗯，谢谢你了，只是这次出差就我一个人，身边没个人照应，这……唉，怎么说呢，心里总觉得不踏实。"

案例分析：

在本案例中，患者发火的原因：担心因住院耽误工作，遭到责备；为自己的无助和尴尬而着急；认为医院条件差，担心得不到好的检查和治疗。针对这种情况，护士首先要同情和理解患者当时的处境和心情，调整好自己的情绪，并设法满足患者的迫切需求，对患者给予同情和安慰。这样可以缓解患者的不满情绪，从而建立和谐的医患关系。

实例一：护士所关注的重点全在患者的态度和语言方式上，既没有理解患者的处境，也不关心他的困难和要求，只是关注自己的感情克制，没有为患者解决任何问题。但护士的克制避免了更激烈的对抗。

实例二：护士同样过分地计较患者的态度和语言方式，并明确地加以指责。患者已经遭受不幸，护士还要说他"幸运"，表现了护士对患者缺乏应有的同情和理解。患者当时是难过并感到内疚的，应该是因不小心摔伤耽误公事，而护士偏要揭他这个伤疤，这是很伤人自尊的，同时显示出护士的尖刻和缺乏教养。这种不负责任的刻薄态度，只会引起患者更强烈的反感和对抗，后果严重。

实例三：这种沟通方式是最具有爱心、同理心和责任心的回答。首先实事求是地肯定了不幸，表现了移情式的理解和同情。其次针对患者的问题，合情合理地帮助患者权衡"去"或"留"的利弊，有效地缓解了患者的急躁情绪。最后护士适时地满足了患者打电话、配眼镜和被照顾的需要，更有效地消除了对抗，使患者恢复自我控制能力，终于意识到自己的言行失当而向护士道歉。

思考题

1. 谈谈你对医护职业的认识。
2. 在工作中如何把握沟通的时代性。
3. 从沟通的角度，谈一谈如何做一名优秀的医护人员。

拓展阅读

引言：沟通能力是医护人员的核心素养，随着医学模式的转变，不但要关注患者疾病的康复和治疗，还要给予其心灵的安慰和精神的鼓励。医护人员要加强沟通能力，培养开拓创新的职业品格和行为习惯，尊重患者，善于沟通，提升综合素养和人文修养，做党和人民信赖的医护人员。

天使的心

母亲告诉我，说我出生的时候是难产，如果不是护士拼命忘我地工作，我就会窒息在娘胎里，这个如花的世界就会少一个如花的生命。听了母亲的话，我满怀着对护士的崇敬和向往走进了护士学校。可是，当我完成学业走上工作岗位时，我发现，人们对护士这个崇高的职业并不是个个都能给予充分的理解。

就在刚刚当班的那天，我给一个穿金戴银满身珠光宝气的老太太打针。那老太太有点紧张，肌肉收得很紧，药水老是打不进去。我就将针头拔出重新再扎，那老太太"哎哟"一声，回头大声对我说道："你这姑娘是怎么搞的，手脚这么重？"我就耐下心来，让她放轻松点，针打完了，可这老太太却将这事反映给了我们的护士长，并在医院的意见簿上留下一条长长的意见。我因此挨了领导的批评，还被扣发了当月的奖金，我委屈极了，跟护士长说："我情愿去扫厕所也不当这个护士了。"

护士长笑了，说："你才当班，手重点儿也在情理之中，但是，手是听心使唤的，护士的心，天使的心，先得有这份心，手也就自然会温柔如水了。"她送给我一本《林巧稚的故事》，林巧稚既是医生的榜样，也是我们护士的榜样，我看了深受感动。我跟在护士长后面当过几次班，我亲眼看她为患者擦洗脓血，她用一副天使的心肠对待自己的每个患者，她的动作是那么轻，轻得就像白云掠过天际，她对患者的感情是那么深，深得如同家人。林巧稚是我远处的榜样，护士长是我身边的榜样。有了榜样，我工作起来就显得格外地得心应手。

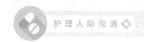

　　那是一个冬天的早晨，医院里住进了一个跌断踝骨的患者，护理时我发现，这个患者竟是我上次给她打针被她提了意见的那个老太太，她可是难说话的呀。但是我不怕，我一定要通过这次护理，来改变我们护士在她心目中的印象。俗话说，伤筋动骨一百天，而老人跌了，又何止一百天呢？每次给她打针换药，我的手尽量做到轻得不能再轻，而且，由于冬天的手冰人，每次给她打针换药之前，我总是将手在自己的胸前焐热，除了打针吃药必要的护理之外，我记不清自己多少次为她端茶倒水，也记不清多少次深夜起来，扶她去洗手间，甚至记不清我为她煮了多少次面条，洗了多少次饭碗和换下的衣服……直到阳春来临，老人出院的时候，我拿下口罩，她才看清了我的真面目，她拉着我的手不断地打量，万分感慨地跟我说道："孩子，让我好好瞧瞧，你的手怎么这么轻柔又这么温暖呢，我的儿子在美国念博士，女儿也在北京上学，身边没有亲人，要不是你的精心护理，我不知要受多少罪，我的脚还不知到什么时候才能好呢！"她退下手上的一只金镯子，要往我的手上戴，可是我怎么能收这么贵重的礼品呢，我要的只是人们的理解，世上又有什么比理解更为可贵的东西呢！

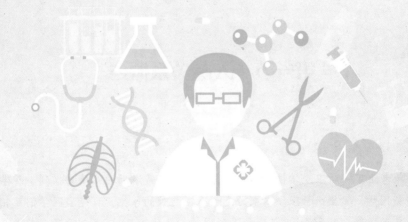

第二章

人际关系

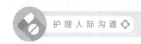
思政目标：

理解优秀传统文化中的"求大同、尚和合"的思想精华和时代价值，始终把人民群众生命安全和身体健康放在首位。

知识目标：

掌握人际关系的概念；人际关系的建立与发展；建立良好人际关系的策略。熟悉人际关系的类型；人际关系的理论基础；社会影响理论；群体行为理论；人际认知理论；影响人际关系的因素。了解人际关系的特征；良好人际关系的意义。

能力目标：

学会建立良好人际关系的策略；营造和谐的医患关系。

　　人与人的交往是人类健康成长的基本条件，无论是人生的哪个阶段，都离不开人际交往。人生的成长、发展、成功、幸福是与他人的交往相联系的，人生的愉快、烦恼、快乐、悲伤、悔恨等，也同样与他人的交往分不开。正如一位哲人说的那样：人生的美好是人情的美好，人生的丰富是人际关系的丰富。古语云："天时不如地利，地利不如人和。""人和"就是和谐的人际关系。可见，人际交往能力已经成为一个现代人生存、发展不可或缺的素质。科学地建立和调节好各种人际关系，不仅是搞好护理工作和发展护理事业的需要，而且是每个护理人员的主观愿望。为此，学习和研究护理人际关系，搞好人际交往，对每个护理人员、护理集体，乃至医院，都有着重要的现实意义。

第一节　人际关系概述

◉ **情景案例**

　　小刘今年考上了一所卫生学校，开学了，她怀着非常激动的心情去报到。开学第一天，她见到许多新同学，心里很紧张。本来她是个很懂礼貌的学生，可是当同学们互相介绍时，她走上讲台忘了鞠躬，说话结结巴巴。她看到同学们对她微笑，不知道自己该笑还是不该笑，最后只是牵动了一下嘴角。在自我介绍时，由于紧张，她不敢抬头正视大家，只说了一句"我叫小刘"，就慌乱地走回座位，结果还碰倒了椅子，引得同学们大笑起来。小刘对自己失望极了，心想，我只要学习好、成绩好就行了，与人打交道太累，一辈子不与人来往才好。

　　请问：

　　1.小刘的紧张和慌乱是什么原因造成的？你或你的同学有没有类似的经历？后来怎样了？

　　2.人的一生真的能做到老死不相往来吗？

　　3.人际关系能力对一个人有何意义？只要聪明、学习好就一定会有成就吗？

人际关系是与人类起源同步发生的一种极其古老的社会现象，是人类社会中最常见、最普遍的一种关系，贯穿人类社会历史演变过程的始终。在社会生活中，人不可能完全脱离他人而独立存在，每个人都生活在与他人所共同组成的社会之中，因而会形成各种各样的人际关系，而且各种关系的好坏直接影响着我们的生活、学习和工作的质量。护理工作是服务性工作，在工作中需要与患者和患者家属交往。因此，建立良好的工作性关系对我们个人专业素质的提高和服务意识、服务质量的提高有着重要意义。

一 人际关系的概念

人际关系作为专用名词于 20 世纪初由美国人事管理协会率先提出，也称人际关系论，于 1933 年由美国哈佛大学教授梅奥（M. Mayo）创立。

人际关系是指人与人在相互交往过程中所形成的心理与行为关系，包括亲属关系、朋友关系、同学关系、师生关系、战友关系、同事关系、护患关系、医护关系等。它包含 3 个方面含义。

（1）人际关系表明人与人相互交往过程中心理关系的亲密性、融洽性和协调性的程度。

（2）人际关系由 3 种心理成分组成：认知、情感和行为。认知表现为人与人之间是相互肯定还是否定，是人际关系的前提条件；情感表现为人与人之间是相互喜欢还是厌恶，是人际关系的主要调节因素；行为表现为人与人之间是相互接近还是疏远，是人际关系的交往手段。

（3）人际关系是在彼此交往的过程中建立和发展起来的。

肯定、接纳、友好、亲密的人际关系是良好的人际关系，可以使人心情舒畅、精神愉悦，有利于工作、学习和生活；相反，否定、排斥、敌对、紧张的人际关系则是不良的人际关系，会使人心情苦闷、烦恼压抑，对人的工作、学习和生活有害无利。

🔗 知识拓展

22 个常用雅语

初次见面用"久仰"，久别重逢用"久违"，征求意见用"指教"，求人原谅用"包涵"，求人帮忙用"劳驾"，求人方便用"借光"，麻烦别人用"打扰"，向人祝贺用"恭喜"，求人解答用"请问"，请人指点用"赐教"，托人办事用"拜托"，看望别人用"拜访"，赞人见解用"高见"，宾客来临用"光临"，送客出门用"慢走"，与客道别用"再来"，陪伴朋友用"奉陪"，中途离开用"失陪"，等候客人用"恭候"，请人勿送用"留步"，欢迎购买用"光顾"，归还物品用"奉还"。

三 人际关系的建立与发展

（一）人际关系形成的先决条件

人际关系形成的先决条件是指对于人际关系的形成和发展具有促进作用的决定性条件。人际关系形成的先决条件主要有以下 3 点。

1.人

作为人际关系的主体，人是从事一切社会活动的基础，是构成人际关系的第一个前提条件。

2.人际接触

在人类发展的初期阶段，人作为个体，依靠其自身的能力是难以在自然界中生存的，必须通过劳动过程中的互助协作来实现人的存在。劳动过程中的这种协作关系，提供了人与人接触的机会，建立了最初形态的人与人之间的关系。可以说，在人际接触即人际交往中，孕育着人际关系的形成与发展，没有人际接触即人际交往，便没有人际关系，也就没有人类社会。一般说来，直接的、频繁的信息接触，对人际关系的影响更大一些。

3.人际需要

人际交往活动以人的需要为前提，人与人之间的一切关系，都建立在一定的相互需要的基础上，如果没有相互需要，即使有彼此接触的机会，也不会建立一定的关系。

（二）人际交往的动机

人际交往的动机是指直接推动人们参与交往活动以达到一定目的的内部动力。每个人不同的需求，决定了不同类型的交往动机，大致有以下几种。

1.亲和动机

亲和动机是指个体与他人结群、交往并希望有人陪伴的内在需要。在人类社会中，每个人都注定要与他人建立一定的关系，每个人本身都有一种亲近他人、接近他人的欲望。亲和的动机出自人的本能。

2.成就动机

成就动机是指个人专注自己认为重要的工作，并且愿意全力做好这一工作的心理倾向。人是一种理性动物，从拥有自我意识起，人就有一定的价值判断。从某种程度上说，人际交往过程是个体借助于交往来认识和证实自己，从而表现自己的过程。

3.赞许动机

赞许动机是指交际的目的能得到对方的鼓励和称赞，从而获得心理上的满足。赞许动机实质上是一种取得成就而得到他人或组织的尊重、承认和赞扬的需要。社会心理学家认为，人总是通过与他人的交往，来增加对自己的认识。赞许动机对人际交往行为的效果有直接影响，人们在实际交往中，要诚恳、不失时机、恰当地使用赞誉，强化人的交际动机，激励人的积极行为。

（三）人际关系的发展阶段

奥尔特曼（Altman）和泰勒（Taylor）认为，良好人际关系的建立和发展，从交往由浅入深的角度来看，一般需要经过定向、情感探索、感情交流和稳定交往四个阶段。

1.定向阶段

定向阶段包含着对交往对象的注意、抉择和初步沟通等多方面的心理活动。在熙熙攘攘的世界里，我们并不是同任何一个人都建立良好的人际关系，而是对人际关系的对象有着高度的选择性。通常情况下，只有那些具有某种特征会激起我们兴趣的人，才会引起我们的特别注意。在一个团体中，我们会将这些人放在注意的中心。这一阶段，我们所暴露的有关自我的信息是最表面的，都希望在初步沟通过程中给对方留下良好的第一印象，以便使以后关系的发展获得一个积极的定向。

2.情感探索阶段

情感探索阶段的目的，是彼此探索双方在哪些方面可以建立真实的情感联系，而不是仅仅停留在一般的交往模式。在这一阶段，随着双方相互了解的加深，双方的沟通也会越来越广泛，自我暴露的深度与广度也逐渐增加。但在这一阶段，人们的话题仍避免触及他人私密性的领域，自我暴露也不涉及自己根本的方面。尽管在这一阶段人们在双方关系上已开始有一定程度的情感卷入，但双方的交往模式仍与定向阶段类似，彼此仍然注意自己表现的规范性。

3.感情交流阶段

人际关系发展到感情交流阶段，双方关系的性质开始出现实质性变化。此时双方的人际关系安全感已经得到确立，因而谈话也开始广泛涉及自我的许多方面，并有较深的情感卷入。如果关系在这一阶段破裂，将会给人带来相当大的心理压力。在这一阶段，双方的表现已经超出一般交往的范围。此时，人们会相互提供真实的评价性的反馈信息，提供建议，彼此进行真诚的赞赏和批评。

4.稳定交往阶段

在稳定交往阶段，人们心理上的相容性会进一步增加，自我暴露也更广泛深刻。此时，人们已经可以允许对方进入自己高度私密性的个人领域，甚至分享自己的生活空间和财产。但在实际生活中，很少有人达到这一情感层次的友谊关系。许多人际关系并没有在第三阶段的基础上进一步发展，而是仅仅在第三阶段的同一水平上简单重复。

🔗 知识拓展

拓展人际关系的 5 项法则

（1）给人以真诚的赞美。

（2）给人以友善的微笑。

（3）记住对方的名字。

（4）保持适当的交往距离。

（5）形成良好的交往分度。

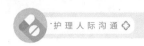
 三 人际关系的类型与特征

（一）人际关系的类型

在人类社会发展的过程中，人际关系的表现形式是多种多样的，只有从不同角度分类，才能对人际关系有一个比较全面的认识。

1.按人际关系形成基础的不同划分

按人际关系形成基础的不同划分，人际关系有血缘人际关系、地缘人际关系、业缘人际关系、趣缘人际关系、网缘人际关系及友谊关系。

（1）血缘人际关系：血缘人际关系是指人们以血缘为纽带而结成的相互关系。血缘关系的基础是血缘和情感。这种人际关系以家庭为中心，成员间的交往构成一个血缘关系网络和一个由若干家庭相互关联形成的亲缘关系网络。例如，父子、祖孙、夫妻、婆媳、兄弟、姐妹、叔伯、叔侄、甥舅、妯娌关系。血缘关系应是人的一生中交往频率最高、持续时间最长的一种关系，血缘关系对个人的成长和发展影响甚大。

（2）地缘人际关系：地缘人际关系主要指因居住在共同的区域而形成的人际关系。地缘人际关系常常以社会历史和文化为背景，使人际关系富有文化传统、心理情结和乡土色彩。一般视国籍为最高的地缘关系，其次为省级、市级、县级、乡级、村级。一般来看，地缘关系主要分为两类：邻里关系和同乡关系。地缘人际关系对社会的作用和影响十分广泛。

（3）业缘人际关系：业缘人际关系是以人们的职业生活为纽带而结成的关系。例如，同事关系、师生关系、医护关系等。业缘人际关系打破了血缘人际关系和地缘人际关系的界限，以事业和志趣为纽带，在人际关系中所占比例较大。

（4）趣缘人际关系：趣缘人际关系是指人们在社会生活中因趣味相投建立的人际关系，如棋友、球友等。共同的兴趣、爱好是形成这种关系的基础，兴趣是维系这种关系的纽带，友谊和兴趣相得益彰。

（5）网缘人际关系：网缘人际关系是指一种通过网络虚拟空间建立起来的新型人际关系，通常称为"网友"。

（6）友谊关系：友谊关系是指人们在日常生活和社会交往中以友谊为纽带结成的人际关系，通常称为朋友关系。友谊（朋友）关系按照其密切程度，可分为知己型、亲密型和一般型。

2.按人际关系的状态划分

按人际关系的状态划分，人际关系有亲密关系和非亲密关系、利害关系和非利害关系、和谐关系和对立关系，以及单一型人际关系和混合型人际关系。

（1）亲密关系和非亲密关系：亲密关系是人际交往中人与人之间所形成的比较密切的人际关系。夫妻、朋友、同学、同事等经常进行直接的人际交往，因此往往形成比较密切的人际关系。非亲密关系则是一种一般人际关系，如坐公共汽车、去商店购物等，都需要人际交往，这种交往中的人际关系就属于一般人际关系。亲密关系与非亲密关系可以相互转化。

（2）利害关系和非利害关系：利害关系是与物质或精神利益有密切联系的人际关系，家庭关系就是程度较高的一种利害一致的关系。非利害关系则是与物质或精神利益没有直接联系的人际关系，"各人自扫门前雪，莫管他人瓦上霜"，就是非利害关系派生出来的一种现象。

（3）和谐关系和对立关系：是对于人际关系的宏观状态而言的。和谐人际关系可以形成一种良好的人际交往气氛，使人与人之间顺利地进行交流、合作，并给人以愉快和温暖。对立的人际关系，往往在人际形成紧张的气氛，使人与人之间的合作、交流受到阻碍。

（4）单一型人际关系和混合型人际关系：单一型人际关系包括主从型、合作型、竞争型人际关系。而主从、合作、竞争因素互相混杂在一起的人际关系，就是混合型人际关系。

3.按人际关系心理联结的不同性质划分

按人际关系心理联结的不同性质划分，人际关系有以感情为基础的人际关系、以利害为基础的人际关系，以及缺乏任何基础的陌路关系。

（1）以感情为基础的人际关系：以感情为基础的人际关系主要是指以亲情、友情、爱情等作为人与人之间的心理性联结所建立的人际关系。例如，亲子间与手足间的亲情关系、朋友间的友谊关系、爱人间的爱情关系等。

（2）以利害为基础的人际关系：人际关系的实质是利益关系。以利害为基础的人际关系主要是指以人与人之间经济的、社会的、权力的、政治的等各方面的利害得失为基础所建立的人际关系。

（3）缺乏任何基础的陌路关系：缺乏任何基础的陌路关系主要存在于陌路人之间，主要指彼此不存在心理性联结的人与人之间的关系。例如，去商场买东西时跟售货员的关系，坐公交车跟邻座的人的关系，类似于平常所说的萍水相逢、擦肩而过之类的关系。

4.按对他人需求的内容和方式的不同划分

按对他人需求的内容和方式的不同划分，人际关系有包容的需求、控制的需求及情感的需求。

（1）包容的需求：具有包容需求的人愿意与人交往，希望与他人建立和维持相互容纳的和谐关系。基于这种愿望所产生的行为特征是容纳、沟通、参与、归属、随同等。与之相反，则表现为退缩、排斥、对立、疏远等。

（2）控制的需求：具有控制需求的人企图运用权力、权威或其他可以控制别人的因素来与他人建立和维持良好的人际关系，其行为特质是领导、支配、控制。与此相反的人际关系特质是受人支配、追随他人或者反抗权力、藐视权威等。这种类型的人际关系不只是存在于领导与被领导、管理与被管理者之间，小群体中的核心人物、伙伴中的"头儿"，与他人的关系往往也都带有控制和被控制的特征。

（3）情感的需求：具有情感需求的人希望在情感方面与他人建立并维持友好、喜爱、亲密、同情、友善、良好的关系，其行为反应特质是热情、亲切、欢喜等，与此相反的人际特质是冷淡、疏远、憎恶等。

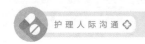

（二）人际关系的特征

人际关系是人与人在社会交往过程中建立的相互关系，其基本特点如下。

1.社会性

人是社会人，人与人之间的各种交往，都是社会生活的反映。任何人都是处在一定的社会关系中从事社会实践活动的人，社会属性是人的本质属性。每个人从他来到人世的那天起，就从属于一定的社会群体，同周围的人发生着各种各样的社会关系，如家庭关系、经济关系等。这些社会关系的总和决定了人的本质。脱离社会的人际关系是不存在的。

2.复杂性

由于社会本身是复杂的，因而人际的一切关系都具有复杂性。在人际交往过程中，社会上的每个人都有自己的思想、感情、性格、动机和欲望，交往的准则和目的不同，交往的结果会出现心理上的亲近或疏远，交往过程的冲突或和谐，情绪状态的积极或消极，评价态度的满意或不满意等复杂现象。

3.心理性

人际关系是人与人之间的心理距离状态，而这种心理距离状态是由社会需要的满足程度所决定的。人际关系的好坏一般用心理距离来衡量，人际关系反映个体与团体寻求社会需要满足的心理状态，其变化及发展取决于人际互动的双方社会需要满足的程度，如果双方在交往过程中都获得了各自的社会需要的满足，相互之间才能发生并保持友好或亲密的心理关系；反之，会产生人与人之间的疏远或敌对关系。

🔗 知识拓展

刺猬法则

所谓"刺猬法则"是指生物学家为了研究刺猬在寒冷冬天的生活习性，做了一个实验，即把十几只刺猬放在室外的空地上，这些刺猬被冻得浑身发抖，为了取暖，它们只好紧紧地靠在一起；而相互靠拢后，又因为忍受不了彼此身上的长刺，很快就又各自分开。可天气实在是太冷了，它们又靠在一起取暖，然而，靠在一起时的刺痛使它们不得不再度分开。挨得太近，身上会被刺痛；离得太远，又冻得难受。就这样反反复复地分了又聚，聚了又分，不断地在受冻和刺痛之间挣扎。最后，刺猬终于找到了一个适中的距离，既可以相互取暖，又不至于彼此刺伤。

这一实验恰好说明了人际关系中的心理距离效应。

4.多重性

多重性是指人际关系具有多角色和多因素的特点。这是由人的多角色功能决定的。一个人可以在患者面前扮演护士角色、在同事面前扮演朋友角色、在丈夫面前扮演妻子角色、在孩子面前扮演母亲角色等。在扮演各种角色的同时，要与各种各样的人接触，又会因生理、心理或社会因素导致角色的强化或减弱，这种多角色、多因素的状况，使人际关系具有多重性。

5.多变性

人从出生开始，要经过婴幼儿、少年、青年、中年、老年等发展过程。在此过程中，由于人的变化，人际关系也随之发生了性质、形态、交往模式的变化。

6.目的性

在人际关系的建立和发展过程中，均具有不同程度的目的性。随着市场经济的推进，人际关系的目的性更为突出。

第二节　人际关系的相关理论

从 20 世纪初开始，许多西方学者，尤其是一些哲学家、管理学家、社会学家、社会心理学家，纷纷关注人际关系学领域，并在各自的研究领域发表了独到的见解，以至于形成了早期人际关系学领域的不同理论流派，并为后来的人际关系学研究奠定了理论基础。

 人际关系的理论基础

（一）马克思的社会交往理论

马克思从宏观视角，把人际交往看作社会生产和生活中不可缺少的因素，认为人际交往在本质上是社会交往。马克思指出："迄今为止的一切交往都只是一定条件下的个人交往。"马克思这里说的条件主要指社会条件，人际交往都是社会条件下的交往，即社会交往。马克思不仅强调社会因素对人际交往的制约性，而且指出随着人类交往范围的不断扩大，社会生产力将不断走向新的阶段。马克思的社会交往理论把人际交往看作社会系统的要素，并把它放在人类整个发展过程中去考察，从而揭示人际交往的发展趋势是共产主义社会将实现普遍交往。

（二）社会交换理论

社会交换理论是美国社会学家霍曼斯于 1958 年提出来的。霍曼斯认为社会互动行为是一种商品交换，不仅是物质商品的交换，而且是诸如赞许、荣誉或声望之类的非物质商品交换。在商品生产的社会里，人际交往就如同商品的交换原则一样是等价的，是公平交易。据此，在人际交往的相互作用中，他提出了人际双方的报酬与代价问题，认为在人际交往的相互作用中，也要收支平衡，获得利润。霍曼斯的交换理论最富有成效的一项结果，就是他发展了"分配上的公平原则"。霍曼斯论证说，存在着一种制约社会交换的普遍规范，人们指望通过交往得到的报酬与他们付出的代价成正比。

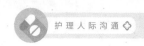

（三）社会需要理论

社会需要理论是由美国的心理学家魏斯于 1974 年提出来的。魏斯分析了人类的亲和需要，提出了六条基本的"社会关系律"，即依附的需要、社会整合的需要、价值保证的需要、可靠同盟的需要、寻求指导的需要、关心他人的需要。

美国社会心理学家舒兹认为，每个个体都有以人际交往建立一定的人际关系的需要。他把这种需要分为 3 类。

（1）人与人之间"包容"的需要，即希望从交往中与他人建立和谐的关系。

（2）人与人之间"控制"的需要，即在"权力"的基础上希望对他人做出某种良好的调节作用。

（3）人与人之间的"感情"需要，即在"友爱"的基础上希望与他人建立并维持某种良好关系。

（四）社会实在理论

美国社会心理学家菲斯汀格提出了社会实在理论。菲斯汀格用社会实在论观点解释人际交往的现象。社会实在论是指当人们对自己的态度和意见正确与否的判断无确定标准时，往往将周围其他人的态度、意见或行为作为暂时性判断标准，以使自己的认识和行为与周围人保持一致。菲斯汀格指出，当人们一时难以寻求到判断事物的客观依据及标准时，就采用现实主义的立场和观点来评判事物，认同团体的意见与行为。此时团体内人际关系及人际交往有助于促使个体的认知协调和保持团体内成员的心理上的平衡，并取得团体中其他成员的帮助和支持，消除个体判断事物正确与否的标准或行为表现的偏差。

（五）需要层次理论

需要层次理论是由美国心理学家马斯洛首创的一种理论。他认为人的动机是由多种层次与性质的需求所组成的，而各种需求之间有高低层次之分。他将人的需要按其强度不同归纳为以下五类。

1.生理需要

马斯洛指出生理需要是人的第一层次的需要，也是人类最基本、最重要的需要，如食物、衣服、睡眠等。

2.安全需要

安全需要是指保护自己免受身体和感情的伤害。这种安全需要体现在社会生活中是多方面的，如生命安全、劳动安全等。

3.爱与归属的需要

人人都希望得到相互的关爱和照顾，感情上的需要比生理上的需要更细致，它和一个人的生理特征、经历、教育、宗教信仰都有关系，包括友情、爱情、归属、信任与接纳等。

4.尊重的需要

尊重的需要主要指自我尊重、对他人尊重、被他人尊重等。人人都希望自己有稳定的社会地位，要求个人的能力和成就得到社会的承认。马斯洛认为，尊重的需要得到满足，能使人对自己充满信心，对社会有满腔热情，体验到自己活着的意义和价值。

5.自我实现的需要

自我实现的需要是最高层次的需要，包括对道德、创造力、自觉性、问题解决能力、公正度、接受现实能力等的需求，是指实现个人理想、抱负，最大限度地发挥个人能力，达到自我实现境界的人，接纳自己也接纳他人，解决问题能力增强，自觉性提高，善于独立处事，要求不受打扰地独处，完成与自己的能力相称的一切事情的需要。

（六）互动理论

互动理论其研究重点在于人与人之间的交互影响、交互作用的过程。该理论认为，个人创造社会，个体是互动中的最小单位。个人的互动过程可以描述为：最初个体的观点与团体的观点有差距，当得知团体的观点后，个体就会将自己的观点加以修正以符合团体的观点，互动过程就是这种不断修正和改变的过程。简而言之，个人创造社会，社会更创造个人，这二者是不可分的，这是一个互动的、连续的过程。

（七）中国传统人际关系理论

1.儒家的人际关系理论

儒家文化中蕴含着不同于西方的、丰富的人际关系理论，它是中国漫长封建社会人际关系的主要指导原则和规范。以孔孟为代表的儒家传统文化中的人际关系理论，已经建立了以"仁"为核心、以"礼"为整合手段等较为完整的人际关系思想体系。"仁爱"是儒家人际关系理论的核心，儒家的"仁"不仅是人们处理血缘亲属间关系的根本准则，也是处理社会上一切人际关系的共同准则。"礼"是整合人际关系的手段，以体现出我国是"礼仪之邦"。

2.庄子的人际关系理论

庄子主张，"道"是理想人际关系的核心，"无我"是开展人际关系的出发点，个体精神之自由与人我关系之和谐的统一是人际关系追求的目标。庄子的人际关系思想对思考和确立合理的人际关系思想理念富有教益。

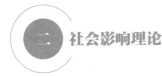

社会影响是一种非常普遍的社会心理现象，是指在他人的作用下，引起个体的思想、情绪和行为的变化。

心理学家拉塔纳提出了社会影响理论，认为来自他人的社会影响，取决于3个方面的因素：第一个社会影响要素是他人的人员数量；第二个社会影响要素是他人的重要性，这取决于他人的地位、权力以及他人是否是专家；第三个社会影响要素是他人的接近性，即他人在时间与空间上与个体的接近程度。

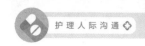

美国社会心理学家阿希认为社会影响包括3个方面：从众、顺从和服从。

（一）从众

从众指个体在群体的压力下，个人放弃自己的意见而接受大多数人持有的一致的意见的行为。

1.从众的类型

从众包括真从众、权益从众和不从众。真从众是指表面服从，内心也接受，口服心服，即不仅在外显行为上与群体保持一致，内心的看法也与群体一致。权益从众是指口服心不服，出于无奈只得表面服从，违心从众。在某些情况下，个人虽然在行为上与群体保持了一致，但内心却并不认同群体的看法。不从众是指个体在群体中不被群体意见所左右，而保持自我原有选择的一种行为。

2.从众的原因

（1）当情境模糊不清时：这是最关键的变量，当一个人不确定什么是正确的反应、适当的行为、正确的观点时，最容易受到他人的影响。你越是不确定，就会越依赖他人。

（2）当情况处于危急时刻：在危急时刻，人们通常没有时间停下来思考应该采取什么行动，但又需要立即行动，因此他们就很自然地去观察别人的反应，然后照做。

（3）当别人是权威人士时：一般情况下，一个人在他人眼里越有权威，则在模糊情境下别人越可能跟从于他。例如，一名乘客看到飞机的引擎正在冒烟，他可能会去观察飞机乘务员的反应，而不是他身边乘客的反应。

（4）个人在群体中的地位：一般情况下，个体在群体中的地位越高，越有权威性，就越不容易屈服于群体的压力。反之，个体的地位越低，就越容易发生从众行为。

（5）群体凝聚力：一般地，群体的凝聚力越高，个体越有可能为了群体的利益而放弃个人的意见。

（6）群体规模：一般来说，群体规模越大，引起的从众率也就越高。在一定范围内，人们的从众性随群体规模增大而增大。研究表明，群体规模一般在3~4人时对群体成员的从众行为影响最大。

（二）顺从

顺从是指在他人的直接请求下按照他人要求去做的倾向。社会心理学家对促进顺从进行了深入的研究，提出了一些行之有效的技巧和策略。

1.登门槛技巧

登门槛技巧原意是指推销员只要能把脚踏进人家的大门，最后就能成功地让人家买他的东西，在社会心理学中是指先向对方提出一个小要求，再向对方提出一个大要求，那么对方接受大要求的可能性会增加，又称"得寸进尺效应"。

2.低球技巧

低球技巧指先向他人提出一个小要求，别人接受小要求后再马上提出一个别人要付出更大代价的要求。例如，理发店的推销方式，洗发—剪发—烫发。与登门槛技巧不同的是，低球技术的两步操作是紧接在一起的，没有较长的时间间隔，两步要求是直接联系的。

3.门前技巧

门前技巧与登门槛技巧相反，是指向他人提出一个很大的要求，在对方拒绝之后，马上提出一个小要求，那么对方接受小要求的可能性会增加。

4.折扣技巧

折扣技巧是指向对方提出要求，在对方尚在考虑是否答应时，马上提出较小的诱因，增加对方依从的机会。

5."相同处境"策略

"相同处境"策略是指当人们觉得自己与对方有关系，无论这种关系是多么微不足道，人们都会因为这种关系而接受别人的要求。

（三）服从

服从是指在他人的直接命令之下做出某种行为的倾向，很多时候人们会服从地位高的他人或权威的命令。影响服从的因素有以下几个方面。

1.他人的支持

他人的支持会导致人们对权威的蔑视，社会支持会显著增加人们对权威的反抗性。

2.对行为后果的意识

对自己的行为后果了解越少，服从权威的可能性就越大。

3.命令者的权威性

命令者的权威性越大，越容易使他人服从。职位高、权力较大、知识丰富、年龄较大、能力突出等，都是构成权威影响的因素。

4.个性因素

道德水平与服从行为有关。道德水平越高，越倾向于按照自己的独立价值观行事，拒绝服从权威去伤害别人。

人是一种社会性动物，我们时刻都会感受到来自他人、群体和社会的影响。护士在工作中，能够正确运用社会影响理论同患者、患者家属、同事进行沟通，会达到事半功倍的效果。

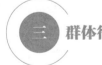

三 群体行为理论

群体是指在共同目标的基础上，由两个以上的人所组成的相互依存、相互作用的有机组合体。

群体可以分为正式群体和非正式群体。所谓正式群体，是指由官方正式文件明文规定的群体。正式群体有固定的成员编制，有规定的权利和义务，有明确的职责分工。人们平时所见到的医院的科室，学校的班级、教研室，党团、行政组织等，都属于正式群体。非正式群体则是未经官方正式规定而自发形成的群体，它是人们在共同的活动中，以共同利益、爱好、友谊及

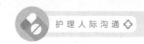

"两缘"（血缘、地缘）为基础自然形成的群体。如"棋友""球友"等友好伙伴，几个年轻护士经常组织在一起进行自学考试复习等。非正式群体在某种情况下具有特殊的作用，有时甚至比正式群体的作用还大。

（一）非正式群体的管理

非正式群体的管理作用是积极还是消极的，主要取决于非正式群体的目标是否与正式群体一致。对医院或组织中的非正式群体，如果否认、限制非正式群体的形成和发展，就会引起对立情绪；如果放任其盲目发展，就有可能扩大势力范围，与正式群体分庭抗礼，阻碍医院的正常活动和目标的实现。因此对于非正式群体既不能采取高压政策，又不能放任自流，要正确地引导使其发挥积极作用，避免其消极作用。非正式群体的管理策略如下。

1.做到"心中有数"

非正式群体的出现，有它的必然性，应该正视并正确认识。对非正式群体应该了解其产生的原因、背景、思想倾向、成员构成、领导核心、行为目标及活动方式等。

2.一分为二

不能把非正式群体和人们日常所说的小集团、小圈子、小宗派等同起来，更不能和非法组织混为一谈，引导得当，它将是正式群体的必要补充和支持。

3.无害支持

对非正式群体的作用要一分为二，它既有消极作用，也有积极作用。对于起积极性作用的非正式群体要给予支持与保护。

4.为我所用

对非正式群体要加以疏导利用，使其行为符合组织规范。非正式群体内有自然形成的领导人物，且威信高，对其他成员拥有精神上的影响力或支配力。有效地利用非正式群体中核心成员的作用，必然会收到以点带面、牵一发而动全身的效应。要团结非正式群体的领袖发挥其作用，采纳非正式群体的合理意见，允许参与，以便促使非正式群体改变态度。起消极性作用的非正式群体在说服引导无效后，要逐一分化、瓦解。

5.目标结合

正式群体越能满足个人的需要，非正式群体就越少。在管理过程中，应使非正式群体的利益尽量和正式群体的利益结合起来。领导者可以根据群众的需要，有意识地组织各种积极性的非正式群体，如球队、集邮协会、舞蹈小组等。

（二）群体冲突

冲突是指两个或两个以上的社会单元在目标上的互不相容或互相排斥，从而产生心理上或行为上的矛盾。冲突的3个关键因素有：冲突双方存在对立或不一致；冲突双方已经意识到了这种对立；冲突双方认为对方对自己关注的事情产生了消极影响或将要产生消极影响。

1.冲突的分类

按照冲突的功能，冲突可分为建设性冲突和破坏性冲突。

（1）建设性冲突：组织成员从组织利益角度出发，对组织中存在的不合理之处提出不同意见。建设性冲突可以促进不同意见的发表、争论，刺激创造力的发挥，有利于促进良性竞争，能提高群体的工作绩效。

（2）破坏性冲突：由于认识上的不一致及组织资源和利益分配方面的矛盾，员工发生相互抵触、争执甚至攻击等行为而产生的冲突。破坏性冲突易造成组织资源的极大浪费和破坏，导致组织凝聚力的严重降低，从根本上妨碍了组织目标的顺利完成。

2．解决冲突的策略

对于所有群体和组织来说，冲突与生俱来，无法避免。冲突管理的"托马斯—基尔曼"模型认为处理冲突有五种策略。

（1）竞争：双方正面冲突，直接发生争论、争吵或其他形式的对抗，在冲突中寻求自我利益的满足，而不考虑他人的影响。

（2）退让：在冲突发生时一方愿意做出自我牺牲，把对方利益放在自己的利益之上，不进攻。尽管自己有不同意见，为了维护相互的关系，还是支持他人的意见。

（3）回避：冲突的双方既不采取合作也不采取进攻的行为，双方回避这件事情，试图忽略冲突，不发生正面对抗。

（4）妥协：冲突双方都做出让步，愿意共同承担冲突问题。冲突双方的基本目标能达成，相互之间的关系也能维持良好，冲突能得到暂时解决，也有可能留下了下一次冲突的隐患。

（5）合作：冲突双方相互尊重与信任，坦率沟通，澄清差异，并致力于寻找双赢的解决办法。合作的方式能使冲突得到完全消除。

（三）群体决策

对于一些复杂的问题，个人的能力已远远达不到要求，为此需要发挥集体的智慧，由多人参与决策分析。这种群体成员制订决策的整个过程就称为群体决策。群体决策能否成功及质量如何，与群体交流是否充分有直接关系。

1.头脑风暴法

头脑风暴法是奥斯本于20世纪50年代提出的，也称脑力激荡法。常用在决策的早期阶段，以解决组织中的新问题或重大问题。头脑风暴法一般只产生方案，而不进行决策。群体成员围桌而坐，群体领导者以一种明确的方式向所有参与者阐明问题，然后成员在一定时间内"自由"提出尽可能多的方案，不允许任何批评，并且所有方案都当场记录下来，留待稍后再讨论和分析。

2.德尔菲法

德尔菲法也称专家小组法，是采用征询意见表，利用通信方式，向一个专家小组进行调查，将专家小组的意见集中、反馈，并反复调查多次，最终利用集体的智慧得出预测结果的定性预测方法。

3.名义群体法

群体成员召开一个会议进行决策时，群体成员必须独立思考，分别表达自己的观点和意见，然后再进行群体讨论。

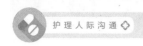

4. 电子会议法

50人左右围坐在马蹄形的桌子旁，面前除了一台计算机终端之外，一无所有。问题通过大屏幕呈现给参与者，要求他们把自己的意见输入计算机终端屏幕上。个人的意见和投票都显示在会议室中的投影屏幕上。电子会议法的主要优势是匿名、可靠、迅速。与会者可以采取匿名形式把自己想表达的任何想法表达出来，减少群体压力。

（四）建设高效率团队

高效率工作团队是正式群体的升华。将群体建设为高效率的工作团队，可以高质量、高速度地实现组织目标。

1. 共同的理念

共同的理念对团队有着巨大的凝聚作用，有助于明确群体的方向，有助于个人价值与群体价值的趋同。

2. 明确的目标

高效率团队的每个成员，对所要达到的目标都有清楚的认识，并坚信这一目标包含着重大的意义和价值。当个人目标与群体目标融合一致时，团队工作和谐、行动一致，形成了团队的合力。

3. 一致的承诺

高效率团队的成员对团队的理念和目标有着一致的承诺，从而表现出对团队的高度忠诚。为了能使群体获得成功，他们愿意按照共同的理念去奉献自己的才华和发挥自己最大的潜能，为实现团队目标而努力奋斗，能使团队保持高效率的工作状态。

4. 严格的规范

规范是行为的准则，它由团队群体成员共同建立和遵循，以保证群体成员行为的一致性。规范是团队群体功能的重要因素，领导和成员应关注早期规范的建设和发展，并努力使之定型。规范应能够最大限度地提高群体的工作效率。

5. 坚强的领导

领导者在指导团队达成目标、形成团队规范和促进成员间的交流沟通中起枢纽和保证作用。领导者应是团队的核心。

6. 相互信任的关系

群体成员之间的相互信任是有效团队的显著特征，是形成高效率工作团队的关键之一。这种相互信任的关系，将使团队群体具有很高的内聚力。

7. 有效的沟通

群体成员通过有效的沟通，使信息交流的渠道保持通畅，这是使群体成员和上、下级之间相互理解，建立信任关系的关键。

8. 内部支持和外部支持

内部支持主要是管理上的支持，包括合理的绩效评价与测量系统，公平公正的奖励机制，以及一个包括人员培训在内的人力资源开发机制等。外部支持主要是指团队外部管理层给团队提供的各种资源。内部和外部的支持是完成团队工作任务、实现团队目标的必要条件。

四 人际认知理论

人际认知指个人在与他人交往时，根据他人的外现行为推测与判断他人的心理状态、性格特征、行为动机和意向的过程。个体与个体之间正是通过相互认知而实现情感互动的。人际认知包括自我认知和对他人的认知。自我认知指对自己身体状况的认知（如健康、胖瘦等）、对自己心理状况的认知、对自己社会关系的认知；对他人的认知指对他人仪表的认知、对他人表情的认知、对他人人格的认知、对人际关系的认知、对社会角色的认知等。

（一）人际认知效应

心理学把人际认知方面具有一定规律性的相互作用称为人际认知效应。例如，一个人给他人留下的最初印象，往往会影响他人对此人的总体认识；又如，人们往往会因为一个人最近表现不好，而忽略他过去的表现；等等。掌握了这些人际认知效应的客观规律，可以帮助人们在人际交往中更科学、更深刻地相互认知，避免认知偏差，妥善地处理人际关系。

1.首因效应

首因效应又称第一印象效应，是指交际双方第一次交往时各自对交际对象的直觉观察，即初次见面时的最初印象。最初印象有着高度的稳定性，后继信息甚至不能使其发生根本性的改变。患者对护士的印象很大程度上也来自首因效应，如第一次打针不能一针见血，就认为这个护士技术水平差，以后即使一针见血，也认为是碰巧。这是因为，人们与从来没有接触过的人或

人际关系——
首因效应

事第一次打交道，总会给予更多的注意，所以印象也往往特别深刻、强烈、鲜明，而对于后继的信息，人们的注意会游移，也就是说，后继信息对人们的影响作用较首因效应会下降。

首因效应提醒人们注意新的信息，警告人们不要形成不成熟的印象，以防止首因效应的产生，消除由此带来的印象误差。

🔗 **知识拓展**

第一印象的作用

《三国演义》中大才子庞统准备效力东吴，面见孙权。孙权见庞统相貌丑陋，心中已有不快，又见他目中无人，将其拒之门外，尽管鲁肃苦言相劝，也无济于事。最后庞统投靠刘备门下，为其效力，与东吴对峙。众所周知，相貌、礼节与才华绝无必然联系，但是礼贤下士的孙权尚不能避免这种偏见，可见第一印象的影响之大！

2.近因效应

近因效应即最后的印象。人们在日常生活中常常会出现喜新厌旧的现象。在人际交往时人们也常常会比较重视新的信息，而相对忽略旧的信息。这种在人际认知中，因最近或最后获得

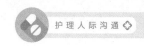

的信息而对总体印象产生了最大影响的效应，便是近因效应。由近因效应而形成的人际认知，有时甚至能成为压倒一切的认知因素，左右着人们对一个人的总体评价。在与陌生人交往时，首因效应起较大作用；而与熟人交往，近因效应则有较大影响。

3.光环效应

光环效应又称晕轮效应。所谓"光环效应"，即对一个人的某种特征形成好或坏的印象后，还据此推论该人其他方面的特征。光环效应本质上是一种认知上以偏概全的偏误，这种效应十分普遍。人们走进礼品店，选购的往往是包装精美、价格偏高的物品，因为它能使人产生光环效应，认为里面的东西会像精美的包装一样好，会与偏高的价格一致；面对简陋的生产车间和简单的工具，人们不会相信生产出的产品会畅销。人的外表具有明显的光环效应，当一个人的外表充满魅力时，他的其他一些与外表无关的特征也会得到更好的评价。光环效应对恋爱的双方有更明显的作用，正所谓"情人眼里出西施"。光环效应所产生的认知偏见从已知推及未知、由片面看全面，往往导致不正确的评价。人际交往中应避免光环效应，但同时也可利用这点增加自身的吸引力。

4.社会刻板效应

社会刻板效应是指社会上的一部分成员形成对某类事物或人物的共同的、固有的、笼统的看法和印象。社会刻板现象是群体现象，它反映的是群体的共识。例如，知识分子书生气十足，工人粗犷豪放，会计师精打细算，教授必然白发苍苍，商人比较精明，护士比较温柔体贴等。

5.移情效应

移情效应是指把对特定对象的情感迁移到与该对象相关的人或事物上来的现象。"爱屋及乌"就是移情效应的表现。喜欢交际的人常说"朋友的朋友也是我的朋友"，这是把对朋友的情感迁移到相关的人；人们珍藏去世的亲朋好友的遗物，正是把对去世者的情感迁移到相关的物品上。不仅爱的情感会产生"移情效应"，恨、嫉妒、嫌恶的情感等也会产生移情效应。请明星做广告就是移情效应的典型例子。

6.经验效应

经验效应是指交际个体凭借以往的经验进行认识、判断、决策、行动的心理活动方式。经验既是一种财富，也是一种包袱。经验越丰富，人越老练，为人处世、待人接物越得心应手，但经验也有局限性。经验效应在人际交往中最典型的表现是怀疑。因为以前有过上当受骗的教训，在遇到同类人或事情时就会迟疑不决，生怕再次上当。

7.投射效应

人们对他人形成印象时，有一种强烈的倾向，就是假定对方与自己有相同之处，所谓"以小人之心，度君子之腹"，反映的就是投射效应的一个侧面。例如，本性善良的人不会相信别人会加害于他，而疑心重的人则往往会认为别人不怀好意等。

8.预言自动实现效应

预言自动实现效应又称"皮格马利翁效应"或"罗森塔尔效应"。预言自动实现效应告诉我们，对一个人传递积极的期望，就会使他进步得更快、发展得更好；反之，就会使人自暴自弃、放弃努力。在企业管理或学校教育方面，精明的管理者或高明的教育者往往运用它来实现效益的最大化。

知人者智，自知者明。护理人员一方面要尽量避免这些心理效应阻碍我们正确客观地认知交往对象；另一方面要充分利用这些心理效应的积极作用，促进良好人际关系的建立。

（二）人际吸引的基本规律

人际吸引又称人际魅力，即指个体与他人在情感上相互亲密的状态，是人际关系中的一种肯定形式。按吸引的程度，人际吸引可分为亲和、喜欢和爱情。

1.熟悉吸引律

熟悉是指交往的双方清楚地了解对方的各方面的情况。人类在长期的演化过程中，形成了一种不喜欢和恐惧未知事物、喜欢熟悉事物的心理倾向。熟悉会增加人们对事物的喜爱。

2.接近吸引律

一般来说，生活中经常接近的人比较容易相互吸引。由于空间距离的接近，可能经常接触，具有彼此了解的机会，所以吸引力增强。俗话说"远亲不如近邻""近水楼台先得月，向阳花木易为春"就体现了这个定律。

3.相似吸引律

相似吸引律是指交往的双方存在着诸多的相似点，如目标追求、处世态度、行为动机、个人爱好等，这些相似点能够缩小彼此的心理距离，彼此之间容易相互吸引。"物以类聚、人以群分""同是天涯沦落人，相逢何必曾相识""同病相怜"说的就是这个道理。

🔗 知识拓展

妙用相似吸引

有一位求职青年，到几家单位应聘都被拒之门外，因此感到十分沮丧。这次，他抱着最后一线希望到一家公司应聘，在应聘前，他先打听了该公司老总的历史，通过了解他发现这个公司总经理以前也有与自己相似的经历。于是他在应聘时与老总畅谈自己的求职经历，以及自己怀才不遇的愤慨。果然，这席话博得了老总的赏识与同情，最终他被录用为该公司的业务经理。

4.互补吸引律

互补吸引律是指双方的个性或满足需要的途径正好成为互补关系时产生的吸引力。互相补偿的范围包括能力特长、人格特征、需要利益、思想观点等。

5.品质吸引律

如果一个人品德高尚、待人真诚、热情，就会使人产生钦佩感、敬重感和亲切感，从而产生人际吸引力。这就告诉人们，待人要热情而不过度，端庄而不矜持，谦虚而不矫饰，充分显示自己的诚意，就会增加他人的好感。

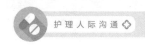
6.能力吸引律

一般情况下，人们喜欢有能力、有才干、有水平或有专长的人，而讨厌愚蠢无知人，这是因为人人都有一种寻求补偿、追求自我完善的欲望。才能与被喜爱程度，在一定限度内成正比关系。

7.对等吸引律

对等吸引律是指人们都喜欢那些同样喜欢自己的人。这就是古人所说的"敬人者，人恒敬之；爱人者，人恒爱之"的心理机制。因为人们都愿意被人肯定、接纳和认可。

8.互惠吸引律

互惠吸引律指交往双方，能够给对方带来收益、酬偿等，就能增加相互间的吸引。

第三节　人际关系的协调

 良好人际关系的意义

良好的人际关系是社会正常运转的润滑剂，和谐、友好、积极、亲密的人际关系是社会生活中人与人之间进行交往的基础。它对人们的日常生活及各种社会活动都是必不可少的。营建良好的人际关系氛围具有十分重要的意义。

（一）良好的人际关系是人身心健康发展的需要

一个人如果身处在相互关心、关系融洽的人际关系中，一定心情舒畅，有益于身心健康。良好的人际关系能使人保持心境轻松平稳，态度乐观。不良的人际关系，可能影响人的情绪，使人产生焦虑、不安和抑郁。严重不良的人际关系，还会使人惊恐、痛苦、憎恨或愤怒。现代医学研究表明，恶劣的情绪实际上是对身心健康的最大摧残。因此，人的身心健康需要良好的人际关系。俗话说，健康之道在于"和"，是指身体内在的和，也指与自然和社会的和，同样也指人"和"，即人际关系的和谐。

（二）良好的人际关系是人生事业成功的需要

人际关系对人生影响很大，是人们取得成功的重要条件之一。如若有良好的人际关系和正确的处世技巧，将有助于个人在事业上的成功。良好的人际关系能为一个人事业的成功创造优良的环境。

美国卡耐基工业大学曾对1万多条案例记录进行分析，结果发现"智慧""专门技术""经验"只占成功因素的15%，其余的85%决定于人际关系。戴尔·卡耐基在阅读了数百名古今人物的传记，走访了近百位名人之后写出的《成功之路》，吉米·道南和约翰·麦克斯韦尔花了超过 20 年的时间观察成功人士后合著的《成功的策略》，都导出同一个公式：个人成功＝15％专业技能＋85％的人际关系和处世技巧。这个公式强调了人际关系的重要性，表达了无论从事什么行业，若有良好的人际关系和正确的处世技巧，将有助于个人在事业上的成功。

知识拓展

9 种行为对职场中人际关系有影响

（1）有好事不通报：单位里发物品、领奖金等，要向大家通报一声；有些东西他人没在时可以替人帮忙代领。

（2）明知却说不知：外人找同事，知道同事去哪不妨告诉对方；如果确实不知道，可以问问别人，然后再告诉对方，以显示自己的热情。

（3）进出不互相告知：有事情外出一会儿，或者请假不上班，虽然批准请假的是领导，但最好要同办公室里的同事说一声。

（4）从不说自己的私事：适当地说一些私事可以增进了解、加深感情，把握住"度"即可。

（5）有事不肯向同事求助：适当的求助能表明你对别人的信赖，能融洽关系，加深感情。

（6）拒绝同事的"小吃"：同事带点零食到办公室热情分送，不要一概拒绝。这样别人会以为你清高，觉得你难以相处。实在过意不去，也可以带些零食和大家分享。

（7）常和一人"咬耳朵"：同一办公室有好几个人，与每个人的关系要尽量保持平衡，不要对其中某个人特别亲近或特别疏远。

（8）热衷于探听隐私：每个人都有自己的秘密。别人不爱说的，不要去探听，更不要问个究竟。

（9）喜欢嘴巴上占便宜：凡事喜欢与人争论，逞口舌之强，最后会引起大家的反感。

（三）良好的人际关系是人生幸福的需要

人生的幸福构建在物质生活和精神生活的基础上。人生幸福必然包含物质生活的内容。创造幸福的人生物质生活，会受到人际关系状况的影响。良好的人际关系有利于营造使人在物质生产过程中充分发挥创造力的优化环境，能促进人的积极性、创造性的发挥，能增加物质财富的生产，丰富人们的物质生活。

人生幸福还要求满足精神生活的需求。精神生活，如思想道德、理想情操、心理状况等都与人际关系密切联系。人需要有思想感情上的交流。在一个志同道合又积极向上的人际关系群体中，和谐健康的人际关系形成的是一个和谐、信任、友爱、团结、理解、互相关心的客观环境。在这种环境中，人与人之间思想感情上的交流，能使人们从中汲取力量和勇气，使人在遇到挫折、困难时得到他人及时的帮助；通过交流达到互相理解，能使人处在一种舒畅、欣慰的精神状态中，容易形成乐观、自信、积极的人生态度，人们的情操得到提升，心理环境得到净化，思想境界得到升华。

很多人不快乐的因素与人际关系紧张有关。人际关系的主要特点就在于它有明显的情绪体验色彩，它会以自己的感情为基础来建立。不同的人际关系引起人们的情感体验是不一样的，亲密的关系会引起人们愉快的体验，而对抗的关系会让人烦恼。因此，不得不说良好的人际关系是快乐的催化剂。

 二 影响人际关系的因素

在人际交往中，影响人际关系的因素很多，主要因素有主观因素和客观因素，包括自我概念、自我坦诚、个人特质，还包括人际的情境因素和彼此特质的关联程度。在上述五个因素中，前三个是主观因素，后两个是主客观因素结合的产物。因此，人际关系中起决定性作用的是主观因素，同时，也要承认客观因素的存在对交往本身有着重要作用。

（一）自我概念

自我概念是指个人对自己的看法，例如，觉得自己是美丽、聪明还是丑陋笨拙；是大方、勇敢还是内向、害羞；是知识丰富还是知识贫乏；期望很高还是没有什么期望；等等。不论这些对自己的看法是否准确，都会影响个人以后的行为和生活，也会影响个人和他人的关系。一般而言，自信的人容易接近，会很快与他人建立人际交往关系；顾虑重重的人在人际交往中会畏首畏尾。

（二）自我坦诚

人际关系，是人与人之间发生关联后才能产生的，因此除了对自己、对他人有一个适当的概念之外，还需进一步与人互动，通过彼此的自我坦诚互相了解。经过自我坦诚，我们才能与他人做有效的沟通。无论是内向的人还是外向的人，在人际关系交往中，初始阶段都会表现出不同的特征，同时在人际关系的广泛程度上也会有差别。但是，只要自我坦诚，就可以与他们建立正常的人际关系。

（三）个人特质

1.真诚

人们喜欢以真心待人的人，只要真诚相待，就能建立良好的人际关系。所有的人都不喜欢欺骗，任何人都不愿意被人伤害。

2.温暖

一个亲切、温和、面带微笑的人通常比一个冷淡、漠然、面无表情的人更让人乐于亲近。

3.能力

人通常喜欢和聪明、有能力、有智慧的人结交。

4.外表吸引力

研究发现，在其他条件都相同的情况下，外表俊朗的人，更具吸引力、更受人欢迎和喜爱。

（四）人际的情境因素

1.接近性

人际关系的发展是以接触为基础的，只有彼此相互接近，才能在需要时，适时地提供支持或帮助，维持感情。

2.熟悉性

熟悉可以减少不确定性，使人们感到安全。熟悉的人交谈没有过多障碍，直接进入话题，可以进行比较深入的问题探讨。

（五）彼此特质的关联程度

1.相似性交往

彼此之间态度、价值观以及人格特质的相似性是影响交往的重要因素，是友谊的重要前提。

2.互补性交往

需求上的互补也是建立人际关系的一种形式，一方所需要的，正是另一方所能提供的，一方所缺少的，正是另一方所具备的，可能导致彼此间的吸引。

3.空间距离因素

空间距离的远近也是重要的因素，空间距离近，交往的机会多，可能性大。空间距离远，交往的机会少，可能性小。人员在空间位置上越接近，越容易形成彼此间的亲密关系。空间距离的接近使双方相互交往、相互接触的频率不断增加，彼此间更容易熟悉。

 三 建立良好人际关系的策略

人际关系在中国人的社会生活中，具有特别的重要性。行为失谐，尚可挽正；人际失谐，百事难成。只有以良好和谐的人际关系为基点，才能协调各种社会关系，化解各种现实矛盾，促进个体素质的提高和全面发展，建设健康和谐的美好社会。因而，我们应该充分认识人际关系的作用，掌握一定的技巧，不断改善人际关系。

（一）遵守为人处世的基本原则

1.平等、尊重原则

平等、尊重主要是指交往的双方人格上的平等，包括尊重他人和保持自我尊严两个方面。彼此尊重是友谊的基础，是两心相通的桥梁。贯彻平等原则，是人际交往成功的基础。

2.相容原则

相容主要是指与人相处时的容纳、包含、宽容、忍让。要求做到主动与人交往，广交朋友，交好朋友，不但交与自己相似的人，还要交与自己性格相反的人。求同存异、互学互补，处理好竞争与相容的关系。

3.互酬原则

人际交往的频率往往会被预期中的报偿所支配，故有"来而不往，非礼也"之说。互酬性高，交往双方的关系就稳定密切；互酬性低，交往双方的关系就疏远。人际的互酬包括物质内容和心理内容。

4.守信原则

交往离不开信用。信用指一个人诚实、不欺、信守诺言。古有"一言既出，驷马难追"的格言、现有"诚信为本"的原则，这些都表明不要轻易许诺，一旦许诺，要设法实现，以免失信于人。

（二）培养和提升人际交往的能力

1.努力建立良好的第一印象

（1）注重仪容仪表：如果认为不修边幅是一种美，那么这种"美"在今天和未来的时代里将会成为一种被淘汰的"美"。因此，现在就注重仪容仪表，不要以一副邋遢相示人，学会展示自我的仪表美（图2-1）。

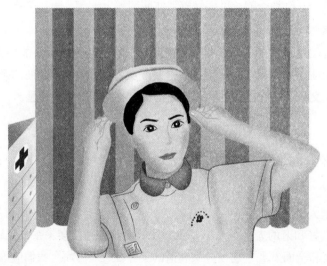

图2-1　医学生良好的仪容仪表

（2）注意谈吐：尽量使用准确的语义、逻辑的力量、高雅有趣的内容等使语言充满魅力。

（3）注意行为举止：一个人的举止表现其临场的情绪状态和对人的态度，男子的举止要讲究潇洒、刚强，女子的举止要优雅、大方。

🔗 知识拓展

人际交往的适度性

中国人管犯错误叫过失，"过"之有余，"失"则不足，都不可取，应当恰到好处。在成功的人际交往中，十分讲究适度。既不能过，也不能不及，不妨从几个方面来看适度性。

（1）"谢谢"这两个字，如果能够被正确地运用，它就会变得很有魅力。只有当你真心有感谢的愿望时，再去说它，才会令人感到亲切。否则，便成了应付人的"客套话"。要直截了当地道谢，不要含糊地小声嘟哝。指名道姓地一一道谢，比笼统地致谢，显得更有诚意。

（2）当你应邀拜访亲朋时，应注意：准时。姗姗来迟，是不尊重主人的表现；提前到达，对方还没做好准备，也会很尴尬。

（3）与对方交谈应注意得体。不应抢接别人的话头或连续地追问，也不应独占话题；如果对方比较拘谨，不妨随便谈些琐碎的小事，以便打开僵局。如果觉得对方与自己在情趣上相差较远，话题不可深入，适可而止。

（4）第一次"亮相"不能贸然前往。首次印象往往决定着交际的成败，出场前必须对交际场所的情景、活动内容和参加的人员有所了解，特别是对交际对象的职业、爱好、家庭、气质、性格等尽可能了解得详细些，相应地设计好自己的亮相。这点在交际中是不可忽视的。

（5）社交中做介绍时要有分寸。介绍时应先向对方打招呼，如"请允许我介绍你们认识一下"，介绍名字时，吐字要清楚并做必要的说明。

（6）告别方式也应该适度。如果在宴会里你想早走，不能匆匆离去，应小声向主人表示歉意，对其他客人也要说声再见。

2.提高个人的外在素质

追求美、欣赏美、塑造美是人的天性。美的外貌、风度能使人感到轻松愉快，并且在心理上获得一种精神的酬赏。所以，我们应恰当地修饰自己的容貌，扬长避短，注意在不同场合选择样式和色彩适合自己的服装、饰物，形成自己独特的气质和风格。

3.增加性格在人际吸引中的魅力

良好的个性特征对建立良好的人际关系具有非常重要的作用。在人际交往中，真诚、友善、热情、开朗、幽默等个人品质能促使人们喜爱、仰慕和渴望接近。因此，作为未来的白衣天使应该努力改变自己性格中的弱点，如沉闷、孤僻、虚伪、自私、粗暴、忌妒等。不断形成良好的、健康的个性特征，增加性格在人际吸引中的魅力。

4.善于换位思考

善于换位思考对建立良好的人际关系很重要。如果我们经常站在对方的角度理解、处理问题，常常这样想"我在他的位置上，我会怎么做？"那么，一切就会变得简单许多。善于换位思考你就会成为一个善于发现他人价值、懂得尊重他人、愿意信任他人的人，就能容忍他人有不同的观点和行为，就能不斤斤计较他人的过失，并在可能的范围内提供帮助而不是指责。

患者因病来医院求医，本来生理、心理上就承受着极大的压力，自然是希望能得到医护人员真心、耐心、细心的关怀与治疗，哪怕是一个微笑、一个关怀的眼神、一句安慰鼓励的话语，对于患者来说，都是心灵的慰藉。然而，遗憾的是，有些医护人员是如此吝啬自己的言语和表情，说话爱答不理，脸上没有一丝笑容，言语间用词欠妥当，丝毫不顾及患者的感受。如果再稍有医疗技术上的问题，患者的不满情绪累积爆发，更大的医患矛盾由此而产生，这恐怕是医护人员当初所想象不到的。很多医术精湛的专家，对待患者和蔼可亲，把患者当亲人，处处为患者着想，事事为患者解难，淡泊名利，甘于奉献，没有高高在上的傲气，用自己的言行诠释着医学人文精神，这应该值得当今年轻医护人员好好学习。

5.掌握人际冲突的化解途径

在现实生活中，人际冲突是难免的。我们大可不必视人际冲突为洪水猛兽。只要处理得当，就不会给人际关系造成太大的伤害。为了有效控制和消除人际冲突，我们需要掌握以下解决冲突的有效步骤：①相信一切冲突都可以理性而建设性地获得解决。②具体地描述冲突。③客观地分析冲突的原因。④向他人核对自己有关冲突的观念是否客观。⑤提出可能的解决冲突的方案。⑥对提出的办法逐一进行评价，筛选出最佳的解决途径，最佳方案需对双方都有益。⑦尝试使用选择出的最佳方案。⑧评估实现最佳方案的实际效应。

近些年，随着医疗纠纷的增多，医患冲突愈演愈烈，医护人员的执业环境越来越差，危及医护人员健康生命的案件时有发生。医患关系持续紧张，必将严重影响医学的发展，最终损害患者自身利益和社会的整体利益。有一种观点认为医患关系紧张的主导原因是医护人员，这种认识是片面的，因为还有社会因素的影响。如果广大医护人员能够掌握一些建立良好人际关系的策略，掌握一些化解冲突的技巧，积极沟通，诚心诚意地同患者进行交流，那么绝大部分纠纷是能够解决的，冲突是可以避免的，和谐的医患关系也是能够建立起来的（图2-2）。

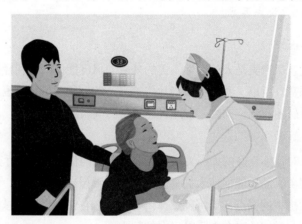

图2-2　护理人员和患者积极沟通

情景案例

　　小王刚被某医院录用为外科病房护士，今天是她第一天来上班。此前，护士长已经向她详细介绍了科室的情况，并介绍她认识了大多数同事。今天她按上班时间提前15 min到岗，热情地向所有见到的同事问好。然后按护士长分配的任务去做准备，并虚心向合作者请教，愉快地接受指导。她在老护士带领下进入病房后又主动地微笑着与患者打招呼，向他们问好，在进行护理操作时虽然速度还不十分快，但很仔细、认真。一有空闲时间，她就到病房去看望患者、主动询问患者需要什么帮助等。凡患者提出的要求，她都努力满足。整整一天，她一刻也没有闲着。她活泼、开朗的性格和谦虚、勤快的作风，给同事和患者留下了良好印象。同事都很喜欢小王，很乐于教她一些知识，指导她技能，传授她一些经验。在全科同事的帮助下，小王进步很快，在年终评比中，小王获得了"优秀护士"的荣誉称号。

案例分析：

护士小王第一天上班时所表现的一系列言行，已经给大家留下很好的综合性的第一印象，这对她日后建立和发展良好的专业人际关系有重要作用，这就是人际交往中的首因效应。护士在日常工作中，经常要与新的患者、新来的实习护士和实习医生接触交往，并建立关系，所以应特别注意首因效应。这不但关系到护士本人的形象，而且影响医院的整体形象。因此，护士必须始终保持衣着整洁，外表悦目，并运用礼貌语言，和蔼亲切地接待每个新患者和新来的护士等。有的护士活泼可爱，有的护士老成持重，有的护士善解人意，有的护士热情和善，这些不同的个性特征都可以在初次见面时呈现给对方，从而取得对方的好感和信任，从而可以为继续交往和发展关系打下良好基础。应强调的是，要给对方留下好印象，绝非单靠这种暂时性的方法、策略就能做到。一些内在的东西是修饰不出来的，所以加强修养、提高内涵是保证自己在交往中立于不败之地的关键。在这个前提下运用光环效应，才是合理和可取的。

思考题

1. 举例说明良好人际关系建立和发展的 4 个阶段。
2. 人际吸引的规律有哪些？
3. 建立良好人际关系的策略有哪些？

拓展阅读

引言：人际关系是一定社会经济和政治的反映，其内涵和外延随着社会物质生产的发展变化而不断演变，其行为必将受到社会文化的影响。在护理工作中，始终把人民群众生命安全和身体健康放在首位。

弘扬中华优秀传统文化

中华传统文化是中华民族千百年文明的积淀，内含着中华民族的思想精髓，彰显中华民族的价值追求，是中华文明的集中体现。

深入挖掘中华优秀传统文化蕴含的思想观念、人文精神、道德规范，并结合时代文化创新发展，让中华文化展现出永久魅力和时代风采。一是价值观念，传统道德文化不仅强调个人修养和人格完美，更强调对国家社会的责任和奉献，有"三十功名尘与土，八千里路云和月"的爱国情怀；有"为中华之崛起而读书"的民族大义；有"天行健，君子以自强不息"的奋斗精神；有"大道之行也，天下为公"公而忘私的精神；等等。二是思维方式，主要是天人合一、和谐共生等伦理观念，在处理人际与社会关系中倡导兼顾个体性与社会性的统一，有"人法地，地法天，天法道，道法自然"的朴素辩证思想；有"上善若水，水善利万物而不争"的奉献精神；等等。三是道德观念，主要是"由德生和""以德促和"的道德观念，有"千里修书只为墙，让他三尺又何妨？万里长城今犹在，不见当年秦始皇"的谦逊精神；有"君子和而不同，小人同而不和"的尚和精神；有"地势坤，君子以厚德载物"的理解包容精神；等等。

深入挖掘中华优秀传统文化的时代价值。崇德向善、明德惟馨，中华优秀传统文化的时代价值可以概括为"讲仁爱、重民本、守诚信、崇正义、尚和合、求大同"六个方面，是新时代树新风、化新人的价值引领。一是讲仁爱，守望相助、扶危济困是中华民族的传统美德；二是重民本，"政之所兴在顺民心，政之所废在逆民心"；三是守诚信，热爱生活，懂得感恩，与人为善，明礼诚信；四是崇正义，做到义利兼顾，要讲信义、重情义、扬正义、树道义；五是尚和合，崇尚和谐，倡导天人合一的宇宙观、协和万邦的国际观、和而不同的社会观、人心和善的道德观。追求和传承和平、和睦、和谐的坚定理念。以和为贵，与人为善，己所不欲、勿施于人等理念。提倡孝老爱亲，倡导"老吾老，以及人之老，幼吾幼，以及人之幼"。注重家庭、注重家教、注重家风，家庭和睦，亲人相亲相爱，老年人老有所养，使千千万万个家庭成为国家发展、民族进步、社会和谐的重要基点；六是求大同，"世界大同，天下一家"，憧憬"和合共生、民胞物与、协和万邦、天下为公"的美好世界。

我们必须坚持以现代人的立场、眼光去审视传统文化，去粗取精、去伪存真，别除糟粕，呈现优秀，让优秀传统文化在新时代展现出更辉煌的时代风采。

第三章

语言沟通

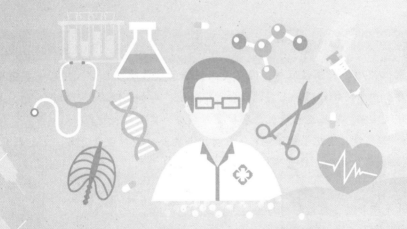

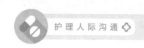

由于当今医疗技术的局限性，很多疾病还无法完全治愈，面对这些疾病，医护人员通过一些安慰性的语言让患者接受疾病的存在并增加与疾病斗争的勇气，有时比高明的医术更为重要。良好的语言沟通会缩短医患之间的心理距离，缓解患者紧张、疑虑和不安的心理，同时也能赢得患者的信任和支持，促进医患关系的和谐发展。

第一节 语言沟通概述

导入情景

王某，女性，70岁，家住农村，因患浸润性肺结核住院多日，入院后一直服用多种抗结核药物治疗。由于药物作用，王某近日食欲很不好，再加上没有进行口腔清洁，导致口腔出现异味并伴发溃疡。发现这种情况，李护士到病房为其做口腔护理。

李护士："王大娘，您吃早饭了吗？"看到护士端着口腔护理盘进来，王大娘有些紧张："姑娘，你是给我送饭的吗？我胃不舒服，吃不下去啊！"

请问：

1.如果你是李护士，应该如何与王某进行沟通？

2.沟通时，应该注意哪些事项？

在人类社会交往中，语言作为一种交往工具，不仅是人类文明的重要标志，更是传递信息的第一载体。如果没有语言，任何重要的信息、深刻的思想、丰富的情感都不能顺利表达。语言是医患关系的桥梁，它贯穿整个医疗护理工作的全过程。恰当的语言能够有效缓解患者的病痛，消除患者的疑虑，增强患者战胜病魔的信心。可见，语言沟通在医护人员与患者的沟通中起着至关重要的作用。

语言沟通的含义

在理解"语言沟通"的含义之前，首先应该理解语言的内涵。语言在《现代汉语词典》的解释是：语言是人类所特有的用来表达意思、交流思想的工具，是一种特殊的社会现象，由语音、词汇和语法构成一定的系统。语言是人们交流信息、思想和情感的重要载体。信息的传递、沟通的完成，必须借助一定的符号代码。语言就是承载这些信息的最重要的符号代码。

语言沟通是指沟通者出于某种需要，运用口头语言或书面语言传递信息、交流思想和表达情感的社会活动。社会的发展离不开沟通交流，而沟通交流离不开语言的表达。只要有人类社会活动的地方就有语言沟通，离开语言沟通，信息则很难传达，社会也无从发展。

 语言沟通的类型和原则

（一）语言沟通的类型

语言是人类社会发展的产物，是人与动物最根本的区别。人类为了生存和协调人与人之间的生产行为创造了分音节的语言，即口头语言。随着人类社会的发展，有声语言因受时空的限制而渐渐不能满足人类交流发展的需要，于是又产生了有形语言，即书面语言。因此，语言沟通包括口头语言沟通和书面语言沟通两种类型。

1.口头语言沟通

口头语言沟通以交谈为主要形式，是人们利用有声的自然语言符号系统，通过口述和听觉来实现信息交流的过程。口头语言沟通的形式有很多，比如，交谈、电话、广播、会议等，是使用历史最久、频率最高、范围最广的语言交际形式，是书面语言产生和发展的根本。

2.书面语言沟通

书面语言沟通是用文字符号进行的信息交流，是对有声语言符号的标注和记录，是有声语言沟通由"可听性"向"可视性"的转换。书面语言是在口头语言基础上产生的，以写和读为传播方式的语言，是口头语言的发展和提高，是人际沟通中较为正式的方式，可以在很大程度上弥补口头语言沟通的不足。

（二）语言沟通的原则

1.礼貌性原则

沟通时使用礼貌的语言和行为是语言沟通最基本的原则。医护人员在语言沟通时使用礼貌用语不仅能够反映医护人员的素质修养，还可以让患者感受到医护人员对他们"不是亲人，胜似亲人"的感情，使患者愿意更好地配合治疗。例如，护士工作时要做到有"七声"，即患者初

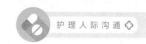

到有迎声、进行治疗有呼声、操作失误有歉声、患者配合有谢声、患者询问有回声、接听电话有问候声、患者出院有送声。这种温馨的语言可以增进医患之间的情感，有利于患者疾病的治疗和康复。

2.目的性原则

语言沟通是一种有意识、有目的性的沟通活动。在医护人员与患者或患者家属交谈时，询问情况、说明事实、提出要求都是为了实现一定目标。医患沟通时只有目的明确、有的放矢，才能实现有效沟通。例如，护士面对咳痰困难的患者说："李先生，您好，我是您的责任护士小李。我看您有痰咳不出来，很不舒服，我来帮您拍拍背吧，这样痰就容易咳出来。"

3.真诚性原则

语言的魅力源于真诚，与人交谈，贵在真诚。医护人员一旦进入工作环境，就应该把自己全身心投入为患者服务的医疗护理工作中。面对患者应真诚热情，将对患者的爱心、关心、同情心融入语言中。特别是在患者深陷病痛之苦时，医护人员要理解患者，设身处地为其着想，尽量多运用"您一定很难受吧，我很理解您的感受""能和我说说您的感受吗""我们来谈一谈好吗"等真诚的话语让患者敞开心扉、畅所欲言。

4.通俗性原则

在语言沟通时，应根据沟通对象的认知水平和接受能力，运用形象生动的语言和浅显、贴切的比喻，循序渐进地传递信息。医护人员与患者沟通时，应尽量使用通俗的口头语言，切忌使用医学专业术语或不通用的省略语，如护士说："您有心悸的症状吗？"患者可能就会有疑惑："什么是心悸？"护士应该选择通俗的语言进行提问："您有过心慌的情况吗？"

5.委婉性原则

在沟通过程中，为了使对方更容易接受自己的意见，有时应选择婉转的方式表达语义。如在患者的诊断结果、治疗方案等问题上，表述要注意谨慎、委婉；在谈及死亡时，要尽量避免使用可能会刺激患者或患者家属的语言。

6.尊重性原则

彼此尊重是人际沟通的重要前提。医护人员与患者在人格上处于平等地位。患者首先是人，其次才是患者，因而在交谈时切不可伤害患者的尊严，更不能侮辱患者的人格，平等对待每名患者，特别是对老年患者、性格内向的患者等比较特殊的对象，更要加以重视。

7.科学性原则

医护人员在与患者进行语言沟通时要讲求科学性。这主要表现在两方面：一方面，沟通时所引用的例证或资料必须有可靠的科学依据，不能把民间流传的偏方或效果不确定的内容引入交谈过程中；另一方面，在沟通过程中，用词一定要科学严谨，不要歪曲事实，也不要为了给患者希望而把治疗效果夸大。

8.规范性原则

医护人员与患者进行沟通时，要符合语言的基本规范，应做到语音纯正、语调适中、语义准确、语速正常、语法规范，表达应简洁、精练，有系统性和逻辑性。

三　语言沟通在医疗实践中的作用

（一）良好的语言沟通有利于加强医护人员与患者间的理解，减少冲突

良好的语言沟通能够使彼此充分认识，使思想和情感得到充分的交流，从而增进彼此间的理解和信任，促进人与人关系的和谐发展。医护人员在治疗过程中，如果能够从关爱患者的真情实感出发，灵活运用各种语言沟通技巧，就可以与患者及其家属建立起真诚、信任的关系，降低医患冲突发生的可能性。

（二）良好的语言沟通有利于获取有效信息，提高诊疗效果

获取和分享信息是沟通的主要目的之一，语言沟通能够更直接、更迅速、更广泛地获取信息，以便能够及时了解信息、传递信息、交换信息并及时做出反馈。医护人员通过良好的语言沟通可以让患者说出更全面的病史信息，从而能更准确地了解患者的患病情况，由此可以做出更准确的诊断并确定最有效的治疗方案。另外，良好的语言沟通可以让患者更加积极地配合治疗，使治疗效果更加有效。

（三）良好的语言沟通有利于促进心理健康

通过语言沟通可以充分表达内心的情感。患者在沟通时，能够释放内心焦虑、紧张、郁闷、恐惧的情感，缓解心理压力，获得精神上的慰藉，呈现出良好的心理状态，从而更有利于疾病的恢复。

（四）良好的语言沟通有利于提高职业素养

语言沟通的过程既是一个注意力高度集中的思考过程，也是一个培养自身能力和素质的过程。通过语言沟通，能够促进人们的智力发展，培养人们的思想品德，提高其在人生各阶段的基本素质和能力。从医疗护理的全过程看，医护人员需要与患者不断沟通，才能掌握疾病发生、发展过程和一些个体差异，从而提升医护人员的专业水平和技能。

第二节　口头语言沟通的主要形式——交谈

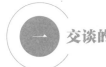 一　交谈的含义和特点

（一）交谈的含义

交谈是口头语言沟通的一种，是交谈者以对话的方式进行信息、思想和情感的交流和传递，

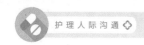

从而达到自己目的的过程。交谈可以通过面对面的方式进行，也可以通过电话、网络等非面对面方式进行。

交谈不是简单的说话，一次成功有效的交谈需要交谈者灵活运用各种恰当的交谈技巧，以实现自己的预期目的。在临床工作中，医护人员收集患者的个人信息，向患者解释患病机制，征求患者对医疗护理措施实施意见，获得患者及其家属的理解和配合，对患者进行健康教育等一系列医疗护理活动的顺利完成都离不开交谈。

（二）交谈的特点

1.目的明确，有的放矢

交谈者在交谈过程中具有明确的目的性。无论交谈的话题如何变换，都是为了达到一定目标而进行的。交谈目标决定了语言表达的方式和沟通技巧的选择。在临床活动中，医护人员为了能够准确获取患者信息并使其积极配合治疗，就要将交谈有意识地锁定在相关的医疗护理话题上，以实现自己的交谈目的。

2.口语沟通，通俗易懂

交谈是以口头语言为载体进行的沟通活动，交谈时使用的语言更加生活化、口语化，句式也更加简洁，无须刻意修饰。一般情况下，交谈双方无须过多思考，就能轻松理解彼此的意思。

3.话题多样，灵活多变

一般来说，交谈是一种比较轻松随意的语言沟通方式。它不像谈判那样严肃，也不像辩论那样激烈，更不像演讲那样严格遵循一定的规则。人们可以围绕一个话题或几个话题同时展开交谈，也可以在交谈过程中随意变换话题。交谈的时间、地点、任务和方式都可以随着具体情境的变化而变化。

4.双向沟通，互动性强

交谈的双方既是信息发送者，也是信息接收者。在获取对方的信息后，双方可以不断做出及时的反馈，在信息发送者和信息接收者的角色中不断转变，具有较强的互动性。相反，如果交谈中的一方得不到对方的信息反馈，交谈就可能终止甚至失败。

交谈的基本类型

根据不同的分类依据，可以将交谈分成不同的类型。

（一）个别交谈和小组交谈

根据交谈的人数不同可以将交谈分为个别交谈和小组交谈。

1.个别交谈

个别交谈是指在特定的环境中，只有两个人一对一进行信息的交流和传递。个别交谈一般以对方比较感兴趣的内容为话题，更有针对性。由于交谈过程只有两个人参与，因此，更加具有亲近感，双方更容易敞开心扉，且这种交谈不需要考虑第三人的感受，无须担心其他人受冷落，信息的交流和传递更加顺畅，不容易产生误解。例如，护士为新入院患者进行入院指导，或者为即将分娩的产妇进行产前指导（图3-1）等。

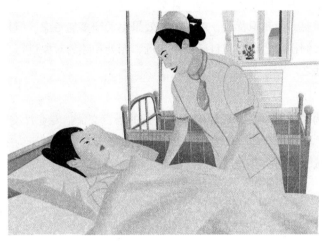

图3-1　护士为产妇进行产前指导

2.小组交谈

小组交谈是指两个人以上进行的交谈活动。小组交谈参与人数较多，因此，最好有人组织整个交谈过程，以保证交谈目标的实现。小组交谈的人数一般控制在3～7人，最多不超过20人。交谈小组的组成可以是有意为之，这样形成的小组主题明确，目的性较强，效果比较理想，如护士对患者进行饮食相关健康教育，医生与患者及其家属讨论治疗方案，社区卫生人员向小区居民进行健康宣讲，带教医生对实习生进行指导（图3-2）等。参与交谈的小组也可以是无意形成的，这样的小组具有较大的随机性，最主要目的是共享信息，如门诊外候诊的患者及家属对诊疗情况进行讨论等。

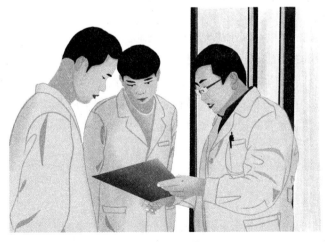

图3-2　实习带教

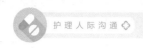

（二）一般性交谈和专业性交谈

根据交谈的主题和内容不同，可以将交谈分为一般性交谈和专业性交谈。

1. 一般性交谈

为了解决日常生活中的问题而进行的语言交流。这种交流一般不涉及专业性目的，交谈的内容没有限制，不需要专业知识背景，对交谈的效果也无须多加考虑。但是一般性交谈对交谈对象的要求较高，人们往往会选择与自己观点相近，相处和睦的对象进行交谈，对思想观点不一致的对象则敬而远之。

2. 专业性交谈

专业性交谈是为了解决一些专业性问题而进行的语言交流。专业性交谈的内容比较单一，具有明确的目的性。在临床活动中的专业性交谈，主要是以患者的健康为中心，为了解决健康问题、促进康复、减轻病痛、有效预防疾病等而进行的交谈活动。

三　交谈的技巧

（一）倾听

1. 倾听的含义

倾听是指在交谈过程中，一方接收对方的语言和非语言信息，明确其含义并做出反应的过程。也就是说，倾听除了听取对方讲话的声音并理解其内容外，还必须注意其语音、语调、表情、动作等非语言信息。

在医护人员与患者沟通时，倾听是医护人员将患者发出的信息和表达的情感全面接收、感受和理解的全过程。

2. 倾听的作用

（1）获取各种信息：倾听有助于更充分、准确地获取信息，从而增加沟通的有效性。倾听时，可以听其言、观其容、感其心，获得更加全面的信息，并做出全面准确的理解。

（2）赢得对方信任：倾听需要倾听者全神贯注听取被倾听者想表达的全部信息，这个过程可以向对方表达尊重、重视之意。医护人员在患者述说过程中认真倾听，可以让患者毫无保留地述说内心的想法，缓解紧张的情绪，从而达到更好的诊疗效果。

🔗 知识拓展

用心去听，胜过滔滔不绝

乔·杰拉德被誉为当今世界上最伟大的推销员，回忆往事时，他常会叙述如下令其终生难忘的故事。在一次推销中，乔·杰拉德与客户洽谈顺利，快要签约时，对方突然改变主意了。乔·杰拉德找上门去求教，客户见他非常真诚，就实话实说："你的失败是由于你没有自始至终听我讲话。就在我准备签约时，我提到我的独生子即将上大学，我非常为他骄傲，但是你当时听了之后却没有任何反应，而且还转过头去用手机和别人讲话，我一生气就改变主意了！"乔·杰拉德被这一段话深深地震撼了，他这才明白，无论自己的推销技巧多么娴熟，都不能和倾听的重要作用相提并论。从此以后，乔·杰拉德在推销商品时，总是先去耐心地倾听对方的诉求，因为他明白如果不能认真倾听对方讲话的内容、认同对方的心理感受，就会失去一个宝贵的机会。

3.倾听的技巧

（1）保持积极的态度：积极的态度主要表现在两个方面，一方面是思想积极，另一方面是应对积极。思想积极是指带着问题积极地倾听。倾听伴随着交谈过程，其目的是通过倾听收集真实情况、掌握准确信息。一个好的倾听者，通常是带着以下问题进行倾听：说话者所表达的主要内容和观点是什么？这些观点是如何表达出来的？是否有言外之意？哪些观点对我来

倾听的技巧
（情景演示视频）

说是有借鉴价值的？从中我能学到什么？这些问题都能使倾听者在倾听的过程中充分获取信息，并且对各种信息进行接受、感受和理解。如果只是单纯地听，听到的很可能只是自己感兴趣的内容，而忽略了自己不感兴趣却非常重要的内容。应对积极是指在倾听过程中，要及时给对方反馈，以显示自己对对方的尊重和关切。对方述说时，可以微微点头或轻声应答"嗯""是""对""好""知道了"等应和语，以示对方自己一直在保持全神贯注倾听的状态，并能够及时理解和认同对方的信息，使说话者能够畅所欲言。如果在患者述说过程中，医护人员一直沉默不语或心不在焉，则会打消患者述说的积极性，从而与有效的信息失之交臂。

（2）善用体态语言：在倾听过程中，不能只注重口头语言表达而忽略了体态语言，要以投入的姿态面对信息发送者，无论坐立，都将自己的身体正面朝向对方，保持合适的距离和姿势，必要时身体可以略向前倾斜，以表示完全接纳对方。倾听时手势不要过多，以免对方产生畏惧或厌烦的心理。一般情况下，医护人员最好能与患者保持 1 m 左右的距离，坐下来与患者交谈，这样医护人员能有足够的耐心和体力来倾听患者的诉说。倾听时，目光应与对方相对而视，保持在同一水平线上，而且注视对方目光时间不宜过长，可适当将视线从眼睛移动到面部以避免注视过久产生尴尬。倾听时的目光要充满期待，不卑不亢，面部表情要自然，随对方表情的变化而变化。这种全神贯注的体态语言也可以激发患者诉说的积极性，相反，如果医护人员在患者述说病情时双眼不看对方或者做其他活动，就会让患者有一种不被重视的感觉，从而在心理上产生抗拒述说的想法。

（3）创造利于倾听的环境：倾听的环境对倾听的影响也显而易见。环境对倾听效果的影响来自两个方面，一方面是干扰信息的传递过程，另一方面是影响倾听者的心境。倾听过程中，一定要为述说者创造一个安静、没有干扰的环境。在交谈过程中，尽量排除一些偶然因素的干扰，如接打手机或突然的噪声等，将外界干扰降到最低，以保证谈话顺利进行（图3-3）。

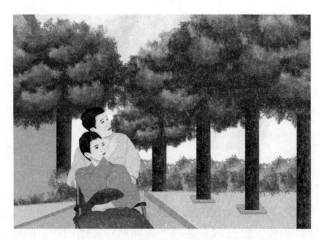

图3-3 医护人员倾听患者的诉说

（4）感受对方立场，不要轻易评判对方：有时，述说者表达想法和感受时，只是需要有人倾听和关注，需要有人对他们的表达给予理解和体会。因此，倾听时，要感受对方话语中表达的情绪，并站在其立场去体会、思考，不要轻易评判或否定对方。

（5）不要随意打断对方：倾听时，应该以述说者的表达为中心，不应随意打断对方讲话，干扰其表达的思路，这样会使对方感到不被尊重和理解，并感到谈话很扫兴。

（6）注意倾听言外之意：在沟通过程中，应该认真听取述说者表达内容的"弦外之音""言外之意"，但不要误解对方。在倾听交流时，应多注意分析述说者多次用到的词语和句子，并可以通过这些线索找到对方的真实想法。同时也应该注意其用词的感情色彩，如当患者描述事情频繁用"当然""肯定""绝对"等词语时，表明其对这件事非常了解和有把握；相反，当他总是用"也许""大概""可能"等词语时，表明他不太确定，这也说明他说话谨慎。

（二）核实

1.核实的含义

核实是在交谈过程中，为了能够更加准确理解对方表述的内容而对自己的理解进行验证的沟通技巧。核实是对信息进行反馈时比较常用的沟通策略，体现了一种对沟通内容高度负责的精神。医护人员在与患者沟通时运用核实技巧，不仅能更准确地理解对方想表达的意思，还能让患者感觉到自己被高度重视，从而使其更加愿意配合治疗。

2.核实的类型

核实主要包括重述、改述和澄清3种方式。

（1）重述：重述是指倾听者将听到的内容重复一遍，得到确认后再继续交谈。为了保证信息的准确性，也可以让对方把说过的话再重述一遍，待自己确认后再继续交谈。运用这种方式时要注意重述是一种不加任何判断的重复，因此，在重述时不要使用任何带有主观意愿的词语。例如，患者说："大夫，我今天上午感觉胸闷，喘不上来气儿……"护士重述："您刚才说您上午感觉胸闷，喘不上来气儿，是吗？"在护理工作中，通过让患者重述也可以判断患者对病情、治疗方案、预后等问题的理解程度。

（2）改述：改述是指不改变对方表达的意思，将其所说的话用不同的说法叙述出来。例如，患者说："护士，昨天给我打针的那个护士是新来的吧，我第一次见。"护士改述说："您是说昨天给您输液的那个护士吗？您之前没见过？"

（3）澄清：澄清是指将一些模棱两可、含混不清或不完整的陈述重新讲清楚，以确保获取的信息更加准确、具体。澄清时可以使用以下句法来引导："不好意思，我还不太明白，您刚才说的意思是……""对不起，我插一句，请您再和我说一下早上测得的血压是多少，好吗？""您看我理解得对不对，您是说……"通过澄清，可以让医患双方将关键问题弄清楚，以免在今后的护理工作中出错。

（三）提问

1.提问的含义

提问是指在交谈过程中，为了了解更多、更全面的信息，而向对方提出问题，让对方回答的过程。提问是收集信息和核对信息的重要方式，在交谈过程中起着相当重要的作用。适当的提问可以避免患者反复重复询问相同的内容，也可以充分了解不善言辞的患者的真实想法。准确而有技巧的提问不仅不会使患者觉得不舒服或不想回答，还可以抓住重点，提高交谈的效率。

2.提问的类型

提问的类型主要有开放式提问和封闭式提问两种，医护人员可以根据具体的情况进行选择和采用。

（1）开放式提问：开放式提问也称敞开式提问，即所问问题的回答没有范围限制，通常使用"什么""怎么样""如何""能不能"等词来发问，让对方就有关问题给予详细的解释和说明。在护理工作中，通过开放式提问可以让患者根据自己的感受、观点自由回答，例如，"您今天感觉怎么样啊？""您还有什么要求吗？""您在担心什么？"这样的问话可以了解患者真实的感受和想法，从而获得更多、更真实的信息。同时，也可以让患者有被尊重、被重视的感觉。护士进行开放式提问时，神态要自然，语气要平和，对患者的回答要耐心倾听，以避免患者产生负面的感受或想法。如果护士提问时神态紧张、语气急迫，患者会怀疑自己病情加重，从而产生心理负担。开放式提问的不足在于提问所需时间较长，而且回答范围不受限制，很容易跑题，另外，如果回答者性格内向，则对话很容易冷场，因此，在提问前要做好充分的准备工作。

（2）封闭式提问：封闭式提问也称限制式提问，即将问题限制在特定范围内，回答问题的选择性很小。医护人员在进行封闭式提问时，可以使用"是不是""对不对""要不要""有没有"等词，只用"是"或"否"回答即可。这样可以在短时间内得到需要的信息，并将信息条理化，以获取重要信息，例如，"您现在腹部还痛不痛？""您昨晚睡得好不好？"等。封闭式提问的不足之处在于患者回答问题比较受限制，没有机会充分表达自己的想法，如果过多使用，会使患者陷入被动的回答中，可能会导致护士凭借自己的经验和主观印象做判断而忽视了患者的感受。

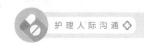

由此可见，在护理工作中，封闭式提问要与开放式提问结合使用，才能达到最佳效果。另外，要注意坚决避免审问式提问，不要让患者感到压迫感。

（四）移情

1.移情的含义

移情又称共情，是指设身处地站在他人的立场上思考问题，感同身受地理解他人的情绪和情感，并将这种情感表达出来。通过移情，能够让对方有一种被认同感，从而感受到自己不是孤立的；通过移情，能够更准确地理解对方传递的信息，从而进行更有效的沟通；通过移情，还可以快速赢得对方的信任和好感，从而增进感情。

护理工作中的移情，就是护士应该站在患者的角度去理解患者的感受、照顾患者的情绪。例如，即将上手术台的患者对护士说："护士，我感觉好害怕呀！"这个时候如果护士不理解患者，只是简单地回答："不用怕，这是小手术。"这就无法缓解患者的紧张情绪，达到有效沟通的效果。如果护士说："我非常理解你的心情，我要是上手术台，也会害怕，但不要紧，我相信你一定能行的！"这样的回答就会让患者感觉护士与自己在感情上的平等，从而真正敞开心扉，缓解心中的压力。

2.移情的技巧

（1）思想一致：用他人的思维方式思考问题，暂时忘记自我，从对方的思想、情感、立场出发，找到彼此共同之处，从而实现顺利交谈。

（2）情感一致：从情感上认同对方的想法和情绪。在护理过程中，护士要发自内心地感受患者的情感，为患者的快乐而快乐，为患者的悲伤而悲伤，使交谈的过程更加真诚。

（3）语言一致：在交谈过程中运用与患者表达一致的语言。语言是交谈的基础，护士在运用移情技巧时，不仅要保持思维和情感的一致性，更要注重语言的一致性，语言是思维和情感的外在表现。无论是介绍、称呼还是陈述治疗方案，都要注意运用患者能够接受的语言去表达，从语言上让患者感受到平等。

（五）沉默

沉默是一种超越语言的沟通方式，合理运用沉默技巧，能够达到此时无声胜有声的效果。

1.沉默的作用

沉默既可以表达接受、关注、同情，也可以委婉地表达否认和拒绝。无言的赞美、无声的抗议、欣然的默许和意见的保留都可以用沉默来表达，沉默是声音的延续和升华，也是无声的尊重和安慰。沉默片刻可给予双方思考和调整的机会，并弱化过激的语言和行为，化解紧张的气氛。

在护理工作中，沉默主要有如下作用：①表达对患者的同情和支持；②给予患者思考和回忆的时间；③使患者感觉自己在认真倾听；④给患者时间调整自己的情绪。

2.运用沉默的时机

交谈过程中运用沉默技巧，可以使沟通更加有效。但是使用沉默要把握好时机，在以下情况中运用沉默可以达到更好的效果。

（1）患者情绪激动时：当患者愤怒、哭泣时，护士应保持沉默，让患者能够有时间宣泄和调整自己的情绪。沉默的同时，可以轻轻握住患者的手或扶住患者的肩，使患者在宣泄的过程中感受到支持。

（2）患者思考和回忆时：对护理人员提出的问题，患者不知该怎么回答或忘记了答案，此时不要催促患者，保持沉默让患者有充分的时间去回忆和思考。

（3）对患者的意见有异议时：护理人员可以通过保持沉默，来表示对患者意见的不认同。

 知识拓展

沉默也是财富

美国大发明家爱迪生在发明了自动发报机后，想把发明卖出去，用得到的报酬建一个实验室。与买家见面后，他想要2万美元建实验室，可又怕说的价钱太高，所以在商人询问价钱时，爱迪生干脆沉默不语。最后商人耐不住了，主动开价10万美元。爱迪生的沉默使此项发明增值了8万美元。

（六）阐释

阐释是指阐述并解释。在护理工作中，护士运用阐释的方法，应以患者的陈述为依据，提出一些新的看法和解释，来帮助患者找到更好地面对和处理问题的方法，解答患者的疑问，消除误解，解释治疗实施过程中的操作目的、注意事项；针对患者提出的问题给出意见和建议时，都需要运用阐释技

交谈的技巧——
阐释

巧。阐释可以为患者提供新的思维方法，使其重新认识问题，解除困惑。阐释前，护士应充分了解患者的基本情况，并将需要解释的内容用通俗易懂的语言向对方阐述。例如，护士为低血糖患者静脉注射高浓度葡萄糖注射液后，向患者讲解注意事项："张女士，注射完毕了，注意针眼处不要揉搓，按压10 min，注意保持干燥，这样可以避免感染。"

（七）鼓励

在与患者交谈过程中，适当运用鼓励性语言，对患者是一种有力的心理支持，可以坚定其战胜病魔的信念。一个微笑、一个鼓励的眼神，都会拉近与患者的距离、增进与患者的感情。患者在患病时，心理比较脆弱，医护人员可以及时鼓励患者尽情表达失落和沮丧；当患者的病情得到好转或者患者开始配合治疗时，医护人员也要及时给予表扬，激励其潜在的热情，调动其自身的积极性，从而促进患者身心早日康复。

四　交谈的一般过程和常用语言

（一）交谈的一般过程

一个完整的交谈过程，一般需要经过准备、启动、展开和结束四个阶段。

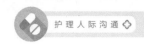

1.准备阶段

为了实现预期目标，使交谈达到理想的效果，交谈前应该做好充分的准备工作。具体需要准备的内容有以下几点。

（1）内容准备：在交谈之前，应该清楚交谈目的，明确本次交谈的主要内容，如内容较多可以列一份提纲，使双方的谈话能紧密围绕提纲的内容，从而实现交谈目的。

（2）交谈者准备：交谈前交谈者要从形象和心理上做好充分的交谈准备。应该根据交谈的环境和场景准备着装，做到形象端庄、衣着得体、态度亲切，使对方产生亲近感和信任感。护理工作者在与患者交谈前，应该充分了解患者信息，并根据交谈目的调整自己的心理状态，保证交谈时精力充沛，精神饱满，积极主动，迅速进入交谈状态。

（3）交谈环境和时间准备：交谈前应该根据交谈对象的状况对交谈时间、交谈环境等要素进行合理准备。医护人员在与患者交谈前，要从患者的身体状况考虑交谈的时间、交谈的场合并做好相应的准备，以防患者在交谈过程中出现不适。

交谈的环境尽量保证安全舒适，以免分散患者的注意力。收音机、电视机要处于关闭状态，手机调成静音模式，关好门，遮挡好屏风，并且避开治疗和护理时间。涉及患者个人隐私内容时，要选择无其他人在场的环境，或请其他人暂时回避，若无条件时，尽量压低说话的声音，从而消除患者的顾虑。

2.启动阶段

交谈启动阶段在整个交谈过程中起到非常重要的作用，直接影响整个交谈的节奏和效果。在护理工作中，护士可以通过一些问候、寒暄的语言启动交谈。启动交谈时，尽量给患者留下良好的印象，以建立彼此间的信任。启动交谈时应注意以下几点。

（1）启动阶段可以通过自我介绍或简单的问候减轻患者的焦虑和紧张心理，拉近与患者的距离，调动患者说话的积极性，以便顺利进入正题。启动交谈的问候语要符合情境，不可随心所欲、无边无际。例如，护士说："您好，我是您的责任护士，从今天起直到您出院为止，都由我来照顾您。""您好，我是您的责任护士，我姓李，您叫我小李就行，我们谈谈好吗？"

（2）交谈时的态度要温和、自然。患者就医时，或多或少都存在着焦虑和不安的情绪，因此在与护理人员交流时，最希望得到礼貌而真诚的对待。如果交谈过程中，护士表情冷漠或神情藐视，则会让患者感到不适，从而影响整个交谈效果。

（3）交谈时应根据患者的姓名、年龄、性别给予合适的称呼，给患者以良好的第一印象，并与患者建立一种融洽的关系，为以后的交往打下相互尊重、相互信任的基础。

（4）启动要适可而止，不能无休止地"启动"下去，影响主题的展开。

3.展开阶段

启动后，应该围绕交谈目的全面展开交谈。具体的做法如下。

（1）灵活运用各种交谈技巧：在交谈展开后，应根据实际情况运用各种交谈技巧。在对方述说时，应全神贯注地倾听对方想要表达的信息，并给予积极的回应，以表示对其的关注。对于不清楚的地方，应及时核对信息，以确保交谈准确性。对想进一步了解的内容或不清楚的地方可运用提问技巧，通过开放式提问和封闭式提问的有机结合，全面获取信息。在交谈过程中，要时刻站在对方的角度思考问题，用移情的交谈技巧来理解对方的感受，并通过适当的沉默给对方调整情绪、陷入回忆和思考的时间。在要求对方完成一些任务时要注意用通俗的语言阐释原因和具体的操作方法，让对方能够理解并按要求配合。对于没有信心或不自信的患者，应对其加以鼓励以增强其信心。

（2）紧密围绕主题以实现交谈目标：在交谈过程中，要努力创造一个融洽、和谐的交谈氛围，使交谈对象能够放松地畅所欲言，说出自己的真实想法和感受，同时还要保证谈话始终围绕主题进行。当然，交谈时还可能会发现一些预想不到的问题，此时应及时调整谈话内容，或改变原来的主题，以便解决这些问题。可见，交谈是一个非常复杂的过程，这就要求交谈者具备良好的素质、灵活的应变能力和丰富的交谈经验，同时还要具有高尚的职业道德修养，这样才能更好地展开交谈。

4.结束阶段

无论是长时间交谈还是短时间交谈，都需要按照一定形式或技巧结束谈话内容。一个巧妙合适的结尾能让交谈过程给人留下深刻、美好的印象，一个不恰当的结尾会影响整个交谈内容，让人感到失望和不快。结束阶段应注意以下两点。

（1）选择恰当结束时机：事实上，每次谈话，都应该有一个很自然的终止点，这样能让双方都感到目的的达成和交谈的圆满结束。例如，较长时间的沉默、患者交谈时姿态开始频繁变换或者注意力开始转移，都可能是一个恰当的结束时机，应趁机结束交谈，不要无止境地谈下去，以防引起患者不适。

（2）为下次交谈做好铺垫：如果交谈需要分阶段进行，在一次交谈接近尾声时，有一个重要的内容就是为下一次交谈做一些铺垫。具体做法是对交谈内容进行简短的小结，并约定下一次交谈的时间、地点和内容等。

以上是一次正式的交谈所需经历的完整过程。现实中，交谈的过程具有较大的随机性，各阶段没有明显的界线，因此，交谈时应该灵活应对，随机应变，不要拘泥于这四个阶段。

（二）交谈的常用语言

1.指导性语言

在护理工作中，医护人员常采用指导性语言将预防和治疗疾病的相关知识传授给患者，并使其配合以达到康复的目的。指导性语言可以用于告知患者在患病过程中的一些注意事项，也可以向患者说明治疗的程序。运用指导性语言，应该保证通俗易懂，切忌过于专业化，还要注意指导时语速不要过快，内容不要过多，尽量简明扼要，并对重点内容着重突出并加以解释和重复，可以配合动作的示范，让患者能够理解和掌握。例如，"李大娘，您平时多做做大幅度运动，像我这样，对您的病有好处。"

2.解释性语言

面对对方提出的问题，运用解释性语言进行交谈是最好的表达方式。患者患病后，都会因为生理和心理上的痛苦，表现出脆弱、恐惧、焦虑、烦躁等情绪。患者会对自己的身体和疾病高度关注，并希望从医护人员口中获得更多信息。因此，当患者及其家属提出各种问题时，医护人员应该根据患者的具体情况，耐心地给予解释，以解除患者因此产生的恐惧感和不安感，

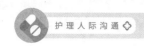

使其放下包袱积极配合治疗。例如，护士在为患者采取酒精拭浴进行物理降温时对患者说："您别着急，我们现在先用擦拭酒精的方法帮您进行物理降温。这样做可以通过酒精蒸发吸收身体热量，同时也能刺激皮肤血管扩张促进血液循环，达到散热降温的目的，还不会对您产生任何副作用。"

3.劝说性语言

劝说性语言是当患者言行不当时，护理工作者所采取的一种交谈方式。使用劝说性语言时，应该"请"字当头，语言真诚，语气肯定且坚决但不能过于强硬，可结合一些表示原因的内容加以使用，说明劝说的目的。例如，"为了不影响患者的休息，请安静""为了您的健康，请不要吸烟"等。

4.安慰性语言

安慰性语言是一种安顿抚慰性语言表达方式。护理工作者运用安慰性语言可以使护患之间产生情感的共鸣，进而稳定患者的情绪，帮助患者克服暂时性的困难，树立战胜疾病的信心。在使用安慰性语言时，态度要诚恳，对患者的关心和同情要恰如其分，避免过分做作，最好的方法是在安慰中加以鼓励。例如，患者因为自己的病痛难过时，护士应该说："我特别理解您的感受，但是您也别太伤心了，病情会好转的，如果您的家人看到您这样，该多难过呀！""您只要配合治疗，病一定会好起来的！""您放心，我们会尽全力帮助您的，但是光靠我们的帮助还是很不够的，主要还需要您积极的配合，这样才能恢复得更快呀！"

5.礼貌性语言

（1）问候语：问候语一般是交谈的开场白，好的问候语可以为整个交谈过程打下良好的基础。在护理工作中，护理工作者应该主动向患者问候，表达对患者的关心和尊重。例如，对手术后正在恢复的患者说："您好，今天感觉怎么样？"

（2）致谢语：致谢语是对他人给予的帮助或对他人的好意表示感谢的语言，一般用于交谈的结束阶段。医护人员在交谈结束时，可以说"谢谢您的配合""谢谢您的信任""麻烦您了""感谢您的宝贵意见"等。

（3）请托语：请托语是在向别人提出请求时说出的话语，运用请托语可以让对方有被尊重的感觉。例如，"您看下这个费用单，如果没有问题，请您在下面签字。"

（4）祝贺语：祝贺语是对对方取得成绩、遇到喜庆事时所用的语言。例如，"明天就要出院了，真为您高兴！""您的检查结果出来了，一切正常，祝贺您！"等。

（5）拒绝语：拒绝语是医护人员在拒绝接受患者物质感谢时所使用的语言。例如，"谢谢您的好意，但这样是违反医院规定的，希望您能够理解。"

第三节　书面语言沟通

书面语言沟通是对口头语言沟通的记载和标注，是有声语言的文字性转化。

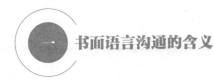

一 书面语言沟通的含义

（一）书面语言沟通的含义

书面语言是指用文字记载下来供"看"的语言，是在口头语言基础上形成的，使口头语言转化为文字符号，用于传递和保存。书面语言是在文字出现之后产生的，是将口头语言以文字的形式记载下来，并表达出相同的意思。

书面语言沟通是以文字符号为载体，来交流信息、思想和情感的沟通过程。书面语言在沟通中使用的频率虽然不如口头语言高，但是传播的范围更广，保持的时间也更持久，对人们的交际活动起着至关重要的作用。

二 书面语言沟通的特点和原则

（一）书面语言沟通的特点

书面语言沟通是用文字来表达，用眼睛去阅读的沟通形式，口头语言沟通则是用口说、凭耳听的沟通形式。在护理工作中，护理人员除了通过口头语言与患者沟通外，还经常通过文字、图画、表格等形式来向患者传达信息，这些均属于书面语言沟通的范畴。书面语言沟通主要有以下特点。

1.超时空性

书面语言沟通不受时空的限制，可以使不在同一时段同一地点的沟通者顺利传达信息。例如，值班护士通过交接班记录向下一班护士传达病室情况及患者病情的动态变化。

2.条理性

书面语言沟通通过文字这一特有表达形式，使传达出的信息有很强的条理性和逻辑性，并使表达的内容更加完整，表达的意思更加明确。

3.间接性

书面语言沟通通常是在沟通双方不在同一空间时运用的，如书信、便条等，均是一方单方面发出信息，另一方单方面接收信息的过程。信息接收者在阅读信息后将想法反馈给信息发送者时有一定滞后性，只能从字里行间间接地理解发送者的思想和情感。

4.不确定性

书面语言沟通的不确定性主要表现在两个方面：一方面，运用书面语言进行沟通时，无法通过沟通者的表情动作、语音语调获取丰富的非语言信息；另一方面，一个人传达书面语言信息，其受众不确定。可以是一个人，也可以是众多人，甚至可以让不同的人在不同的时间和地

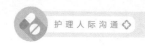

点获得同样的信息。

5.长期性

书面语言沟通的内容可以作为档案或参考资料长期储存，供信息接收者反复阅读和研究，并从中挖掘更多信息。

（二）书面语言沟通的原则

1.准确性

医疗护理中的书面语言沟通是记录和传达患者健康状况的过程，一般通过文字、表格和图表等书面形式传播信息，因此，为了能准确传达信息，书写、记录时应做到真实可靠、准确无误。

2.规范性

护理工作中的各类书面语言，大多有通用的沟通表达形式，即不同格式的医疗护理文书，其项目及书写方式都有一定的规范，应严格遵守。专业术语和数据的运用、计量单位的书写等均要合乎规范，切忌次序颠倒、使用不规范的简称或符号等。

3.逻辑性

书面语言沟通采用固定化文字，一般不能及时反馈，因此，传达信息时，要做到表意明确，逻辑严谨，避免信息接收者阅读时产生歧义。

4.简洁性

书面语言沟通切忌篇幅过长，在写作时应做到简洁、流畅、重点突出。

5.伦理性

撰写护理文书时会涉及具体的患者，因此，在进行教学和交流时一定要注意遵守医务工作者的职业伦理道德，应保护患者的隐私权，不要损害他们的名誉。

6.完整性

撰写各类护理文书时，各项目必须填写完整，不可损坏、外借、拆散，每项记录后签全名表示负责。记录内容应全面完整，包括认知、情绪等心理活动状态。

 三 书面语言沟通在护理工作中的运用

1.用于医护人员与患者之间的沟通交流

（1）诊疗过程中各种知情同意书、协议书：医护人员应向患者或亲属介绍患者的疾病诊断情况、主要治疗措施、重要检查目的及结果、患者的疾病及预后、某些治疗可能引起的严重后果等。

（2）医学知识与健康教育资料：医院各专科可以根据自身专业特点，将常见病的发病特点、治疗方法、预防措施、随访方法等制成健康教育资料，便于患者或亲属随时取用。对医院规章制度、入院流程、出院流程也可一并印成书面材料，免费发放给患者，或做成板报、宣传栏，或分布在医院网站上，便于患者查询。

2.用于医护交流过程

（1）体温单：护士每次为患者测量体温、脉搏、呼吸、血压后，都要按规定的符号和规格在体温单上记录下来，为医生诊断治疗提供患者的基本信息。

（2）医嘱单：医嘱是医生根据患者的病情需要拟定的书面嘱咐，是护士执行操作的依据。医嘱内容应准确清楚，每项只含一个内容，并注明起始时间和停止时间，具体到分钟。

（3）病室交班报告：病室交班报告是值班护士的重要工作记录和交班的文字依据。书写要求时间明确、前后连贯、内容完整、用词精确。

（4）特别护理记录单：这是护士对危重、手术及特殊治疗的患者在住院期间的病情动态和护理过程的观察记录，应根据相应专科的护士特点书写。

（5）护理记录：护理记录是护士对一般患者住院期间护理过程的客观记录。项目及内容与特别护理记录大致相同，每周至少记录一次，如有病情变化则应随时记录。

 ## 四　医疗护理工作中书面语言沟通的常见问题及改进方法

（一）医疗护理工作中书面语言沟通的常见问题

1.字词书写错误

医护人员进行书面语言沟通时，要注意书写严谨。有些医护人员在工作中对待书面语言不认真，存在书写不规范、错别字、异体字多等现象，例如，把"阑尾"写成"兰尾"，把"青霉素"写成"青莓素"等。同时，也要注意医学名词的简称不可乱用，例如，把"胸廓对称"写成"胸称"，把"低分子右旋糖酐"写成"低右"等，令人费解。

2.行为状态主体混乱

医护人员在书写医嘱、病历时，护士、医生、患者、家属等作为行为主体而被省略不写的情况极其普遍，很容易导致行为主体不明等错误。例如，"遵医嘱吸氧"一句中，遵医嘱的行为主体是"护士"，吸氧的行为主体是"患者"，该句则将两个行为主体省略，应改为"遵医嘱给患者吸氧"。

3.词语搭配不当

医护人员在进行书面语言沟通时，会出现词语搭配不当的现象，导致沟通出现障碍。例如，在"患者的血压偏低，但精神清楚"中，"精神"与"清楚"搭配失当，应改为"神志清楚"。

（二）书面语言沟通的改进方法

1.勤于阅读

阅读是提高自身语言素养，增强书面语言沟通能力的有效途径。阅读是表述的基础，读书

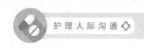

是输入，书写是输出，有输入方能输出。所以一名合格的医务工作者一定要养成阅读的习惯，博览群书。

2.勤于积累

积累是多方面的，无论是术语词汇还是成语典故；无论是名言警句还是精辟的观点、典型的事例都可以作为积累的对象。医务工作者在工作过程中应注意广泛而连续的资料收集，以及有效信息的快速筛选和运用。

3.勤于写作

写作是一种特殊的创造活动，也讲究训练方法的科学性。医务工作者在写作中应该注意练脑和练手相结合，多写与精写相结合，既要锻炼思维的精密性，又要锻炼写作的技巧，让思考的成果以文字形式展现出来。

第四节　日常生活中的沟通交流

沟通的目的是建立良好的人际关系，在日常人际交往中，人们通过良好的沟通协调好人际关系可以使人身心舒适，提高学习和工作效率。

 通过口头语言沟通协调关系

交谈，作为口头语言沟通中最常用的表现形式，是人际沟通中最直接、最基本、最常用的方式，也是最便捷、最有效的交际手段。现实社会生活中人人都渴望成功，良好的交谈过程是人际交往的"润滑剂""助推器"，是通往成功之路的"敲门砖"，交谈时应注意自己的声音与姿态是否恰当、选择的话题是否合适、礼貌用语是否妥当，必要时可以进行一些礼仪规范方面的训练。只要我们遵循人际交往的一般原则，适当地运用一些谈话技巧，常常能收到意想不到的效果。

（一）寒暄

寒暄即嘘寒问暖，是指双方见面时以天气冷暖、生活琐事及相互问候为中心，来表达对彼此关切的应酬话。它的主要功能是打破彼此陌生的界限，缩短双方的感情距离，创造和谐的气氛，以利于正式话题的展开。寒暄应做到亲切、贴心、消除陌生感。

交谈的沟通技巧

1.寒暄的特点

寒暄用语有以下几个特点。

（1）礼仪性：寒暄主要是以关注彼此近况而展开的。寒暄时可以表达对对方的思念，如"好久不见，近来怎样？""多日不见，可把我想坏了！"等。也可以表现对对方的关心，如"最近忙吗？身体还好吗？""来这里多久啦？生活上习惯吗？""最近工作如何，还算顺利吗？"或问问家中老人的健康、小孩的学习等。这些貌似提问的话语，往往只是为开启交谈而进行的暖场，表达说话人的友好态度，并不是真想知道对方的饮食起居，听话人可把它看作交谈的开始而简短回答，无须过多展开。

（2）应酬性：可以通过对对方当下状态表示关切而展开寒暄。如"热不热""冷不冷""有没有不舒服的地方？"等看似平淡的应酬话，主要用于双方初次见面时，对彼此兴趣爱好、心理活动不了解，而通过礼貌的问候来调节面对陌生人的不适应心理，打破不知从何谈起的尴尬场面。护理人员在与患者进行初次交流时，可通过寒暄拉近与患者的距离。如护士对刚入院的患者说："您好，我是您的责任护士小李。您对这环境还适应吧？还有没有什么需要？如果有需要请和我说。"

（3）规范性：有些寒暄的话语是人们长期使用，相互之间已经心领神会的约定俗成，所以绝不能认为寒暄的规范性无关大局，就可以随意乱说。例如，询问老年人年龄要问"您高寿"，而不能问"你多大了"。护理人员在护理工作中，熟练掌握和使用规范的职业用语也显得尤为重要，工作中应该"请"字当头，"谢"字结尾，常用"您好""请""对不起""谢谢""别客气""请走好"等词汇，令人感到尊重、亲切、融洽、不拘束。

（4）伸缩性：寒暄时间的长短应根据各自的时间而定。如交谈的时间有限，则可以短暂寒暄，快速切入主题进行交谈或结束交谈。在接待患者或进行各项护理操作时，应根据不同患者的病情、年龄、性别、职业、地位、文化背景等，给患者一个合适的称谓和简短的交流，以表示对患者的尊敬。

2.寒暄时的注意事项

（1）态度真诚，语言得体：寒暄的语言要运用得妥帖、自然、真诚、言必由衷，为彼此的交谈营造融洽的气氛。寒暄时应避免使用粗言俗语或过头的恭维话，寒暄内容应与实际相符且有针对性，不要让对方感觉你为了应付而罗列虚伪的辞藻。

（2）寒暄要看对象：寒暄时应根据不同的对象选择不同的寒暄语。在交际中男女有别、长幼有序，彼此熟悉的程度也不同，寒暄时的口吻、用语、话题也应有所不同。

（3）寒暄用语要恰如其分：如过去见面，中国人喜欢用"你又发福了"作为恭维话，然而现在人们都想方设法减肥，再用它作为恭维话恐怕就不合适了。西方国家小姐在听到人家赞美她"你真是太美了"时会很兴奋，并会很礼貌地以"谢谢"作答。倘若在中国女性面前讲这样的话就应特别谨慎，弄不好会引起误会。

（4）寒暄要看场合：在不同的场合应使用不同的寒暄语。登门拜访时要表现出谦和，说一句"打扰您了"；接待来访时应表现出热情，说一句"欢迎"；下班休闲的场合，尽量不要再提上班时的内容。庄重场合应注意分寸，一般场合可略微随意。若不分场合随意使用寒暄语，可能会使人感到尴尬或产生误解。若不知某种场合有何种规矩，也可使用适用性较广的问候语和答谢语，如"您好""谢谢"等，可在较大范围内使用。

（二）赞美

赞美是发自内心地对美好事物表示肯定的表达方式。恰如其分的赞美能帮助我们获得更多

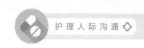

的友谊，也能更好地鼓舞他人，引发人们热忱的能动力。在日常生活中，赞美可以拉近双方的距离，让人际关系更加和谐。

1.赞美的原则

（1）明确有度：赞美他人要注意避免空洞含糊、夸张过分的用语。赞美要有度，不能随意扩大、虚夸，让人感觉虚伪。过度恭维，空洞奉承或恭维频率过高，都会令对方感到难以接受，甚至感到厌恶，结果适得其反。

（2）客观真诚：赞美讲究实事求是，有理有据。切忌牵强附会、张冠李戴，抽象的赞美往往难以给人留下深刻的印象。如赞美某个护士，可以说："您技术真好，每次注射都准确无误。"充分发掘对方潜质，增加其价值感，这样的赞美作用也会更大。

2.赞美的方法

（1）直接赞美：可以用明确、具体的语言，当面称赞对方的行为、能力、外表等。直接赞美是最到位的赞美方式，因为它无须分心去隔离环境带来的负面干扰信息，直截了当地将对方的注意力控制在自己的目标里。

（2）间接赞美：借用第三方之口赞美对方。有时当面说别人好话，若不得当可能会被认为刻意地奉承、讨好，然而在背后说这些相同的好话，则会让对方更容易接受。

（三）批评

批评是指出对方缺点和错误，并对其提出意见、忠告的表达方式。目的是帮助人，警醒人。批评是一门艺术，在批评时应该讲究技巧。

1.私下批评

人的自尊心往往比较强，在公众场合批评他人会打击士气和人心，所以批评要注意场合。

2.暗示批评

对不良行为进行委婉批评，不但可以保护对方的自尊心，还可能收到"润物细无声"的教育效果。

3.建议批评

在肯定对方优点的基础上，有针对性地提出建议和希望。

4.自责式批评

一件事没有达到预期的效果，如果大家都有责任，应该先自责，自责可以营造一种民主的氛围，在这种氛围下，更容易达成批评效果。

5.询问关心式批评

通过表达对对方的关心而对其不当行为进行批评。护士在工作中遇到不配合的患者，即可采取关心式批评，如患者不肯睡觉，护士关心询问"您这两天气色不太好，是不是没睡觉才这样啊，您要注意休息！"会产生较好的效果。

（四）拒绝

拒绝就是不答应，明确地表示不愿意做或不接受对方的观点、要求、礼物等。拒绝总会给对方带来失望或不快，所以人们所要做的就是将这种失望和不快控制在最小限度内。

1.拒绝的原则

（1）态度坚决：对于关系到国家、民族、集体利益，违背道德规范的要求要果断拒绝，不要碍于面子让对方心存幻想。

（2）委婉得体：对于生活琐事、日常工作中的事情，语气强硬地说"不行""没办法"，会伤害对方的自尊心，甚至招致对方的怨恨。应当先对别人的要求洗耳恭听，对于自己不能答应的事要表示抱歉，不但要考虑到对方可能的反应，还要注意准确恰当地措辞。

2.拒绝的方法

（1）直截了当法：如实真诚陈述自己的困难和理由，表示不是不愿意而是做不到或者不能做。

（2）先扬后抑法：可先肯定对方的提议，并用温和的语气缓和与对方的关系，再用"不过""但是"等词，留有余地地拒绝，使对方不会陷入尴尬的境地。

（3）转移话题法：朋友要求你做一件你不想做的事，可以采取答非所问的方式，巧妙地转移话题让对方知道，你对他提出的意见不感兴趣，让其知难而退。

⚙ **拓展阅读**

保守秘密

美国总统罗斯福当年在军界服务时，一个朋友想从他嘴里打听一项机密，罗斯福悄悄走向朋友问道："你能保守秘密吗？"那位朋友连声说："当然，我一定保守秘密，不会告诉任何人！"这时罗斯福说："你能保守秘密，那么，我也能！"

 通过书面语言沟通协调关系

随着现代信息事业的发展以及科技水平的提高，人们进行书面语言沟通的手段和方式越来越多，由此可见，书面语言沟通有其自身的优势。书面语言可以将沟通者的想法通过文字有条理地表达出来，以弥补口头语言的不足。同时，书面语言也可以通过修辞、润色，全面体现出书写者的真实情感，成为宝贵的精神财富供后人鉴赏。此外，在快节奏的现代生活中，美妙温馨的书面作品还可以通过其浓郁的人情味调节紧张的生活，缓解压力，更可以供人们反复研读、探索以寻求更高的人生真谛。通过书面语言沟通协调关系应注意以下原则。

（一）用词规范

1.明确语体特点

书面语言用于比较正式的场合，用词规范且句式相对复杂，表意严密，结构严谨；而口头语言则更适用于即兴交际的环境，用语灵活，多短句。例如，"母亲、妈妈、妈咪"这组同义词

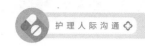

中，由于它们的语体风格不同，"母亲"是书面语体，"妈妈"是口语语体，"妈咪"是方言语体，故在书面语中，主要使用"母亲"这一词语。

2.明确适用情况

在书面语言中，称谓、寒暄词、祝贺词、署名和时间等内容均有严格的结构顺序和书写格式，并且应依据对象、书写内容以及场合的不同而选择不同的书写形式。如书写通知、借据、请柬等应选择程式化的书写形式，并运用一些专用词语，如承蒙、兹因、欣悉、遵照、如下、任免、审核、特此通报、予以查处、值此……之际等，且在此类书写形式中，多用陈述句和祈使句，极少使用渲染性的语句。如书写新闻则应注意语言的准确性、逻辑性和简洁性，以叙述为主且保证客观真实。如书写倡议书、宣传稿，则要讲究书写的格式，同时应用词新颖、贴切，多用陈述句、祈使句，且可适当渲染煽情。

（二）实事求是

人际交往的书面语言通常是开门见山，直叙事实，直陈意见，直提要求，力戒说假话、说大话、说空话。书面语言的表达无论是何种形式，其内容应真实，态度应诚恳，情感应真挚，所述内容应实事求是。只有这样，才能增加信任，增进友谊，建立良好的沟通关系。以书面广告为例，有的广告夸大其词、言过其实，如宣传药物包治百病，宣传化妆品能青春永驻，尽管用语新奇押韵，易为公众熟记，但细细品味，却感觉华而不实，没有内涵，商家即使支付巨额广告费，也无法收到预期的效果。

（三）表达流畅

书面语言是靠文字来表达内容，对沟通者的文字水平要求较高。一般要求为字体工整、言语流畅、层次分明、书面工整、不留污垢。不必刻意追求"文采"，但一定要内容清楚。

（四）详略分明

夸夸其谈的文章不会受人欢迎，只会让人置之不理，因此书写时应做到重点突出、详略得当。在动笔之前，首先要把握所述内容的中心思想，然后有机地组织语句，尽量简洁明了地把观点巧妙地展现出来，激发他人的阅读兴趣，以加大沟通的力度。

（五）巧妙修辞

在语言交流过程中，人人都想言之凿凿，出口成章，一语惊人。然而，好的语言往往不是直接叙述，而是巧妙运用适当的修辞娓娓道来，这对书面语言来说尤为重要。现代著名作家朱自清先生的散文，文采飞扬，脍炙人口。朱自清先生在散文《春》中写南方的春雨连绵："看，像牛毛，像花针，像细丝，密密地斜织着，人家屋顶上全笼罩着一层薄烟。"连用三个比喻：牛毛、花针、细丝，写出了春雨的细、密、轻盈。修辞手法运用得恰当，不但使语言表达准确、鲜明，而且生动传情，富有神韵。

（六）通俗易懂

书面语言是为了说明问题、讲清道理，与人很好地沟通，不需要耍花架子。如果故弄玄虚，用生涩的语言让人看着吃力、别扭、难懂，那么文稿就失去了其存在的意义和价值。因此，书面语言要力求做到朴实、通俗易懂，而不要刻意在形式上追求华丽的辞藻。否则，反而会弄巧成拙失去朴实纯真的美感。

情景案例

王某，男性，21岁，跳高运动员，在比赛中因为摔倒导致小腿胫骨骨折，下午3：00入院。当天治疗结束后，责任护士小张准备为其进行入院指导。

王先生看见小张护士走进病房，就生气地大声说道："你说，你们医院水平到底行不行，我这腿还有治没治了，不行我就要转院了。"

护士小张面带微笑地说："我知道您很着急，而且我很理解您，跳高跳得好好的突然骨折了，换上谁也受不了，看过您的X线片子了，胫骨上只是稍微有点线性裂纹，愈合后不会影响您跳高的。"

王先生："得了吧，你不用骗我了，都骨折了还能不影响跳高，3岁小孩才相信你！"

护士小张仍微笑地向王先生解释："您听我说，王先生，骨折有好几种类型，您这种是最轻的，您看，小腿部皮肤是完整的，而且骨头没有移位，治疗一段时间就会好的。"

王先生听后，情绪平复了许多："你说的好像有些道理，照你说的，我真的还可以重返运动场，要是那样可太好了。"

护士小张："会的，但您一定要配合治疗，而且要进行功能锻炼，我还想看您拿冠军呢。"

王先生笑了，说："我最好的成绩是亚军，腿好了之后我要争取拿一个冠军。"

护士小张："那好，您休息一会吧，不要再想那么多了，我先走了。"

王先生："谢谢你，小张，有空常来跟我聊聊。"

案例分析：

由于担心运动生涯终止，患者王某心情极为不好，所以表现得很不理智，挑毛病，发脾气。但是护士小张非常镇静，没有因为王某的情绪而影响交谈。她根据患者骨折情况，在交谈时灵活运用了阐释的交谈技巧，将骨折的相关知识用通俗易懂的语言为患者介绍。随着交谈的深入和其耐心地分析，终于使患者平静下来，并且恰到好处地结束了交谈。在整个过程中，护士注意到自己的态度，温和而自然，并且非常有礼貌，因此赢得了患者的信任，交谈结束后双方都感到心情愉快，尤其是患者，特别想与护士再次交谈，这是成功交谈的最佳结果。

思考题

1.语言沟通有哪几种类型？进行语言沟通应遵循哪些原则？

2.交谈的技巧有哪些？一次完整的交谈应该如何进行？

3.书面语言沟通应遵循什么原则？

4.如何通过语言沟通协调关系？

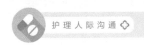
拓展阅读

引言：良好的语言沟通会缩短医患之间的心理距离，缓解患者紧张、疑虑和不安的心理，同时也能赢得患者的信任和支持，促进医患关系的和谐发展。在护理工作中，使用富有诗意的语言可以感染每位心灵孤独的患者，点亮他们对未来生活的希望。

语言的魅力

在繁华的巴黎大街的路旁，站着一个衣衫褴褛，头发斑白，双目失明的老人。他不像其他乞丐那样伸手向过路行人乞讨，而是在身旁立一块木牌，上面写着："我什么也看不见！"不用说，他是为生活所迫才这样做的。街上过往的行人很多，那些穿着华丽的绅士、贵妇人，那些打扮漂亮的少男少女们，看了木牌上的字都无动于衷，有的还淡淡一笑，便姗姗而去了。一天中午，法国著名诗人让·彼浩勒也经过这里。他看看木牌上的字，问盲老人："老人家，今天上午有人给你钱吗？"

"唉！"那盲老人叹息着回答，"我，我什么也没有得到。"说着，脸上的神情非常悲伤。让·彼浩勒听了，拿起笔悄悄地在那行字的前面添上了"春天到了，可是"几个字，就匆匆地离去了。

晚上，让·彼浩勒又经过这里，问那个盲老人下午的收入情况，那盲人笑着对诗人说："先生，不知为什么，下午给我钱的人多极了！"让·彼浩勒听了，也摸着胡子满意地笑了。

"春天到了，可是我什么也看不见！"这富有诗意的语言，产生这么大的作用，就在于它有非常浓厚的感情色彩。是的，春天是美好的，那蓝天白云，那绿树红花，那莺歌燕语，那流水人家，怎么不叫人陶醉呢？但这良辰美景，对于一个双目失明的人来说，只是一片漆黑。这多么令人心酸呀！当人们想到这个盲老人，一生连万紫千红的春天都不曾看到，怎能不对他产生同情之心呢？

第四章

非语言沟通

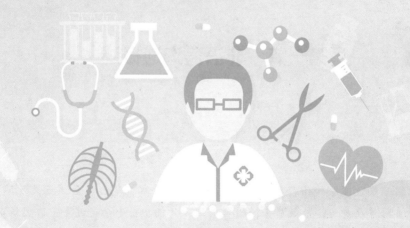

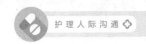

学习目标

思政目标：

提高护士的职业素养，在学习、工作中养成良好的职业行为，成为一名优秀的"白衣天使"。

知识目标：

掌握非语言沟通的主要形式和原则；非语言沟通在医护工作中的应用。熟悉非语言沟通的概念、特点和作用；医护非语言沟通的基本要求。了解非语言沟通的禁忌。

能力目标：

学会正确运用非语言沟通形式与不同沟通对象进行有效沟通；非语言沟通在护理工作中的应用。具有在生活、学习或工作中积极运用非语言沟通的意识和能力。

语言是人际交往中重要的沟通媒介，但不是唯一的沟通媒介。事实上，在人际沟通过程中，除语言之外，人们更多地会运用非语言沟通来传递信息，表达自己的情感和态度，如表情、体态、人体接触、空间距离等。因为人们在面对面交流中，很难做到只有声音的传播，而无表情、动作、体态等的表露。非语言沟通在人际沟通中具有辅助表意、补充说明、强化感情等作用。有了非语言沟通的融入，交际语言才会生动活泼、声情并茂。在日常交流中，人们所采用的沟通方式有 55％ 左右是非语言沟通。如婴儿用哭声表达自己的情感，一个人痛哭流涕、捶胸顿足表示悲伤难过，眉开眼笑、手舞足蹈则表示兴奋与快乐。

第一节　非语言沟通概述

导入情景

情景一：

张先生因车祸致颅脑外伤，入院即行颅内血肿清除术，现已术后第五天还不能讲话，他的妻子一直陪伴在身边，紧皱眉头，暗自垂泪，责任护士小李走过去一边用纸巾轻轻揩去张先生妻子的泪水，一边轻轻地拍了拍她的肩膀说："张先生的身体恢复是需要一个过程的，别着急，慢慢来。"又走到床旁握住张先生的手亲切地说："您感觉怎么样？有什么要我帮助的吗？如果您能听懂我的话就眨眨眼。"张先生眨了眨眼睛，护士小李又说："非常好，您想喝水吗？那就舔舔嘴唇。"张先生舔舔嘴唇，护士小李连忙高兴地把水杯和吸管递了过去。

情景二：

一位急性肠梗阻的患者急诊入院。患者被抬进病房时，面色苍白，大汗淋漓，非常痛苦。护士甲面带微笑地对患者家属说："请不要着急，我马上通知医生为患者检查。"说完不慌不忙地走了出去。护士乙半靠着椅子，冲患者说道："她去叫医生了，等着吧。"护士丙忙着书写护理病历，未抬头。

请问：

1.在情景一中，护士小李运用的非语言沟通形式有哪些？

2.根据情景一，谈谈在工作中如何通过非语言沟通的形式了解患者的心理需求，更好地服务患者？

3.在情景二中，护士在接待患者时运用的非语言沟通形式有哪些不妥之处？护士这样接待患者会造成什么后果？

4.假如你是情景二中的值班护士，你会怎么做？

 一 非语言沟通的概念

非语言沟通是指借助某些非语言符号，如仪表、服饰、姿势、动作、表情、人体接触、距离及类语言等辅助手段，表达思想情感、传递信息的一种交流方式。它能表达语言所不能表达的意思，同时也能充分体现个人的风度、气质，有助于提高沟通效果，建立和谐的人际关系。非语言沟通也是护士与患者进行沟通的重要方式，它可以弥补语言沟通的不足，有利于促进和谐的护患关系和提高整体护理质量。

 二 非语言沟通的特点

非语言沟通是人际沟通的一种基本表达手段，在人际沟通中具有不可替代的特殊地位，具有一定的规律性，主要呈现以下特点。

非语言沟通的特点

（一）广泛性

非语言沟通的使用范围极其广泛，人们每时每刻都在使用，因为这是每个人都具有的能力。心理学家研究发现，刚出生几个月的婴儿就具有了观察别人表情，并对其做出恰当反映的能力。有人对六个月的婴儿做过实验，发现当成人对他们微笑，他们也会显示出微笑的接纳反应；而当成人对其表示气愤、显示拒绝的表情时，他们也会显示出不愉快、拒绝或恐惧的表情。

（二）真实性

很多沟通专家认为，非语言行为比语言行为更能真实地传达信息的含义。在语言沟通中词语的选择可以有意识地控制，而非语言行为常常是无意识的。在某种情况下，语言信息和非语言信息会传递不同的甚至矛盾的信息，此时，人们常通过非语言行为来判断说话者的真实用意。所以，非语言行为通常是一个人的真情流露和表达。

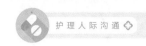

人们做了亏心事或偷了东西，总显得心神不定；撒谎时，常常会不自主地出现挠头、摸鼻子、挡住嘴巴、摆弄手指等非语言行为，显示出其内心的不安。著名心理学家弗洛伊德说："没有人能保守秘密，如果他的嘴保持沉默，他的手指尖却在喋喋不休地说着，他浑身的每个毛孔都渗出对他的背叛。"

（三）连续性

非语言行为可以使人保持不间断的沟通。研究表明，人们运用语言进行沟通的时间很少，每天平均讲话时间只有 10 ~ 11 min，事实上，我们与他人沟通的时间远远不止这些。在日常生活中，语言的沟通是间断的，而身体语言的沟通是一个不停息、不间断的、连续的过程。只要人们彼此在对方的感觉范围内，总存在非语言的沟通，包括每天的穿着打扮、面部表情、站立行走的姿势等。

（四）自然性

语言是人类为了交流与沟通而产生的，它需要通过一定的学习才能掌握。非语言沟通是正常参与社会活动的人，通过观察、参与就可以获得的，并不需要付出很大的主观努力去学习，只需耳濡目染即可习得。在现实生活中，运用非语言行为进行沟通是每个人都具备的能力。一个人在说话时不自主地做手势、点头、微笑等动作，可增强沟通效果；久别的朋友相见时紧紧拥抱、泪流满面，以此来表达互相的思念之情；足球运动员进球后的狂奔或脱衣服庆祝，运动员夺冠后站在领奖台上的喜极而泣；等等，这些都是非语言在交流中的自然流露。

（五）整体性

在非语言沟通过程中，人们可同时利用身体的各个器官来传递信息，因而在空间形态上具有整体性的特点。例如，一个人心情舒畅时，面带笑容，走路都是踮着小步，哼着小调；患者常用皱眉、握拳、蜷缩身体等非语言行为，向医护人员表达自己的疼痛、思想顾虑等。

（六）模糊性

非语言沟通所传递的信息往往具有不确定性，这是由沟通双方共同造成的。其模糊性表现在同一动作的多解性上，即同一个非语言行为，由于理解的角度不同，在实际运用中容易造成曲解和误会。如微笑可能是表示友善，可能是掩饰紧张，也可能意味着满不在乎或是在想象愉快的事情；沉默对一个人而言可能是他表达气愤的方式，而对另一个人而言则可能是感到困窘或对某事没兴趣的表示。

（七）生动性

非语言沟通是人们直接感受到的，它的抽象层次比语言更低，更能生动地表达人的思想感情。口头语言只能听到，书面语言只能看到，而非语言信息则可以被看到、听到、触摸到和用心去感受到。

当一个痊愈出院的患者，内心充满感激之情、紧握医护人员的手时，虽未开口讲话，但医护人员早已感受到并深深理解患者的感激之情。

（八）简约性

非语言沟通不需要复杂的语言，很多时候只是一个简单明了的动作或者表情就可以将信息快速而简约地传递给对方，实现沟通的目的。例如，护理人员想制止患者在病房喧哗，保持安静，只要适时地伸出食指放在嘴唇中间，做"嘘"状就可以有效地达到目的。儿科病房的小患者，害怕打针或者手术，护士给对方一个手势"V"，或者伸出大拇指就可以顺利地表达鼓励支持的信息，使对方受到鼓舞。此时无声胜有声，任何语言都会显得累赘，甚至会因为语气和措辞不当引起误会和冲突。

（九）通用性

非语言沟通几乎可以在任何文化背景下的人之间发生。无论男女老少，无论国家、民族、地区，都可以用同样的非语言沟通方式来表达同一种情感，借助这些体态语言信号，人们仍然可以实现有效的沟通。例如，人在表达痛苦悲伤的感情时，几乎都用哭的形式；表达高兴喜悦的感情时，几乎都用笑的形式。天生双目失明的人，虽然从未见过别人的面部表情，但能以同样的表情来表达内心的情感。

（十）差异性

运用非语言沟通要考虑到种族、地域、历史文化、风俗习惯等影响。虽然体态语言有一定的通用性，但不同的民族文化都有自己独特的体态语言。不同民族、不同文化背景的人在一起交谈，要充分了解不同体态语言表示的含义，才能保证沟通顺利进行。

 三 非语言沟通的作用

心理学家认为，非语言信息所显示的意义要比语言信息多得多，而且要深刻得多。肢体语言有着口语及书面语不可替代的作用。在不同的场合，非语言沟通可起到特有的作用。在我国经典名著《三国演义》中有一个脍炙人口的故事——空城计，其中有一个令人印象十分深刻的场景描写："武侯弹琴退仲达。"诸葛亮当时独自守着空城，在城楼上镇定自若，笑容可掬，焚香弹琴，一副悠然自得的神情。因怕中埋伏，司马懿的十五万大军不战自退。诸葛亮妙用非语言沟通的技巧传递给司马懿一个信息，吓退了司马懿的十五万大军，而转危为安。由此可见，在非语言信息的传播领域里，可以说是"眉来眼去传情意，举手投足皆语言"。非语言沟通的作用主要体现在以下五个方面。

（一）获取信息

当患者及其家属由于对医学常识的缺乏，不能理解医护人员复杂的医学术语或对其疾病充满担忧和焦虑，又因医护人员工作太忙而不宜接近时，就会对护士的非语言行为特别敏感。他们常常利用非语言行为来验证或确认语言沟通中有疑问的信息，患者常借助护士的非语言行为

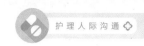

来判断医生对其病情的真实想法。如焦急等待手术结果的患者亲属，通过观察医护人员进出手术室的面部表情、步态获得一些信息。同样，医护人员在观察患者时，也应注意其语言和非语言信息表达的情感是否一致，从而掌握患者的真实情况，实现有效沟通，提高服务质量。

（二）表情达意

非语言行为是人们真情实感的流露，可以表达情感和传递情绪。人们的喜怒哀乐都可以通过表情、体态等非语言信息被形象地表现出来。例如，朋友久别重逢，紧握对方的双手、紧紧拥抱对方，以此来表达激动、愉悦的心情。在医院，患者及其家属也常常通过眼神、表情等非语言形式，来表达他们的无望、不安、焦虑等内心感受。

如刚刚经历了痛苦艰辛分娩过程的产妇，看到自己的宝宝，脸上立刻露出甜甜的微笑，这微笑告诉人们，她初为人母的愉悦情感；站在危重患者床边的家属，紧皱眉头，满眼泪水，表达出的是痛苦和焦虑的情绪。

（三）调节互动

非语言沟通具有调节沟通双方关系、传递互动方式的作用。在医护人员与患者及其家属的沟通中，存在着大量非语言暗示，如点头、皱眉、摇头、降低声音、改变体位、靠近、远离等，这些举动都传递一些不必开口或不便明说的信息，以调节双方的互动行为。

医护人员在倾听患者诉说时，若微笑点头，表示接纳患者意见或看法，同时也表示请患者继续说下去；若不停地向别处张望或频繁地看表，则表示不耐烦，或赶时间去处理其他事情，暗示患者停止谈话；谈话中突然降低声音并凑近对方耳边，表示谈话内容不便于第三者听到，对方会很配合地靠近谈话者；等等。沟通双方诸如此类的互动行为调节，常常是靠非语言行为来完成的。

（四）显示关系

沟通信息包含内容含义（说什么）和关系含义（怎么说）两个层面。内容含义的显示多用语言信息，关系含义的显示则较多地依靠非语言信号。

在护患沟通中，当护士靠近患者坐着，这种交谈方式显示了双方平等的关系；当医护人员站着面对躺着的患者说话时，往往显示医护人员对患者的控制地位。但在其他场合这种关系含义可能恰恰相反，如师生沟通中老师坐着而学生站着，正好显示了老师对学生的控制地位；老师站在讲台上讲课，凸显了教师在课堂上的主导地位，对课堂的掌控性。护士开会时，往往年资高、职称高的年长的护士坐在第一排，年轻的护士和实习生坐在第二排，这种身份地位的关系显示，靠的是非语言沟通。和蔼体贴的表情向他人传递了友好的相互关系，而一副生气和呆板的面孔则向他人传递了冷漠和疏远的关系。因此，非语言沟通在维系医护人员与患者及其家属之间的良好关系方面有着不可低估的作用。

（五）补充替代

非语言沟通是语言沟通的补充和完善，在许多语言沟通无法准确表达时，利用非语言沟通可以达到更好的效果。非语言沟通可产生强烈的形象强化作用，可跨越语言不通的障碍，使人际交流更生动形象，而且不受国家、民族、语种以及特殊人群的限制。医护人员通过无声的语言不断地将自己的情感、态度、技术水平等信息传递给患者，使患者产生良好的感受，对疾病的诊疗、康复可以达到事半功倍的效果。

在神经外科的护理工作中，常常会碰到因脑肿瘤、脑外伤、脑出血、颅内动脉瘤破裂等情况所致的失语患者，他们往往不能接受失语的事实，而恢复语言功能的过程又很缓慢，所以有效的非语言沟通不仅有助于满足患者的身心健康，密切护患关系，更能有效地开展各种治疗护理，提高护理质量，有利于患者早日康复。在与失语的患者进行沟通时，护士应根据患者不同的失语类型，选择不同的沟通技巧，这有利于患者更好地恢复健康。对于四肢瘫痪的失语患者来说，观察患者的面部表情尤其重要，有时一个小小的动作都能及时反映患者的需求，如气管切开的患者由于不能开口说话，只能靠表情、姿势表达自己的感受，如口渴时舔嘴唇、饿时半张嘴的表情等。在医护工作中要结合语言与非语言沟通形式，并逐步教会患者使用非语言交流模式，如手语、身体语言等，以缓解护患之间的沟通障碍。

综上所述，非语言沟通既可以替代语言直接传播交流信息，又可以辅助语言表情达意，使之更生动、深刻和准确。俗话说"出门观天色，进门看脸色"，每个希望拥有良好人际关系的人，都需要学会察言观色，善于察觉别人的非语言信息并做出有效反应。当然，我们也需要把握自己言谈举止的分寸，防止非语言信号透露过多的个人心理。作为医护人员应格外注意自己非语言行为对患者造成的影响，同时也要善于观察患者的非语言信息，从而建立良好的护患关系。

✎ **知识拓展**

非语言沟通的起源

非语言沟通的科学研究工作是达尔文最先提出的，他的《人和动物感情的表现》一书，对人和动物的各种表情和动作进行了详细的分析和比较。特别是 20 世纪 30~40 年代，查理·卓别林出色的无声表演和 1970 年叶斯·法斯特《人体语言》一书的出版，激起人们对非语言沟通的兴趣。早在古罗马时代，哲学家卢修就说："人类首先是借用手势和姿态，然后才用音节分明的言语来表达自己的思想感情。"柯林伍德在《艺术》原理中指出："每种语言或语言体系……都是起源于全身姿势的原始的一个分支；在这种原始语言中，身体各部分的每个动作和每个固定姿态，都和口语具有同样的意义。"这些都说明非语言沟通的产生在时间上早于语言沟通。

四 非语言沟通的原则

（一）通俗准确

眼神、表情、姿态等非语言的含义和感情色彩，有些是人们约定俗成的，有些则是特定情境规定的，所以它的使用有一定的时空范围。同样一个肢体动作在不同的民族、不同的国度、

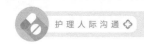

不同的时代，有着不同的含义。例如，当我们伸开食指和中指时，一般是表示数目 2，自从丘吉尔利用这个手势表示"victory"后，几乎全世界都用这个手势表示"胜利"及"和平"。所以，准确地运用体态语言，就必须根据表达内容的需要，既要通俗，又要注意时代特征和一定的社会习惯。

（二）协调自然

受口语制约的体态语言，应该与口语表达配合协调默契，如果体态语言的表达与口语表达互相错位，用得太早或太迟，都会显得滑稽可笑。只有协调各种动作姿势，并与其他非语言动作，如眼神、面部表情等紧密配合，使各种表现手段协调一致，才能达到良好的沟通效果。

（三）温和适度

非语言沟通要做到端正、高雅，符合生活美学的要求，符合大众的审美心理，就要掌握适度的要求，凡事"过犹不及"，优美的举止总是自然适度的。超过一定限度，就会发生质变，由美变丑。如手势动作不可过大或过小，过大显得"张牙舞爪"，过小又显得"缩手缩脚"；服饰、举止也应该适度，如果蓬头垢面，衣着随便，举止粗鲁，势必使人反感。而服装与身份背离，过分追求华丽也会引起非议。

（四）灵活应变

在人际沟通中，有时我们会碰到一些意想不到的事情，或是自己发言失态，或是对方反应不如预料的好，或是周围环境发生了始料不及的状况等。尴尬状况的出现，往往是刹那间的事情，如果缺乏镇静，就会更加手足无措，乱上添乱。这时我们可以运用非语言沟通来摆脱困境，做到在心理上保持平衡与稳定，表情上神色不改，镇定自若地面对出现的问题；不动声色，才有可能巧妙机智地化解尴尬。

 五 非语言沟通的禁忌

在人际交往中，尽管运用非语言沟通可以起到画龙点睛、锦上添花的作用，而运用不当则会适得其反，因此，在使用非语言沟通时注意以下禁忌就显得尤为重要。

（一）不适当的动作

身体姿态应端庄稳重。例如，以下不适当动作是应该尽量杜绝的，在大庭广众之下跷起二郎腿，并将跷起的脚尖冲着他人；当众打哈欠、伸懒腰、剪指甲、抠鼻孔等；在友好的气氛中，模仿他人的消极手势和姿态；总玩手机，不看对方；讲话时嘴里有食物；女性与人交谈时将双腿叉开等。这些不良动作行为，必然会对人际交往产生不利影响。

（二）过多的动作和语音

为了使我们的语言表达更加清晰明确，可辅之以重音、手势以及其他肢体语言来加以强化，但是，如果这些重音、手势以及其他身体动作过多，就会喧宾夺主，影响沟通的效果，不但没有起到作用，甚至会产生误会。因此，要把握适度原则，恰到好处。

（三）单调的声音、不适当的语速与口头禅

优雅的谈吐可以把一个人潜在的、不为人知的人格优点展现出来，可以使一个智力平常的男子变得异常出众，也能使一个长相一般的女性更具魅力。当然，不良的谈吐也可能使一个人美丽的容貌黯然失色。优质的声音是语音、语调、语速适中、有韵律。另外，有些人讲话时口头禅过多，话语里总是夹杂着"知道吧""是吧""对吧"；有的人开口"这个"闭口"那个"，听来让人厌烦；还有些单调的声音，没有任何实际意义，如"嗯""啊""哦""咳"等，这些都是影响人际交往的不良因素。因此，在人际沟通中，尽量避免使用单调的声音和令人厌烦的口头禅。

第二节　非语言沟通的形式

美国心理学家艾伯特曾经提出，在人类的相互交流与沟通中，55％的信息内容是由面部表情、姿势、手势、眼神等非语言传递的，7％的信息内容是由语言表达的，38％的信息内容是由语调表示的。由此可见，在人际沟通中互动双方所获得的信息有很大部分来自非语言沟通。非语言沟通的形式多种多样、丰富多彩。

非语言沟通的形式

 客体语言

客体语言是指与人体有关的相貌、服装、饰物、气味、仪容、仪表、仪态等。这些东西在人际交往中也有传递信息的功能。俗话说，貌如其人，见字如见君。从交际角度看，它们都可以传递非语言信息，都可以展示一个人的文化特征和个人特征，因此是非语言沟通的一种重要媒介。

（一）仪容

仪容是指容貌上的美化和修饰，通常是由发式、面容以及人体未被服饰遮掩的肌肤等部分所组成。注意仪容修饰既是自尊自爱的表现，也是尊重他人的表现。在人际交往中，每个人的仪容都会引起交往对象的关注，并将影响到他人对自己的整体评价。

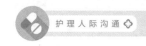

护士仪容要求：端庄、大方、简洁、整齐，体现护士的职业特点。

护士淡妆上岗是对患者尊重的表现，也符合现代护士职业的要求。淡妆可以帮助护士展示温文尔雅、美丽大方的形象，有利于护士增强自信心，也会使患者感到被尊重。

1. 发型

要考虑到工作特性与职业的需要，设计和修饰适合自己的发型。一般情况下，应该选择端庄、文雅、适宜工作环境的发型；不要选择过于前卫的发型，也不要把头发染成艳丽的流行色。此外，还应做好自身头发的日常护理，勤洗发，勤整理，保持干净整洁。

护士在工作中要求发型利落：女性短发长度以前不遮眉，后不搭肩，侧不掩耳为宜；发长过肩者，须用发卡或发网将头发固定于脑后，给人以稳重利落的感觉；切忌将头发染成怪异颜色或弄得蓬松杂乱；护士在工作时原则上不佩戴发饰，固定头发的发卡应与头发的颜色相似为宜。对于男性护士，不应该留长发，一般情况下，不要剃光头。

2.皮肤

健康的皮肤能够抵御细菌的侵蚀，防止感染，是仪容美的基础。护士在工作中应保持皮肤清洁，防止皮肤损伤，增强皮肤抵抗力，以适应护理工作的需要。

3.化妆

化妆要遵循美化、自然和协调的原则。

（1）美化：美化是指化妆后一定要比化妆前美丽漂亮。如果达不到这一要求，就失去了化妆的意义。

（2）自然：自然是指化妆要浓淡相宜，自然贴切，不要过分夸张和怪诞，做到"浓妆淡抹总相宜"。

（3）协调：协调是指除了面部的化妆外，还应注意服装、配饰等整体搭配，并与职业身份和出入场合协调。

护士应淡妆上岗，这样可以展现护士端庄、优雅、健康的精神风貌。化淡妆应以清新、自然为宜，切忌浓妆艳抹。口红的颜色以接近唇色为宜，眼影、腮红不宜过浓过艳，不可以留长指甲或者涂五颜六色的指甲油。

⚙ **拓展阅读**

周恩来总理的 40 字镜铭

敬爱的周恩来总理在天津南开中学上学时，学校的一面大镜子上悬挂着一幅格言，上面写着："面必净，发必理，衣必整，纽必扣。头容正、肩容平，胸容宽，背容直。气相：勿傲，勿暴，勿急。颜色：宜和，宜静，宜庄。"周恩来总理一生便是以此 40 字镜铭作为仪容仪表、言谈举止的准则。因此，在他光辉的一生中，永远保持着举世公认的良好气质和优雅的风度。

（二）仪表

仪表通常指人的外表，是人际交往中的一种无声语言，是一张无形的名片。人们可以通过仪表服饰表现自己和了解他人，护士可以通过护士的职业仪表，展示护理专业独特的艺术美。在护理工作中，护士得体的仪表服饰既能为患者带来视觉上的美感，也能为患者带来心理上的安全感、舒适感，是护士尊重患者的具体表现。

服饰包括一般的服装及饰品。服饰既可用来遮体御寒，也可以反映一个国家或民族的文化习俗、经济水平、物质与精神文明的发展程度。狭义的服饰仅仅体现为穿衣戴帽，广义的服饰却是对一种文化、一种文明的诠释，是展示美、表现美的重要方式。

1. 服饰的 TPO 原则

服饰穿着应该遵循 TPO 原则。

（1）T（time）：T 是指服饰的"时间"原则，即服饰穿着应基本顺应时代的发展，与时代保持同步，不要过于超前或滞后。此外，还应考虑季节的转换和时间的变化，应在不同季节、不同时间穿着不同的服饰。

（2）P（place）：P 是指服饰的"地点"原则，即服饰穿着应考虑地点和环境因素，在不同的地点和不同的环境穿不同的服饰。如护士在工作场所应穿护士服、戴护士帽，在家里就可以穿休闲装、睡衣或家居服。

（3）O（occasion）：O 是指服饰的"场合"原则，即服饰穿着应考虑场合因素，服饰所蕴含的信息内容必须与特定场合的气氛相吻合，否则就会引起他人的疑惑、猜忌、反感甚至厌恶，导致交往空间距离与心理距离的拉大和疏远。如穿红礼服去参加别人的葬礼，自然会引起别人的不适甚至反感。

2. 护士服饰的要求

在人际交往的初级阶段，仪表最能引人注意，它不仅给人视觉上的享受，也给予人格上的尊重，给对方形成良好的"第一印象"。护士的仪表应该和护士的专业角色相适应，护士高雅大方的仪表既能维护个人和医院的形象，也能给患者以庄重、亲切、可信的感觉。

（1）护士服：护士服象征着护士的尊严和责任，体现了护士严格的工作纪律和严谨的工作作风。护士服应与工作环境相协调，整洁大方、长短适体、松紧适度、方便工作。护士服的穿着要求清洁、平整、无皱褶、无污渍；衣扣要整齐，长短要适宜，以身长刚好过膝、袖长至腕部为宜；穿在护士服里面的衣服的衣领、袖口和裙边不宜外露。

（2）护士帽：护士帽是护士职业的象征，是护士责任的标志。护士帽有两种：燕帽和圆帽。戴燕帽时短发前不遮眉，后不及领，侧不掩耳，长发时应梳理整齐盘于脑后并用网罩罩住，发饰素雅、庄重，要戴正戴稳，高低适中，用白色发卡固定于帽后。戴圆帽时，要求头发全部遮在帽子里面，不露发际，缝封要放在后面，边缘要平整。护士帽应与护士的整体装束和谐统一，体现出护士高雅的气质。

（3）护士鞋袜：护士鞋袜应与护士服相协调。袜子以白色或肉色为宜，袜口不宜露在裙摆或裤脚的外边，着裙装时最好穿长筒袜或连裤袜，配以软底、坡跟或平跟、防滑的白鞋，以减轻护士长期站立和行走导致的疲劳。

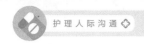

（三）仪态

仪态是面部表情一词的简称。表情是指表现在人们面部的感情，是人类情绪、情感的生理性表露，能够最自然、最真实地反映人的思想、情感，更容易被人所观察和理解。心理学家发现：人与人的沟通效果＝词语（7%）+声音（38%）+表情（55%），可见，表情也是人的无声语言。它属于人际沟通中的非语言信息传播系统，是一个人优雅气质的显示器，因此，护士在与患者交往中要善于运用和控制自己的表情，以取得良好的沟通效果。构成表情的主要因素是目光和微笑。

1.目光

目光是人际沟通中的一个重要载体，就像一面聚焦镜，凝聚着一个人的神韵和气质，人的一切情绪和态度变化都能从眼睛里表现出来。众所周知，目光接触是非语言交往中的主要信息通道，它可以传递情感，展现个性。人们可以有意控制自己的语言，但很难控制自己的目光，因此，目光常作为非语言沟通的一种特殊形式用来表达沟通者微妙而复杂的思想情感。在人与人的沟通中，目光是最清楚、最准确的信号。护士应善于通过患者的目光来判断患者的心理状态。

（1）目光的作用。

表达情感：目光可以准确、真实地表达人们内心极其微妙和细致的情感。如男女之间久久凝视的目光表示双方的爱恋之情；沟通双方深切注视的目光表示崇敬之意；怒目圆睁的目光表示仇恨之切；回避闪烁的目光表示惧怕之心等。目光在表达一个人的爱憎情感的过程中，具有不可替代的作用。

调控互动：交谈双方通过对方的目光可了解其对谈话是否有兴趣，是否赞成自己的观点，是否对谈话的内容感兴趣等。如果对方一直在聚精会神地倾听，说明他对谈话内容感兴趣；如果对方不断地左顾右盼、东张西望，目光游移不定，说明他对谈话内容没有兴趣，甚至厌烦。所以医护人员在与患者交谈时，应注意观察对方的目光，并以此来调整谈话内容和方式。

显示关系：目光不仅能表达人际关系的亲疏程度，也能表达人际支配与被支配的地位关系。如地位高的人与地位低的人进行交谈时，地位高的人用目光注视地位低的人的时间就长于地位低的人的注视时间；此外，恋人之间可以保持较长时间的目光接触，而陌生人之间目光接触则不宜过长，否则就容易让对方误认为是对她（他）的冒犯。

（2）目光凝视区域（表4-1）。

表4-1　目光凝视区域

类别	注视部位	应用及注意事项
公务凝视	注视对方额头	常用于极为正式的公务活动，如公司签约仪式，手术前与患者谈话等
社交凝视	注视对方双眼至嘴唇之间	多用于社交场合
关注凝视	注视对方双眼	多用于劝导、劝慰对方，如教师教育学生，护士对患者进行健康教育；时间不可过长，一般不超过 10 s

类别	注视部位	应用及注意事项
亲密凝视	注视对方双眼至胸部之间	适用于亲人、恋人、家庭成员之间,非亲密关系的人不宜使用
随意凝视	注视对方身体任意部位	多用于公共场合陌生人之间

公务凝视区域:公务凝视区域是指在洽谈业务、磋商问题和贸易谈判时所使用的一种凝视。凝视区域以两眼为底线,额中为顶角形成的正三角区域,这是商务人员和外交人员经常使用的一种凝视部位。洽谈业务时注视这个区域,会使洽谈显得严肃认真,公事公办,并让对方觉得你很有诚意。

社交凝视区域:社交凝视区域是指人们在社交场合目光凝视的区域。凝视区域以两眼为上线、唇心为下顶角形成的倒三角区域,是各种类型的社交场合或朋友聚会时经常使用的凝视部位。与他人交谈时注视这个区域,能让对方感觉亲切、温和,产生一种平等、轻松的感觉,从而营造一种融洽、和谐、愉快的氛围。

关注凝视区域:关注凝视区域是指在劝导、劝慰对方时所采用的凝视区域。凝视区域为对方的双眼。与他人交谈时注视这个区域,表示专心致志,聚精会神、关心重视对方。

亲密凝视区域:亲密凝视区域是指亲人、恋人、家庭成员之间的凝视区域。凝视区域从双眼到胸部之间,表达炽烈的情感,多带有亲昵、爱恋的感情色彩。

随意凝视区域:随意凝视区域是指公共场合陌生人之间的凝视区域。凝视区域是对方身体的任何部位。

（3）医护人员目光交流技巧。

注视角度:医护人员注视患者的理想投射角度是平视,平视能体现医护人员对患者的尊重和护患之间的平等关系。护患沟通时可根据患者所处的位置和高度,灵活地调整自己与患者的目光,尽可能与患者保持目光平行。如与患儿交谈时可采取蹲式、半蹲式或坐位,与卧床患者交谈时可采取坐位或身体前倾,以降低身高等(表4-2)。

表4-2 目光注视角度

类别	应用及注意事项
直视	直接注视交往对象;表示尊重对方,对对方非常重视或者在谈论严肃话题;适用于各种情况
凝视	全神贯注地注视,表示专注、恭敬
环视	有节奏地注视不同的人或物,表示认真、重视、礼貌、一视同仁;适用于同时与多人打交道
扫视	目光移来移去,上下左右反复打量,表示好奇、吃惊;对异性应慎用
虚视	特点是目光不聚焦于某处,眼神不集中,表示失意、胆怯、疑虑等,护理人员用这种眼神,患者就会认为护士无能,产生不安全感
仰视	需抬头、抬颌或仰脸,表示崇敬、期待;适用于与尊者、年长者沟通

续表

类别	应用及注意事项
俯视	一般有两种含义，一种是抬颌下视，表示自傲；另一种低头下视，表示自卑、缺乏自信、地位低下
斜视	双眼活动偏向一侧，是一种失礼的表现，护士应避免使用
睬视	睬着眼睛注视，是最意味深长的眼神，既可表示鄙视、轻蔑、愤怒，也可表示轻佻、勾引；护理人员最好不用

注视时间：护患沟通时与患者目光接触的时间不能少于全部谈话时间的 1/3，也不要超过全部谈话时间的 2/3，如果是异性患者，每次目光对视的时间不要超过 10 s，长时间目不转睛地注视对方是一种失礼的表现。

注视部位：医护人员与患者交流时宜采用社交凝视区域，使患者产生一种恰当、有礼貌的感觉。如果注视范围过小或死死地盯住患者的眼睛，会使患者产生透不过气的感觉，目光范围过大或不正眼与患者对视，会使患者产生不被尊重的错觉。

医护人员应在工作中学会运用目光表达不同的情感。如表达安慰的目光——目光中充满着关爱；给予支持的目光——目光中包含着力量；提供帮助的目光——目光中蕴含着真诚等。

2.微笑

微笑是一种最常用、最自然、最容易为对方接受的面部表情，是内心世界的反映，是礼貌的象征。微笑可以展示出温馨亲切的表情，可以有效缩短人与人之间的心理距离，可以给对方留下美好的第一印象，是人际交往中的润滑剂，是广交朋友、化解矛盾的有效方式。

（1）微笑的功能。

传情达意：如微笑着接受批评，表示你承认错误但又不诚惶诚恐；微笑着接受荣誉，显示你充满喜悦但又不得意忘形。微笑能让人感觉心情舒畅。医疗护理工作中的微笑，能帮助患者重新树立战胜疾病的信心，能够让患者感觉到来自医护人员的关心和尊重。

改善关系：微笑有一种魅力，它可以使强硬变得温柔，使困难变得容易。如人们在交往中因某一原因导致关系紧张时，发自内心的微笑可以化解矛盾、改善关系。微笑是世界上最祥和、最美丽的语言，一个永远面带微笑的人，一定能与他人保持良好的人际关系。

优化形象：微笑是心理健康、精神愉快的标志。微笑可以美化人的外在形象、陶冶人的内心世界，发自内心的微笑是美好心灵的外在表现。如康纳·希尔顿在初入商海时，他的母亲对他说："希望你找到一个简单、易行、不花本钱却又行之长久的经营秘诀。"希尔顿苦思冥想，终于他笑了，大声说道："微笑。"只有微笑能够同时符合这四个标准。从此他常问他的下属："今天你微笑了没有？"在他"微笑公关"策略的影响下，希尔顿饭店终于度过了经济萧条时期，发展成闻名全球的餐饮业集团。

促进沟通：医护人员的微笑可以缩短与患者之间的心理距离，缓解患者紧张、疑虑和不安的情绪，使患者感到被尊重和理解。医护人员的微笑可以为每名患者送去温馨、友爱的美好情感，同时也能赢得患者的信任和支持。

（2）微笑的艺术：微笑是社交场合中最有吸引力、最有价值的面部表情。发自内心的微笑是真诚、自然、适度、适宜的。

真诚：一个友好、真诚的微笑能够为他人传递许多信息，能够使沟通在一个轻松的氛围中展开。真诚的微笑可以反映一个人良好的修养和待人的至诚。只有发自内心的、真诚的微笑才能真正打动他人的心。

自然：发自内心的微笑应该是心情、语言、神情与笑容的和谐统一。当你与他人见面时面带微笑，表示你愿意与人交往；当你赞扬他人或受到他人赞扬时面带微笑，表示你真心欣赏他人或对他人的赞赏感到喜悦；护士自然的微笑能够为患者送去生的希望，增强与疾病斗争的勇气和信心。

适度：微笑要适度。笑得过分，有讥笑之嫌；笑得过久，有小瞧他人或不以为然之味；笑得过短，给人以皮笑肉不笑的虚伪感。微笑的含义也要因对象不同而有所变化，对长者的微笑应包含尊敬和爱戴；对孩子的微笑应包含慈爱和关怀；对朋友的微笑应包含平等与友好；对患者的微笑应包含关爱与尊重。医护人员应学会用真诚的微笑回答患者提出的各种问题。

适宜：生活中的微笑应该是得体、适宜的，不是在所有场合都要微笑。如某医院一位护士为一位患者做肌内注射时，由于药液的原因，患者感觉很疼，当他扭头想看看注射器里还有多少药液时，突然看见护士正在对他笑，患者顿时觉得心里不舒服，非常不高兴地说："我都疼成这样了，你还有心思笑？"从这个例子中可以看到，护士的微笑应与患者的心情及工作场合相适宜。

微笑是一种情绪语言的传递。只有热情主动、善解人意和富有同情心的人，才会从内心发出真诚的微笑；也只有坚持这种微笑的人，才能与人友好，受人尊重。

✿ 拓展阅读

诸葛亮善用鹅毛扇

传说《三国演义》里诸葛亮的妻子阿丑相貌奇丑，但却是远近闻名的才女，两人一见如故。两人离别时阿丑送诸葛亮一把鹅毛扇。阿丑道："君即将出山，肩负重任，千头万绪，全系一身，遇事必须从容、冷静。古人云：'喜不大笑，怒不暴跳，乐不轻佻。'我见君高兴面则喜，畏难面则愁，今赠毛扇，可作遮面之用。"诸葛亮听后点头称是，并把鹅毛扇时刻带在身边，不管春夏秋冬，总是扇不离手。如遇喜、怒、哀、乐之事，一看鹅毛扇便尽力克制、不露形色。一时控制不住，当即以扇遮面，以免旁人看出。日子一久他修养成性，遇事总是镇静自若、指挥从容。

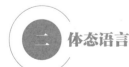三 **体态语言**

体态是指人的身体动作和姿态，包括站姿、坐姿、行姿、蹲姿等。它体现在一个人举手投足中，具有表露、替代、辅助语言功能的作用，在一定程度上透露一个人的内心活动、情绪状态、健康状况、自我概念。优雅的体态是一个人健康、有教养和充满自信的完美表达。

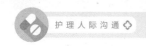

护士的体态应符合护士职业的特殊要求。在护理工作中，护士应保持规范优雅的体态，如与患者交流的手势，与患者见面时的相互致意，接听电话、接待住院患者的基本素质与礼仪修养等，做到站立有相、落座有姿、行走有态、蹲姿优雅、举手有礼，从而体现对工作认真负责的态度和爱岗敬业的精神。

（一）身体姿势

优雅的身体姿势是有教养、充满自信的体现。良好的身体姿势可以让人看起来更年轻，更有朝气，既可以反映自己的状态，也可以影响他人对自己的感觉和印象。

1. 站立有相

站姿是所有体态的基础，是保持优雅风度的关键。

（1）女性站姿：头正颈直、挺胸收腹、立腰提臀、双肩外展；双手自然下垂在身体两侧或交叉于小腹处；两腿直立，双膝及双足跟并拢，足尖分开45°~60°，呈"V"形，给人以优雅、大方的感觉。

（2）男性站姿：抬头，挺胸收腹，两腿稍许分开，给人以挺拔、自信的感觉。

（3）不良的站姿：耸肩驼背，倚墙靠壁；重心不稳，无精打采；双手环抱于胸前或叉在腰旁。

2. 落座有姿

坐姿可以展示一个人的个性，也可以体现一个人的礼仪素养。

（1）女性坐姿：坐下时应先整理衣襟，然后双手抚平裙幅，轻坐于椅上，臀部坐于椅子前2/3处，上身自然挺直，双手相握放于腿上，双膝轻轻靠拢，两脚自然踏平或侧放，也可双足后收，给人以端庄、大方、自然、舒适的感觉。

（2）男性坐姿：上身保持端正挺直，双膝可以分开，但不要超过肩宽，也不要两脚叉开或半躺在椅子上。

（3）不雅的坐姿：猛然坐下时发出巨大的声响，半躺半坐，四仰八叉，双手交叉枕于脑后，高跷二郎腿等。

3. 行走有态

行姿属动态美的范畴。人的行姿是从小到大逐渐养成的，即人们可以从一个人的步态了解他的性格和修养。

（1）女性行姿：抬头挺胸，收紧腹部，目光平视前方，双肩稍微后展，两臂自然摆动，摆幅一般不超过30°；步履轻盈自然，不要拖泥带水。

（2）男性行姿：抬头挺胸，步伐不要太轻、太小。

（3）不雅的行姿：弯腰驼背，左右摇晃，步履拖沓，忽快忽慢，方向不定，多人在走廊等较窄的地方并排行走，嬉戏打闹。

护士的行走姿态应给人一种从容不迫的动态美感。在引导患者进入病区时，可以采用上身稍转向患者的侧身前行姿势，边走边向患者介绍情况，以示诚恳、热情接待之意。这种行姿不仅符合礼仪要求，还能随时观察患者的病情和了解患者的需要。

4. 蹲姿典雅

蹲姿对男性没有严格要求，而对女性蹲姿则有较多规范要求。

（1）女性蹲姿：下蹲拾物时，应站在需要拾物的一侧，上身保持正直，两脚前后自然分开约半步，并住膝盖，两腿靠紧，双手抚平裙幅，屈膝下蹲，右手拾物，保持节力美观，不污染工作服。

（2）不雅的蹲姿：两脚平行分开蹲在地上，弯腰翘臀。

（二）手势

手势是通过手的动作、姿势表达信息、传递感情的非语言符号。手势是会说话的工具，是体态语言的主要形式。非语言沟通中手势使用频率最高，形式变化最多，因而表现力、吸引力和感染力也最强，最能表达人们丰富多彩的思想感情。护士应学会运用和理解不同手势的作用，以促进护理工作中的人际沟通。

1. 手势的分类

手势有多种复杂的含义，常见的可分为以下四种类型。

（1）情意手势：用于表达沟通者的情感，可增强语言的感染力。如频频挥拳表示"义愤"；拍拍额头表示"悔恨"；踩脚捶胸表示"悲痛"；不停搓手表示"为难""紧张"；等等。

（2）指示手势：用于引导来宾、指示方向或物品位置时的手势。常用的有以下几种。

引导手势：引导客人时，应以右手臂从体侧或前方抬起，五指自然并拢，掌心向上。首先指向客人身体中端，再平行划向所指方向，待客人离去后再将手臂收回。

方位手势：指明方位时，应五指并拢，手心微斜，用手掌的全部来指示。掌心向上，小臂带动大臂，根据指示距离的远近调整手臂的高度，指示较近座位时，大臂和小臂成90°~120°夹角；指示较远座位时，手臂伸直。在指示方位时，要配合眼神、表情和其他姿态，才能显得大方。收回时手臂应略呈弧线，缓慢收回。

位置手势：为对方指明物品位置时要面带微笑，视线顺序依次是对方的眼睛、指示物或方向，然后回到对方的眼睛，同时配合语言进行沟通，确定对方是否理解。

致意手势：也叫挥手致意，用来向他人表示问候、致敬、感谢。当看见熟悉的人，距离较远且无暇分身时，就举手致意，可以消除对方的被冷落感。举手致意时要掌心向外，面对对方，指尖朝向上方，同时挥动手臂，动作幅度可以略微夸张些，以引起对方注意。

介绍手势：为客人做介绍时，应掌心向上，手指自然并拢，以肘关节为轴将手指向被介绍人，同时上身稍向前倾，以示敬重，切忌伸出示指来指点。

（3）象形手势：用于模拟人或物体的外部形状、大小、高度等，常略带夸张。通过比画事物的形状特点，引起听众注意，使其有一个具体而明确的印象。如用手比画物品的大小，手臂伸展比画长短、高低等。

（4）象征手势：用于表现某些抽象概念，常常与语言沟通共同使用，达到形成易于理解的一种意境。

2. 手势的要求

手势不是通过闭门造车去"设计"的，而是通过情感作用，随着特定的情境、对象和氛围

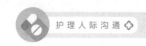

自然而然形成的。手势使用中既没有固定模式，也没有规定方式，是一种无须导演即可"引发"的自然过程。因此，使用手势时应注意以下三个方面。

（1）明确精练，烘托补充：手势应与沟通内容有机结合，做到有的放矢。在语言沟通中使用手势，不仅可以有效辅助并强化语言的表达，还能突出重点，起到衬托主题和增强语言沟通准确度的作用。

（2）和谐自如，内外呼应：手势应与沟通情境紧密联系，和谐匹配，由情而动，随感而发，切忌主观臆造，脱离主题的手势。

（3）突出特色，体现个性：手势不是简单的重复过程，而应富于变化并符合个人的气质和风格，能够表达与沟通内容密切联系的含义，能够展现个人特征和性格，具有明显的个人特色。

3. 禁忌手势

在沟通中采用各种各样的手势是非常必要的，适当的手势会为思想的表达起到画龙点睛的作用，然而，若使用不当，则会造成不少的困扰。

（1）易于误解的手势：易被他人误解的手势有两种：一种是个人习惯，但不通用，不为他人理解；另一种是因为文化背景不同，被赋予了不同的含义。

（2）不卫生的手势：在他人面前搔头皮、掏耳朵、挖眼屎、抠鼻孔、剔牙齿、抓痒、摸脚等，都是极不卫生、令人反感的手势。

（3）不稳重的手势：在大庭广众之前，双手乱动、乱摸、乱举、乱扶、乱放，或是咬指尖、折衣角等，也是应禁止的手势。

（4）失敬于人的手势：勾动食指或拇指外的其他四指招呼别人，用手指指点他人，都是失敬于人的手势。

（三）护理工作中的常见姿势

1. 持病历夹

行走时持病历夹。左手放于病历夹外侧中间的部位，病历夹的内侧置于左前臂，病历夹下端紧贴于前腰部，和腰部成锐角；站着书写病历时，左手放于病历夹上端中间部位，病历夹下端放于前腰部，和腰部成直角或锐角。

2. 推治疗车

推治疗车是护理工作中使用最多的行走姿势。推车行进时，护士应位于推车后部，双手扶住车把，重心放于前臂，抬头挺胸，目视前方，注意速度，保持轻、稳，防止用力不均造成车行不稳，左右摇摆，同时应注意观察车上放置的物品。

3. 端治疗盘

端治疗盘是护理工作中使用最多的持物姿势。端治疗盘的正确姿势是拇指贴在治疗盘的两侧，掌指托盘，将治疗盘放在平腰的位置，双肘靠近腰部。治疗盘的高度要适宜，不要过高或过低，不要触及自己的工作服，一般以前臂与上臂成 90° 的高度为宜。端治疗盘进出房门时应用肘部将门轻轻推开，切忌用脚踢门。

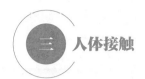

三 人体接触

人体接触是人体各部位之间或人与人之间通过接触抚摸的动作，来传达情感和传递语言信息的一种行为语言，包括抚摸、握手、依偎、搀扶、拥抱等。人体接触是人们通过身体接触来感知世界的沟通方式，也是一种最有力和最亲密的沟通方式。

（一）人体接触的种类

1.职业性人体接触

职业性人体接触是来源于工作的需要，如护士对某些患者采用的体触方式。例如，对新入院患者，护士可站在患者一旁，握住患者的手，摸摸脉搏，掖掖被子，使患者感到护士对他的重视、关心和体贴，消除顾虑和不安，增强治疗的信心和勇气；对神志不清的老年患者，体触能使他们对外界的刺激变得灵敏，使失灵的感觉器官得到补偿，长期坚持体触，患者的反应灵敏度会大大提高；对患脑功能疾病而不能正常使用语言的患者，护理人员采用握手、拍肩、抚额等方式，可将患者引导到能够正常使用语言交流的程度。

2.礼貌性人体接触

礼貌性人体接触主要是出于礼貌而进行的接触。如第一次见面的握手，就是礼貌性的人体接触。一般说来，礼貌性的人体触往往表示友好，是一种交流，可以沟通原本隔膜的情感，可以加深双方的理解、信任，可以表示一方的尊敬、敬仰、祝贺、鼓励，如运用不当，也能传达出一些人的淡漠、敷衍、逢迎、虚假、傲慢。

3.友爱性人体接触

友爱性人体接触往往是用在同事、朋友、伙伴之间。友爱性人体接触没有国度、民族、性别和年龄等差异的限制，相互理解信任，相互支持、帮助，在相互体触过程中均可自然流露出亲切、真实的情感。如重逢的友人紧紧地拥抱，或对行动不便的人的搀扶。

4.情爱性人体接触

情爱性人体接触往往用于亲人之间、情人之间。情爱性人体接触是包含尊敬、友谊、同情、喜悦、恭敬、依恋、体贴等多种高级情感的体验，如孩子喜欢依偎着父母。

（二）人体接触的作用

1.有利于儿童生长发育

根据临床观察，人体接触对儿童的生长发育、智力发育及良好性格的形成具有明显的刺激作用。

2.有利于改善人际关系

在人际沟通过程中，沟通双方的人体接触程度可以反映双方在情感上相互接纳的程度。

3.有利于传递各种信息

人体接触传递的信息有时是其他沟通形式所不能替代的。例如，医护人员触摸高热患者的

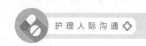

额头，传递出医护人员对患者的关心和对工作的负责等信息。

（三）人体接触在医护工作中的应用

1.健康评估

在护理工作中，人体接触的健康评估作用渗透在方方面面，例如，护士对新入院的患者进行生命体征测量、皮肤检查、淋巴结检查、胸腹部听诊、触诊、叩诊等职业性体触，获得第一手健康资料，为护理诊断提供依据。

2.心理支持

人体接触往往还能够起到心理支持的作用，可以传递支持、关心、理解、体贴、安慰等。例如，患者焦虑、恐惧时，护士轻轻触摸其肩部，表示对患者的心理支持；患者在做手术时，护士轻轻抚摸其上肢，可以分散患者注意力，减轻患者的痛苦；当患者疼痛时，护士紧握其手，并不时为其擦汗，抚摸其头发，使患者感受到安慰，以减轻疼痛。

3.辅助治疗

人体接触在护理工作中的辅助治疗作用主要包括为患者翻身、擦身、康复按摩、口腔护理、肌内注射、静脉输液等。当护士为瘫痪的患者擦洗身体，按摩瘫痪部位，所用到的人体接触作用就是辅助治疗。研究发现，人体接触可以激发人体的免疫系统，使人精神愉悦，减轻焦虑、紧张引起的疼痛，有时还能缓解心动过速和心律不齐等症状，有一定的辅助治疗作用。

（四）人体接触的注意事项

虽然人体接触这种非语言沟通形式能够很好地帮助医护人员与患者进行沟通，但是使用时一定要恰如其分，不可滥用，否则会引起麻烦。医护人员在运用时，一定要慎重和严谨，特别要注意以下几点。

1.注意情境、场合

人体接触一定要根据情境和场合进行，在任何时候、任何场合医护人员使用体触进行非语言沟通时都要"端诚以处之"。例如，一位母亲坐在手术室外，因担忧遭遇车祸的儿子的生命而哭泣时，护士紧握着这位母亲的手，可以起到此时无声胜有声的作用。

2.注意性别、年龄、病情

从中国传统的习惯来看，同性之间人体接触，彼此容易取得好感，但对于异性之间的人体接触必须谨慎。医护人员在使用体触时，要根据患者性别、年龄以及病情而定，如患者是位年轻异性，入住烧伤外科，此时护士使用人体接触就不太合适。对方为年轻异性，使用人体接触往往容易引起误会。抚摸小儿患者的头面部，可以起到消除患者紧张的作用，但是，如果抚摸年龄较大的男孩的头面部，便会引起他的反感。

3.注意双方关系的程度

人体接触还必须根据双方的关系程度，选择适当的方式。例如，礼节性的握手，适合社交场合关系很浅的初次见面；握手时轻拍一下对方的手背或肩部，表明双方关系较为亲密；双手紧握，甚至拥抱，说明双方关系特别亲密。总之，人体接触时一定要选择适当的方式。

四 界域语言

界域观念是人类潜在的一种欲望，是人类出于"防卫"的潜在需要而产生的以自己的身体支配周围空间的潜在欲望。有关空间和区域距离的研究，称为"空间关系学"，涉及使用周围空间的方式，以及坐或站时与他人保持的距离等。

界域语言是交际者之间以空间距离所传递的信息，是指在人际交往中通过一种看不见，但实际存在的界域来表现双方关系的无声语言。研究表明，人体周围都有一个是属于自己的个人空间，犹如其身体的延伸，人际交往只有在这个空间允许的限度内才会显得自然；否则，一旦冲破这个限度，就会使交往双方或某一方感到不自在或不安全，而做出本能的反应。在人际交往中，每个社会人都有一种人际空间需求，并表现为空间距离和个人隐私两个方面。任何一个人，都需要在自身周围有一个自己能把控的自我空间，但每个人需要多大空间距离的情况是千差万别的，不能一概而论。每个人在自己心理上限定的空间感觉，必然成为自己与他人之间的一种空间距离。因此，尊重人们这种对物理隐私（距离）的需求，有利于缓解心理压力、提高生活质量，对来医院就诊的患者更为重要。

人与人之间有看不见的界限，每个人都有属于自己的空间，于是就形成了人与人之间的空间距离。在不同的场合、面对不同的人，有不同的空间距离。每个人都应把握空间距离的尺度，以免使他人不适、自己不安。

（一）分类

美国心理学家爱德华·霍尔曾说过："空间也会说话。"他通过研究动物与人的生活领域，发现每个人都有自己独有的空间需求。人们在与他人交往过程中，无意中就形成了一定的距离。在物理上讲，人与人之间存在着空间距离；在心理上讲，人们也存在着心理距离。霍尔将人际距离分为四个层次，即亲密距离、个人距离、社会距离和公共距离（表4-3）。

表4-3 人际距离的分类

名称	物理距离	适用范围	注意事项
亲密距离	0～0.5m	适用于关系密切的人之间，护士测量体温、脉搏、呼吸、血压，进行皮肤护理、临终护理、观察病情等	非亲密关系的人无故闯入这种距离，会视为个人空间被侵犯
个人距离	0.5～1.2m	适用于亲朋好友之间、医护之间、护患之间	谈话声音不宜过高，宜柔和亲切
社会距离	1.2～3.5m	适用于社交、公务联系，小型会议、交接班、会诊等	谈话音量适中，对无关者也不保密
公共距离	3.5m以上	适用于公共场所陌生人之间，健康教育、演讲、授课、演戏等	谈话内容不涉及个人私事，声音较高

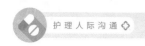

必不可少的距离

人类的正常生活不仅需要空气、水、食物，也需要足够的个人空间。过于拥挤的空间会导致人的精神失常，行为紊乱。一些学者以纽约的曼哈顿、巴黎内城等人口稠密的场所为研究对象，发现生理、心理问题跟人口密度过大有关，这些地方往往容易发生高犯罪率、呼吸道疾病、少年犯罪、自杀、婴儿的高死亡率等状况。

1.亲密距离

一般为0~0.5 m，是一种允许存在身体接触的距离，处于此距离的人们能感到对方的气味、呼吸，甚至体温，只有在夫妻、情侣以及极为亲密的朋友或孩子依恋父母时才会产生，是爱抚、安慰、保护、关爱等动作所需要的距离。医护人员如果因为工作需要进入这个区域时，则应先向患者说明原因，做出解释后才能进入。

2.个人距离

一般为0.5~1.2 m，伸手可以触到对方的手，但不容易接触到对方的身体，是一般交往时保持的距离。通常熟人、朋友、同事之间的交谈多采用这种距离。护士常在这种距离范围内对患者进行健康教育、心理咨询等，是护士与患者之间较为理想的人际距离。

3.社会距离

一般为1.2~3.5 m，常为人际关系不密切时的交往距离，主要用于个人社会交谈或商贸谈判，如小型会议室、商业洽谈或宴会等。在医疗护理工作中，对敏感患者或异性患者可以采用这种距离，以减轻对方的紧张情绪。

4.公共距离

一般为3.5 m以上，主要适合于群体交往、公共演讲等。在距离较远的情况下，可以通过提高说话声音，适当增加姿势、手势等方式来调整心理感受和拉近心理距离。一般情况下，公共距离不适合个人交谈。

（二）作用

1. 空间距离能满足个人心理需要

在社会生活中，尤其是在人际交往中，每个人都有一个属于自己的个人空间，这种个人空间既无法用肉眼去丈量，也没有明显的标志去区分，是一种需要用心才能体会的心理领域，是一种深深印在人们的意识中、根深蒂固并难以改变的自我势力范围。一旦这个领域受到侵犯，人们就会感受到威胁，就会产生焦虑和失控感。由于工作需要，医护人员常常进入患者的这个空间，如体检、手术、换药、导尿、灌肠等，所以操作前医护人员应给予必要的解释和说明，并注意遮挡患者，使患者的个人领域受到保护，将患者的隐私暴露程度降到最低限度。

2. 空间距离体现双方关系

空间距离或人际距离是指社交场合人与人身体之间保持的心理距离。"距离"这个词有两个含义：一是指人与人之间保持的心理距离；二是指交往过程中人与人之间保持的身体距离。由于人与人之间的空间距离受情感因素影响，当心理距离越近时，空间距离也会越近。如参加各种会议、联谊会、宴会时，熟识的人或关系亲密的人愿意坐在一起，而不熟悉的人或关系一般的人就会选择相距较远的位置坐下。

3. 适宜距离有利于医患、护患沟通

医护人员在与患者的接触中，如何建立适宜的空间距离是医护人员与患者之间真诚沟通的重要手段。医护人员都熟悉这样的情景：患者来就诊时，都有把座椅前挪并将身体向医生靠拢的动作。向医生靠近是患者对医生的信任，也是通过缩小空间距离达到缩短心理距离的习惯动作。同样，在抗击非典的过程中，媒体用"与患者零距离接触"的报道来赞誉医护人员的无私奉献，"零距离"成为医护人员获得"最可爱的人"赞誉的一个重要因素，"零距离"接触可以稳定患者的焦虑、恐惧心理，可以发现患者病情变化中的阳性症状与体征，可以增进医患、护患间的情感沟通。

五 辅助语言

辅助语言是指伴随话语而出现的音调高低、声量大小、节奏快慢、抑扬顿挫，甚至停顿、犹豫等非语言信息，对语言具有一定影响力，可展示个性与情感，突出重点，渲染气氛。

（一）语速

语速指说话的速度。语速快慢给人的印象完全不同。语速较快给人以充满活力和热忱的印象，并且能够吸引听众的注意力；语速较慢可以给人认真、权威和思虑周密的良好印象。

（二）声调

声调指的是一组词的升降调，表示该句子是问句还是陈述句，表明讲话者是想传达信息还是想获得信息。一般情况下，柔和的声调表示坦率和友善，在激动时自然会有颤抖，表示同情时略为低沉。不管说什么话，阴阳怪气就显得冷嘲热讽；用鼻音哼声往往表现傲慢、冷漠、恼怒和鄙视，是缺乏诚意的，会引起人的不快；嗲声嗲气则让人往声色方面联想。恰当自然地运用声调，是顺利交往和沟通成功的条件。

（三）音高

音高是指说话声音的高低程度，高音更具权威、自信、淡定，但也有恐惧、惊奇或气愤；低音则显得不够自信，与失落、烦恼、悲伤的情绪相联系。比如，一句简单的口头语"真棒"，当音调较高、语气肯定时，"真棒"表示由衷的赞赏；而当音调升高、语气抑扬，则完全变成了刻薄的讥讽和幸灾乐祸。

（四）重音

说话时，常常加重一句话中的几个字的音量，以达到提醒对方或特别强调的目的。如老师

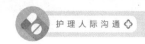

在讲课过程中，发现学生没有认真听讲，要提醒他，但又不能影响其他同学，往往会用眼神示意该同学，同时提高音量，加重语气。在为患者做健康指导时，也可根据患者的理解接受能力，加重某些关键性词语，起到提示对方的作用。

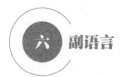

六 副语言

副语言也称"类语言"，是一种有声音但没有固定意义的语言，它包含他人能够听到的言语自身的声音所产生的全部刺激因素，这种语言也经常被称为"腔调"或者"句调"。其作用是伴随有声语言表达一定的意义，是言语交际中伴随有声语言产生的一种必不可少的表情达意的重要手段，起着极其重要的作用。

副语言是指人体发声器官发出的类似语言的非语言信号，即在理解信息时声音所起的作用，也作为非语言沟通的一种形式。副语言是通过口语的声音特征来表达的，如笑声、哭声、泣声、呻吟声、叫声、咳声、喘声、叹气声等，还包括说话时的音质、音量、语调、语气、语速、停顿等。副语言可以表达很多情感，例如，人在焦虑激动时说话总是较快而伴有形体动作；人在抑郁时，说话则较慢，声调低沉而单调；窃窃私语表示亲切；又说又笑表示兴奋。有时同样的词语，由于副语言的表达方式不同，可产生不同的效果。如说"我真没想到"这句话，通过其声调、速度、抑扬顿挫，则可表达不同的情感，包括憎恨、绝望、惊讶、欢乐、赞美、爱意等。所以，在沟通时人们不能忽视副语言。然而，通过声音准确地判断一个人的情绪是一个复杂的过程，副语言并不总能被听者准确理解，因为它受许多因素的影响，发送者、接收者、情绪表达和环境都会影响评估。

第三节 医护工作中的非语言沟通

一 非语言沟通对护理工作的意义

在护理工作中，非语言沟通在不同的治疗场景中，对辅助治疗具有重要的意义。如能针对不同的患者和情况，识别和理解对方的非语言行为，患者能够获得更准确的信息，得到更好的理解和帮助；护士则能够更准确地了解患者的病情和心理状态，提供恰当、优质的护理，从而建立良好的护患关系，为医护合作奠定良好的基础。

1. 有利于构建和谐的护患关系

非语言沟通对建立良好的护患关系有着非常重要的作用。由于医院陌生的环境和特殊的卫生设施，患者常常会非常关注护士的非语言行为，并通过护士的非语言行为来推测检查治疗的结果。如焦急等待肿瘤病理报告的患者，可通过观察医护人员进入房间时的面部表情来推测即将得到的消息的好坏。

在护理实践中，护士也可以通过观察患者的非语言行为来了解患者的病情和心理状态，增进与患者的交流和沟通。如有经验的护士常常可以通过婴儿的表情、动作，尤其是哭声来判断婴儿的生理需要或是否出现某些病情变化。

2. 有利于构建顺畅的医护关系

在医护人员的相互交流中，非语言沟通也起着非常重要的作用。一是由于工作繁忙医护人员往往没有过多时间与患者及家属进行交谈，他们之间的语言沟通常受到限制和影响。在这种情况下，非语言沟通就可以起到弥补语言沟通不足的作用，增进医护间的相互理解。二是在一些紧急情况下，非语言沟通可以发挥辅助作用。医护人员的一个眼神、一个动作都可以达到传递信息的目的，如抢救危重患者时，医护人员之间常通过快速交换目光或点头示意等表情动作进行沟通，以使抢救工作配合默契。因此，非语言沟通也是建立良好医护关系的重要途径。

非语言沟通在护理工作中的应用

非语言沟通在护理工作中应用广泛，护理人员应遵循一定的原则，评估周围环境，调整沟通距离，把握对方情绪，适时使用非语言沟通技巧，促进护患沟通和谐。

（一）接待门诊、急诊患者的非语言沟通技巧

1. 衣着仪表规范

门诊是医院的"窗口"，接诊护士的外在形象直接影响到患者对医院的最初判断。良好的仪表给患者以信任感、安全感，同时有被尊重的感觉。护士在上班前，应整理好自己的衣着仪表，重视面部、肢体、发部等修饰，着装要整洁、庄重、大方、合体，禁忌浓妆艳抹、佩戴浮夸配饰、工作服脏污或缺扣等。

2. 面部表情温和

人的面部表情可表达喜、怒、哀、乐、恶、惧等基本情感。门诊就诊的患者病情不同，表情也各不相同。护士要细致观察患者的面部表情，为诊疗疾病提供依据，同时也要善于运用面部表情，增加护患之间的亲近感。一般情况下常用微笑，患者会感觉到友善、轻松和信任感，能有效地缩短双方的心理距离，为进一步沟通打下基础。

3. 目光热情亲切

护士要合理使用目光语，给患者正向的鼓励与支持。禁忌使用斜视、俯视、虚视、眼皮低垂，或只管自己干活，不看患者。无论患者如何，护士热情亲切的目光，都能使患者产生一种友善的感觉和亲切的印象，从而唤起患者战胜疾病的乐观情绪，使患者主动自觉地配合治疗和护理。

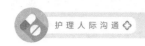

4. 站姿稳重优美

门诊预检分诊、导医的护士常采用站姿迎接患者。护士在站立时力求端庄稳重、自然得体、优美大方。歪头斜肩、双腿叉开、手脚随意乱动、倚墙或靠墙等会给人无精打采、自由散漫的感觉。

5. 指示手势明确清晰

门诊患者多是初次就诊，对医院的布局不清楚，护士应根据个体情况使用语言和规范的指示手势，为患者指明就诊路线，危重患者应陪同检查，以防止意外发生。指引路线时，应注意掌心向上，手指并拢，同时面带微笑，目光注视患者。

6. 处理急诊患者沉着冷静

急诊患者病情紧急、危重，患者及其家属都会出现焦虑、恐惧的情绪，护士应该给予恰当的解释，同时配合医生进行抢救。接待危重患者或使用轮椅平车的患者，护士应立即上前迎接，果断地采取措施；接待意识不清的患者，应迅速镇静地将患者推入抢救室，尽快向家属了解病情；接待外伤、骨折的患者，应协助医生为患者止血或固定伤肢；在抢救危重患者时，动作要轻、快、稳，以求尽快减轻患者的痛苦；面部表情要专注，不应微笑，患者痛苦时可皱皱眉头，以示同情，给患者心理安慰。

（二）迎送住院出院患者的非语言沟通技巧

1. 根据患者的不同情况，选择合适的迎送方式

患者新入院或出院，护士要根据具体情况，选择合适的运送工具。对于病情较轻、行动自如的患者，鼓励患者步行入院或出院；对于病情较重、不能步行的患者，可以选择轮椅或者平车运送。在使用轮椅、平车前，要先检查性能，保证患者安全，迎送途中注意观察病情，如出现意外，要及时处理。

2. 对新入院的患者，要热情接待

患者入院时，护士要起立面向患者，微笑相迎，如有其他护士在场，也应暂时停下手中的工作，抬起头来，点头以示礼貌。带患者到安排好的病房，向患者介绍室友、主管医生、责任护士、住院环境、医院的规章制度，消除患者对周围人、事、物的陌生感，尽快适应患者角色。

3. 对出院的患者，应真诚地祝贺

患者出院可以采用握手礼表示祝贺。患者离开时，应送上一段距离，一般可送至病区门口等患者走出视线，或送至电梯口待电梯门关闭后离开；有条件的医院可使用本院的专用车护送患者出院，或征求患者意见后为患者打出租车。使用汽车护送患者时，要将患者送至车上，待车辆启动时方可转身离开。

（三）住院患者的非语言沟通技巧

1. 为患者创设安全的医疗环境时

医院的物理环境是影响患者生理与心理舒适的重要因素，要求温馨安静、整洁舒适、适时通风、采光良好。

（1）温馨安静：病房墙壁大多采用白色给人清洁、庄重的感觉；也可根据科室类别，选择绿色或浅蓝色，给人宁静舒适的感觉。墙壁或廊柱上应设立导医牌和温馨提示语。病区内应避免噪声，工作人员在执行各项操作时要做到"四轻"，即说话轻、走路轻、操作轻、关门轻。

（2）整洁舒适：及时更换污染的被褥和患者衣裤，整理病床单元，保持病室内整洁。适宜的温度、湿度有利于患者休养及治疗，一般病室冬季的温度以 18~22℃为宜，婴儿室、产房、手术室以 24℃为宜。病室相对湿度在 50%~60%。

（3）适时通风：病室应定时开窗通风换气，每次通风 30 min 左右。冬天通风时要注意保暖，避免冷风直吹患者。

（4）采光良好：室内光线要适宜，有利于护士治疗和患者休养。

2. 采集患者信息，做健康宣教时

（1）认真倾听、及时记录：护士在采集病史时要关注对方的每个看法、每句话，可选择坐位或站位，选择坐位时应该端坐，身体略微前倾，站立时全身要稳。在倾听过程中，偶尔向对方点头表示你的赞同，也说明你认真听了对方的谈话。将患者的信息客观地记录在病历上，但要注意，不能只顾低头记录而忽视与患者的目光交流。

（2）逻辑清晰，音量适中：在与患者沟通时，表达的逻辑思路很重要，应该把握住表达的主线，传递时声音的大小、音调的高低、重音的把握都要加以控制，要使你的每句话都很清晰、表达连贯，使对方容易理解接受。

（3）合理安排时间，正确使用空间效应：采集患者病情信息和进行健康教育，都需要一定的时间保证，护士应在充分了解病情后做合理安排。采集信息一般安排在患者入院当天，患者进入病房休息片刻安静下来后进行。针对患者不同的病情，可选择个人距离，采取站立或坐位为病区患者进行健康宣教，涉及的人数较多，应选择下午或晚上，患者治疗结束之后，选择社交距离或公众距离，用患者可以理解接受的语言和非语言进行宣教。注意考虑患者病情，把握好总体时间，不能过长，超过患者身体承受能力，但也不能太短，达不到教育目的。对孤独自怜及异性患者，护士要有意识地控制和患者的距离，以防引起误会。

3. 为患者进行治疗护理时

（1）做好三查七对：护士在为患者治疗前，应先做好三查七对工作。在患者床前，采取规范站立，上身略前倾的姿势，面带微笑，询问患者的姓名；轻轻掀开被子，查看腕带；至床尾，下蹲后核对床尾卡。核对无误后向患者解释操作的目的及配合要点。

（2）动作轻稳，保护安全、隐私，注意保暖：很多操作要使用金属仪器，在操作时，要严格遵守操作规程，防止操作带给患者伤害。如注射前，认真检查针头的锋利程度，防止带钩、弯曲；仪器直接接触患者皮肤时，应先揉搓温暖后再使用；如需暴露患者皮肤或隐私部位，应事先疏散病室内异性或使用窗帘遮挡；需要搬动患者身体、肢体时，应合理应用节力原理，轻、稳地抬起、翻动，防止用力过猛对患者造成损伤；遇到昏迷、躁动不安、自伤倾向的患者，应使用床档或约束带加以约束，防止患者坠床；天气寒冷，要注意加盖毛毯或棉被，防止患者受凉。

（3）正确使用触摸：护士在为患者做治疗时，触摸是不可避免的，如为患者测量血压、观

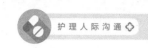

察脉搏、进行肌内注射、皮肤按摩、观察皮肤弹性和冷暖、帮助患者翻身、叩背等，此时护士必须进入患者的亲密距离，应向患者做出解释和说明，使患者有所准备并给予配合。

4.参加护理交接班，护理查房时

（1）晨会交接班：晨会交接班由护士长主持，所有人员都要准时参加。交班的护士要做好个人清洁卫生、着装整洁，向大家介绍值班情况时要吐字清晰、重点突出、全面概括，时间不能太长；接班的护士要求衣着整洁、仪表端庄、精神饱满，不允许边穿衣服边参加晨会，听取接班内容时，应规范站立，面向交班者，双目平视、全神贯注，不允许东张西望、交头接耳。

（2）床边交接班：床边交接班的对象主要包括新入院患者、危重患者、术后患者、病情有特殊变化的患者、需要做特殊检查的患者。护士在交班时，应考虑患者的具体情况，语言表达精练简洁，避开患者隐私与需要保密的部分内容，表示出对患者的尊重；接班者检查患者时动作要轻柔、细致、严肃、认真，注意保护隐私与保暖。

（3）护理查房：走进病房，应环视病房内所有患者，和他们打招呼、问候，不盯着特殊体貌的患者、不瞪视不讲卫生的患者，不特殊对待某个患者，目光应亲切、柔和，给人以平等友善的感觉。

（四）与特殊患者的非语言沟通技巧

1. 失语患者

在临床护理工作中，常会遇到由于各种原因导致失语的患者，如喉癌根治术后、脑外伤、脑卒中、气管插管、口腔疾病等，与这些患者交流，非语言沟通成了唯一的方式。除了正确使用手语、目光语，微笑、触摸，空间效应外，护士还可以据患者情况与患者规定一些标志性非语言动作，来达到双方的有效沟通。

（1）使用标志性语言：如对于神志清楚、听力正常的患者，可以用语言为其讲解病情，患者也可以采用非语言行为来表达自己的感受和需要，如用手指指向某个部位握紧拳头表示该处疼痛、竖起大拇指表示满意舒适、用手拍打臀部表示大小便、翻转手掌表示需要翻身等。这些手势语可根据患者情况与患者一起制订，护士反复强调，直到患者记住并能灵活运用。

（2）使用提示卡片：使用小卡片写上词语，如"喝水""睡觉""吃饭"等，患者可以使用卡片表达自己的需求。

（3）使用文字表达需要：为患者准备写字板、笔，让患者随时写下自己的需要。护理失语患者，护士要安排更多的时间，在床边细心观察患者病情，了解患者非语言及标志性语言的含义，提供更多的情感支持，解决患者的实际问题。

2.儿童

儿童年龄较小，缺乏医疗知识，甚至不会用语言表达，但他们对外界充满好奇、求知欲强、接受能力强、模仿能力强。儿科护士应针对儿童的生理和心理特性，灵活使用非语言沟通技巧。

（1）环境布置：儿科诊室和儿科病房布置应有别于其他科室，尽可能摆放一些儿童喜欢的装饰物和图片、贴画、玩具、儿童读物等，墙颜色以蓝色或绿色为主，尽量避免白色，以减少给儿童带来的恐惧。设立儿童活动室，让病情许可的孩子在活动室做做游戏。

（2）护士着装：儿科护士着装要活泼、美观、合体、清洁，避免单一色彩和款式，尽量迎合儿童心理。目前，有医院给护士定制两件套儿童装式护士服，里面是白色的长袖或短袖工作服，外面加红色外套或背带裙，看起来活泼大方，深受儿童的喜爱。

（3）多使用手势语：在与儿童交往时，可考虑多使用手势语，加以强调、肯定、示范。如教儿童使用床头铃，可先给他示范怎么操作，并让他自己尝试操作；对于配合较好的儿童要及时鼓励强化，伸出大拇指告诉他，他很棒、很厉害；对比较害怕的检查或操作的，可以用通俗易懂的话语讲解，并配合手势指示，让他们事先有个大致的了解；也可以用动画片中的人物来激励他们。

3. 孕产妇

孕产妇是一类特殊的群体，因为怀孕、分娩、哺乳，她们的生理、心理体验有别于其他女性。在进行孕检、产前检查、待产时，医院的特定环境会使她们产生陌生感和恐惧感；分娩阵痛或剖宫产术后的疼痛让她们的心理更加脆弱，容易出现抑郁症；母乳喂养的知识缺乏，使她们无所适从，这期间非常需要护士和家人的关怀和安慰。

（1）做孕检、产前检查时：妇女孕期要做多次检查，每次都会暴露腹部，产前检查要暴露会阴部。门诊护士、助产护士要充分考虑到孕妇的自尊，关好门窗、拉上窗帘，或在检查床边拉起围帘予以遮挡；检查室应该光线明亮，便于观察；检查时动作轻柔，避免仪器伤害孕妇；天气寒冷应注意保暖；上下检查床应提供帮助，防止磕碰和摔伤；耐心解答孕妇的疑问，及时予以孕期健康指导。

（2）待产时：待产孕妇阵痛比较明显。发生阵痛时，可握住产妇的手，抚摸腹部，为其擦干汗水；在阵痛间歇期，嘱咐产妇闭上眼睛休息，教她做深呼吸，并播放舒缓的轻音乐，在轻松愉快的环境中养精蓄锐。

（3）产后：及时告诉产妇分娩结束，将清洗干净的新生儿抱到产妇身旁，促进亲情的建立。

4. 老年人

由于老年人的感觉、知觉、记忆力、智力、思维等方面都发生了变化，心理状态也发生了改变。护理人员与老年人的沟通应把重点放在非语言沟通上，这将使沟通更具表现力、亲和力。

（1）充分了解患者信息：护士可从患者的着装、配饰了解其职业、健康状况、文化层次等信息，根据患者具体情况，选择适宜的非语言沟通方式。

（2）病房环境温馨安全：尽量把病房布置得具有家庭氛围，病床高度以老年人坐下来双腿能水平放置为宜；墙壁边装有扶手，便于老年人行走；地板要防滑，卫生间设置坐便器、呼叫器；有条件的医院为老年人配备老花镜；病房内放置老年人感兴趣的书报，便于老年人阅读。

（3）正确使用辅助语言：与老年人交流时，尽量选择坐位（或蹲位），投以关注的目光、微笑的表情，以示对老年人的尊重。护士可握住老人的手，耐心倾听对方诉说，不时点头表示在认真听，适当地给老人整理被子、梳梳头发、递下水杯、扶正眼镜。与老年人讲话时，速度要慢，声音要大，一句话只表达一个意思，如果老人没有理解则要重复多次。对于思维混乱的老年人，不要与其发生争执，应表示更多的关怀和接纳。

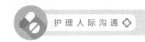

5. 患有传染病的患者

传染科的患者因疾病具有传染性，常常受到社会的歧视，往往承受着很大的心理压力。而护士在治疗和护理时又总是采取戴口罩、帽子和穿着隔离衣等防护措施，这无形中增加了患者的思想负担。护士要善于使用非语言沟通技巧，如在采集病史时，患者往往隐瞒病情，护士应告知其真实病情的重要性，以支持、放松的目光和微笑鼓励患者讲述实际病情；如患者出现烦躁不安、大发雷霆或拒绝治疗及护理时，护士最好采取适时沉默与耐心倾听相结合的方式，使患者的压抑情绪得到释放；在与患者进行交流沟通时要注意保持优美的体态，手势的运用要大方、得体；在适当的范围内对患者实施触摸行为，如握手、拍肩，这对于具有传染性、饱受歧视的传染病患者来说是非常重要的；要善于使用热情、亲切的目光语，给患者以鼓励和爱护。

6. 手术患者

手术患者往往有对手术的恐惧和对术后功能恢复的忧虑，护士要做好术前、术中、术后的护理工作。

（1）手术前：用通俗易懂的语言阐明手术的重要性、必要性。主动向患者说明术中可能出现的一些生理和心理上的感受及手术中需要配合的注意事项。这样就可以减少患者的忧虑，加强治疗疾病的信心。

（2）手术中：向患者介绍手术室的环境，手术医生和护士的姓名，巡回护士要主动与患者沟通，协助患者上手术床、盖好被子；要提前做好准备工作，避免让患者一个人躺在床上等待，这样会加重其恐惧心理，严重者会影响手术的顺利进行；提醒患者及时把不适告诉医护人员，如恶心、胃肠不适、伤口疼痛、肢体酸困等，以便采取必要措施；巡回护士多使用抚触，如用手轻抚患者的额头、握住患者的手、轻轻按摩受压肢体等，使患者得到心理安慰。

（3）手术后：护士护送患者到病房，在搬运患者时要轻抬轻放，防止拖拉；要特别注意保护患者的隐私，注意保暖；安置好各种管道；对于麻醉未清醒患者，要特别观察患者的面部表情和肢体动作，从而了解病情；尽量保持环境安静舒适。

7. 临终患者

临终患者的病情复杂多变，需要医护人员随时抢救护理；患者对疾病的预后往往出现比较复杂的心理变化，这要求护理人员密切观察患者的体态、神态、面部表情、眼神等，从他们的各种非语言行为中探求其心理状态，并给予相应的护理。

（1）疾病告知时：世界卫生组织提出一个比较合理的告知患者病情的方法：分阶段分次告知患者病情，既要留有余地又要给患者希望。观察患者获知病情后的表现，认真耐心倾听患者述说，给予适当的引导；鼓励患者发泄，对患者粗暴的言辞和行为，给予充分的理解和宽容；患者有接受倾向时，多给予鼓励；了解患者信仰，提示患者交代后事；根据患者体力情况，选择合适时机进行沟通，与患者沟通时间尽量简短，控制在 10~15 min；多给家属提供陪伴机会，使患者感受到亲情。

（2）抢救治疗阶段：护士走路要轻盈、稳重；抢救时切忌慌乱，要有条不紊；将患者安置在舒适卧位，保持床单清洁、无异味；可以握住患者的手或抚触前额，以减少恐惧，增加安全感；使用呼吸机、吸痰、胸外心脏按压等抢救治疗措施时，要遵循操作程序，动作规范，避免给患者造成伤害。

 ## 三 医护工作中非语言沟通的基本要求

（一）尊重患者

尊重患者就是要把患者放在平等的位置上，使处于疾病状态下的患者保持心理平衡，不因疾病而受歧视，保持人应有的尊严。医护人员尊重患者的人格，就是要尊重患者的个性心理，尊重患者作为社会成员应有的尊严，即使是精神病患者也同样应该受到尊重。

（二）适度得体

医护人员的举止和外表常常直接影响到患者对医护人员的信赖和对治疗护理的信心，影响着医护人员与患者之间良好人际关系的建立。当与患者初次接触时，若医护人员的举止仪表、风度等给患者留下良好的首次印象，为日后交往奠定了良好的基础。在与患者的交往中，医护人员的姿态要落落大方，面部笑容要适度自然，言谈举止要礼貌热情，称呼、声音、语气要使患者感到亲切、温暖。与异性患者接触应消除邪念，尊重社会习俗。

⚙ **拓展阅读**

仪表得体赢得信赖

美国行为学家迈克尔·阿盖尔曾做过实验，当他以不同的装扮出现在同一地点时，得到的反馈是完全不同的。当他身着西装以绅士的面孔出现时，无论是向他问路还是打听事情的陌生人多是彬彬有礼、颇有教养的绅士风度的人；而当他扮成流浪汉模样时，找他来对火和借钱的人以无业游民、乞丐居多。可见，仪表在人们交往过程中的作用之大。

（三）协调自然

非语言表达应该适时地与口语表达配合协调。如果互相错位，用得太早或太迟，则会滑稽可笑。如与患者交流时，虽然护士口语温和、礼貌，但若不注意站姿或坐姿，东倒西歪、面部紧绷、表情单一、频繁看钟表时间或矫揉造作等，同样会引起对方反感或不信任。因此，只有协调各种动作姿势，并与其他非语言动作如眼神、面部表情紧密配合，使各种表现、动作协调一致，才能达到良好的沟通效果。

（四）敏捷稳重

医疗护理工作是为了治病救人，对时间的要求很严格，特别是在抢救期间，时间就是生命。延误时间就可能贻误治疗，甚至危及患者生命。因此在抢救危重患者时，医护人员既要敏捷果

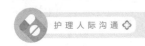
断，又要稳重有序，只有这样才能真正做到维护患者的健康，赢得患者的信任，建立起良好的医患、护患关系。

（五）因人而异

患者是千差万别的，每个患者都具有其个性特点，非语言行为方式也各不相同。在医疗护理沟通中，医护人员要站在患者的角度上，通过倾听、提问等交流方式了解其真实感受。如果医护人员不能很好地理解患者、体会患者的真实情感，就无法使自己与患者的交往行为具有合理性与应对性。医护人员只有在体会到患者情感状态的前提下，才能准确地理解患者的非语言信息。医护人员在日常生活和工作中要善于观察不同患者在不同心态下的非语言行为，并努力寻找各种非语言行为之间的内在联系，总结出不同患者在不同情绪状态下的非语言行为模式，这样才能有效地进行医患、护患沟通，达到满意的治疗性沟通效果。

总之，非语言符号是一个人思想感情与文化修养的体现，人们可以通过动作和姿势、声音和色彩来展示自己的修养，也可以通过行为举止来影响他人。非语言符号十分丰富，在人际沟通中具有十分重要的作用。对于医护人员来说，应当充分意识到非语言沟通的价值，学会识别它，并且有意识地进行学习模仿，加以控制和调整，以进行正确使用，不断提升人际交往能力和人格魅力，更好地为人民的生命健康服务。

◉ 情景案例

案例一：

患者汤某，女性，54 岁，大学教授，因心梗入院半月有余，这天春光明媚、风和日丽。护士小张来到床旁用手摸了摸患者的额头又触其腕部，测了脉搏，接着又测量了体温和血压。然后亲切地说："汤老师您已恢复得差不多了，今天天气好，我扶您出去走走，这样更有利于病情的康复！来，让我帮您穿上鞋，梳理一下头发，我们去小花园散散步吧。"患者面露感激之色："别别，让我自己来，太谢谢小张护士了。"

案例二：

患者小强，男，4 岁，在幼儿园玩耍时不幸左上肢尺骨骨折，儿外科医生已经给他进行了小夹板固定并用绷带吊起。妈妈一直在陪护小强，可是 10 min 前妈妈接到了公司的电话，说有一个重要会议让她参加。她看儿子睡得正香没有叫醒他，和护士打了个招呼就走了。谁知小强醒来后，见妈妈不在身边，哭着要妈妈，护士小李忙跑过来，抱起小强说："不哭不哭，小强真乖，妈妈马上就回来！"然后抱着小强坐到床上，拉着他的另一只手说："小强要尿尿吗？"小强摇摇头，一脸的不高兴。护士小李见此情况又说："那阿姨给你讲故事吧……"小强乖乖地靠在小李护士的身上，停止了哭泣。

案例分析：

案例一中，面对处于疾病折磨中的患者，护士小张运用了多种非语言沟通中的动作，表示出对患者的关心、体贴和同情，如关切的眼神、搀扶、帮患者穿鞋子、梳头发、触摸额头等。这种关心、同情是护士内心情感的真实流露，它胜过很多良药，患者会从中受到一种鼓舞，从而增强战胜疾病的信心和勇气，减轻由于焦虑和紧张而引起的不适，也为患者制造了一种愉悦的、安全的、可信赖的氛围。

案例二中，小强由于年龄太小，所以对妈妈的依恋很强，他醒后没有见到妈妈，顿时没有了安全感，哭闹了起来。护士抱起他、拉着他的手，再加上护士用温柔语调给他讲故事，使小患者逐渐消除紧张感，很快安静下来。可以看出，体触可以表达关心、体贴、安慰、同情的职业情感，同时又增进了人与人之间的感情。对年龄更小的患者还可以满足他们的"皮肤饥饿"状态，护士的爱抚体现了对小患者的浓浓爱意。人体接触所传递的信息，往往是其他沟通形式所不能取代的。

🗒 思考题

1. 非语言沟通的表现形式包括哪些方面？

2. 结合实际谈谈你在日常生活和工作中怎样运用非语言行为与他人沟通？

3. 作为一名新时代的护士，如何运用非语言沟通技巧？

⚙ 拓展阅读

引言：除语言之外，人们更多地会运用非语言沟通来传递信息，表达自己的情感和态度。有了非语言沟通的融入，交际语言才会生动活泼、声情并茂、富有感情、赋予诗意。非语言沟通是护士与患者进行沟通的重要方式，工作中应不断提高医护人员的职业素养和人文修养，在学习、工作中养成良好的职业行为习惯。

一幅美丽的画

这是一幅挂在心上的图画，它不是常规意义上画在宣纸或油布上的画，而是一位年轻护士的心灵和美丽脸庞构成的一幅画。

一个晚上我去医院看望患者。走进六层住院部大楼，迎面的是上坡道、下坡道，还有伸展向上的楼梯，我不知要去的内一科在哪一层，该往哪儿走。

"咣当"一声，大厅的电梯门开了，走出一位穿着护士裙、戴着浅蓝色的纸帽、口罩的年轻姑娘，露出两只忽闪灵动的眼睛，她的胸前印着"手术室"的字样，怀抱着一堆物品。我连忙趋前，小心翼翼地打听："请问，内一科怎么走？"

护士小姐非常有礼貌地摘下口罩，那一瞬时间，我的眼睛一亮，这是一张毫无粉饰却又漂亮如画的脸庞，她微笑着，露出酒窝，楚楚动人。她身材修长，亭亭玉立，美丽极了。她很热情、很耐心、很具体地告诉我，就像她所熟识的朋友那样："从上坡道到三楼，左拐就是，别直走，那头是妇产科。"声音也如音乐般那样好听。

我连连道谢。

这个画面犹如一幅美丽的图画，深深地烙印在我的心中。

……

也许她无暇顾及茫茫世界中一个陌生人的期望，只是尽着医院职工应尽的义务，自然地做着她认为应该做的事。她没想到这种不足挂齿的微笑对于陌生人的价值和作用，更没想到

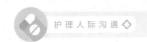

一个陌生人能将她内心深处的美好及美丽的外表进行描述。我打心眼里喜欢这个护士，因而也喜欢上这个医院。

病房很静，一间连着一间。患者都在静静地休息，整个病区显得更神秘、更宁静，甚至更细腻。现代化的医院载着治疗疾病的责任，也承载着人们对未来美好的向往。

……

美是灿烂人生的重要内容之一。人的心灵多么宽广，美的领域就多么宽广；人的灵魂有多么丰富，美的内容就有多么丰富。人性的优点就在于总能从鱼龙混杂、美丑并存的混沌世界中淘汰和超越丑的东西，发现和享有美的事物，并从中汲取养分，正如人类的进食和消化一样。这样的天分越高，灵魂深处的财富就越丰足。这必定使普通的日子或平凡的一件小事焕发出光彩。

我常常想起那个看望患者的晚上，想起"哐当"一响电梯门开的那一瞬间。那个美丽的护士与宁静的医院所构成的画面，有一种经典名画的感觉。

这个护士仍在手术室工作，我和她认识后，曾对她谈起这件事，她摇摇头淡然地说："一点儿印象也没有。"之后她咯咯地笑起来，一对深深的酒窝，仍是那么美丽。

第五章

护患关系沟通

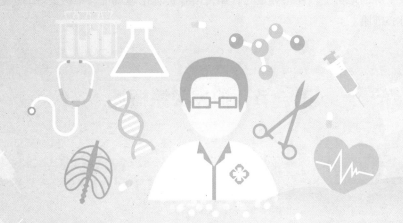

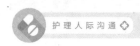
🎯 学习目标

思政目标：

深化职业道德教育，实践职业精神和职业规范。

知识目标：

掌握护患关系的内容；新型护患关系模式；护患有效的沟通技巧；治疗性沟通的原则与技巧。熟悉护患关系影响因素；护患沟通的注意事项；治疗性沟通的影响因素。了解护患关系、护患沟通、治疗性沟通的概念；建立良好的护患关系对护理人员的要求；护士与特殊患者的沟通技巧。

能力目标：

学会与服务对象沟通的技巧和策略；预见和排除影响护患关系的因素；与不同服务对象有效沟通并建立良好护患关系。

在医疗服务过程中，护患关系始终贯穿整个护理活动中。以患者为中心，实施护患沟通，是医疗机构贯彻科学发展观，适应社会主义市场经济体制改革而形成的全新的服务模式和思维方式。促进和保证患者的健康是护理工作的核心，为了使护理工作顺利进行，更有利于患者的康复，就必须建立和谐的护患关系。在现代医院质量评价体系中，决定护理服务品质优劣的首要依据是无护患纠纷，而80%的护患纠纷都是由于沟通不畅或沟通障碍引起的。因此，护理人员除不断吸取新知识、研究技术创新以取得患者的信赖外，更重要的是学会沟通的艺术和技巧，与患者在平等的地位上，互相尊重与合作，恪守护理伦理规范，维护良好的护患关系，从而促进患者身心健康。

第一节 护患关系概述

↔ 导入情景

情景一：

护士小李因病在家休养了两天，病还没完全好就上班了，她惦记着16床的王大妈，因无人陪伴，衣食住行都不方便。小李经常帮助王大妈，为她做一些力所能及的事。这两天自己生病也不知王大妈的身体怎样了……

换好工作服，小李就来到王大妈的病房，王大妈看见小李就激动地迎了上来，拉着小李的手，一遍遍说着："可想死我了，病好了吗？几天没见怎么瘦了……"同病房的患者也都围拢过来和小李寒暄着，说说笑笑的气氛非常融洽和谐，病房内充满了护患间浓浓的情意……

情景二：

护士小张担负着病房的巡视任务，但她很少微笑，总是一副冰冷的面孔，几乎不与患者主动交流，患者有疑问时也不能耐心地给予解释。因此，患者和家属总是埋怨，小张多次被投诉。

请问：

1. 情景一中你认为体现了一种什么样的护患关系？

2. 情景二中护士小张为什么会被患者投诉？

护患关系是在特定条件下，通过医疗护理等活动与服务对象建立起来的一种特殊人际关系。广义的护患关系是指围绕服务对象的治疗和护理所形成的各种人际关系，包括护士与患者、患者家属、陪护、监护人之间的关系。狭义的护患关系则是指护士与服务对象在特定环境及时间段内所形成的一种特殊的人际关系。在护理工作中护患关系与护理效果密切相关，因此，构建和谐、平等、信任的护患关系是护理工作者的重要职责。

一 护患关系的性质与特点

护患关系是护士与服务对象之间的一种工作关系、信任关系和治疗关系，其实质就是满足患者的健康需要。护患关系除了具有一般人际关系的性质与特点外，还具有专业性人际关系的性质与特点。

（一）护患关系的性质

1. 帮助与被帮助的关系

护患关系建立在患者的健康需要无法得到满足时，护患之间通过提供帮助与寻求帮助形成特殊的人际关系，这种关系不仅是帮助者与被帮助者之间的关系，也是两个系统之间的关系。帮助系统包括医生、护士、辅诊人员以及医院的行政管理人员；被帮助系统包括患者、患者家属、亲友和同事等。帮助系统的作用是为患者提供服务，履行帮助职责，代表医院组织的社会形象，而被帮助系统则是寻求帮助，接受帮助。护患关系不是单纯个人行为，作为帮助者的护士一般多处于主导地位，因此，护士应积极提供健康帮助，构建和谐的护患关系。

2. 治疗性工作关系

治疗性工作关系是护患关系职业行为的表现，是一种有目标、需要认真促成和谨慎执行的关系，带有一定的强制性。不管护士是否愿意，面对不同身份、年龄、职业和素质的患者，护士作为一名帮助者、治疗者，都有责任使护理工作起到积极的治疗作用，与患者建立并保持良好的护患关系。

3. 满足需要的关系

护士与患者关系的实质，是满足患者的护理需要。这正是护患关系与其他人际关系的不同

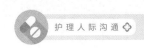
之处。护士掌握着帮助患者恢复健康的技能，患者因患病住进医院接受治疗，护士履行职责对患者进行帮助。正是患者的需要和护士提供良好的服务需要，使双方产生了这种满足需要的关系。

4.专业性互动关系

护患关系是护患之间相互影响、相互作用的专业互动关系。这种互动不仅局限在护士与患者之间，也表现在护士与患者家属、亲友等社会支持系统之间，是一种多元化互动关系。互动双方不同的经历、情感、价值观、对疾病与健康的看法，都会影响相互间的期望与感受，进而影响沟通，影响护理效果。护患之间要达成健康行为的共识，就是一个专业性的互动过程。

5.持续性指导关系

患者的健康需要与满足构成了双方关系的基础，过去认为，一旦患者出院，面对面的护理服务结束，这种人际关系也就结束。随着护理职能的扩展，护理服务已从医中服务延伸到医前、医后服务，许多患者出院后，仍可能与护士保持联系，寻求帮助和指导，因此，新时期的护患关系是没有终点的。

（二）护患关系的特点

1.工作性关系

护患关系是在患者就医过程中形成的一种工作性人际关系。

2.短期性关系

护患关系是相对短期内护理与被护理关系。护患关系的实质是满足患者的需求，促进患者早日康复。一旦患者的这种护理需求结束了，护患关系也就暂时终结了。

3.目的性关系

护患关系的最终目的是减轻痛苦，保持、恢复和促进健康，提高生活质量。

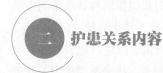

二 护患关系内容

由于受到多种因素的影响，在医疗护理活动的过程中会形成不同内容的护患关系，主要包括技术性关系和非技术性关系。

1.技术性关系

技术性关系指护患双方在进行护理技术活动中建立起来的行为关系，是护患关系的基础。患者到医院求医问药，很大程度上是寻求技术上的帮助，所以离开了技术性关系，护患关系的其他内容就不存在。在技术性关系中，护士处于帮助患者解除病痛、恢复健康的主动地位，对护患关系的发展起着直接作用。

2.非技术性关系

非技术性关系是指护患双方受社会、心理、教育、经济等多种因素影响，在实施医护技术过程中所形成的道德、利益、法律、价值等多种内容的关系，并主要通过服务态度和医德医风表现，是患者评价医院和医护人员的主要标准。非技术性关系可以对技术性关系起到强化和弥补作用，主要包括以下几个方面。

（1）道德关系：道德关系是非技术性关系中最重要的内容。由于护患双方所处的地位、环境、利益以及文化教育、道德修养不同，因此在护理工作中很容易对一些问题或行为产生不同看法。为了协调这些矛盾，护患双方必须按照一定的道德规范来约束自身行为，尊重对方。护士职业道德的基本原则是"救死扶伤，实现人道主义精神"。护士应该自觉遵守职业道德规范，维护患者权益，这对提高护理质量，改善护患关系有着积极的作用。

（2）利益关系：护患双方利益关系最突出的特点是平等互助，主要体现在对患者一视同仁，热情服务，不在工作中谋取私利。护士通过为患者提供护理服务获得工资、奖金报酬（物质利益）；患者康复后对护士表达的感谢和理解（精神利益）；患者在交付医疗费用后获得解除病痛，恢复健康（物质利益）；患者住院期间个人隐私和权利受到保护（精神利益）。

（3）法律关系：法律关系指护患双方各自的行为和权益都受到法律的约束和保护。任何一方的正当权利受到侵犯都是法律不容许的。如护士在工作中不遵守操作规程，不认真或技术不熟练导致患者利益受损，患者可以依法申诉。而护士身心受到患者的无理威胁和侵害时，也可以通过法律程序寻求保护。

（4）价值关系：护士运用自己的专业知识和技能为患者提供优质服务，履行人道主义义务和责任，从而达到实现自我价值的目的；而患者在身体康复后，重返工作岗位为社会做贡献，也同样在实现自我价值。护患双方都体现了为实现人的价值而做出的努力。

（5）文化关系：护士要尊重患者的宗教信仰及风俗习惯，时刻注意自己的语言、举止及表情，对不同文化背景的患者采用不同的沟通方式，从而建立良好的护患关系。

 三　护患关系的发展过程与影响因素

（一）护患关系的发展过程

护患关系的发展是一个动态的过程，一般分为观察熟悉期、合作信任期和阶段评估期3个阶段，3个阶段相互重叠、相互影响。

1. 观察熟悉期（开始期）

观察熟悉期是护士与患者的初识阶段，也是护患之间开始建立信任关系的时期。

此时期的工作任务是护患之间相互认识，彼此建立信任关系。由于护患之间在此时期都处于初识阶段，双方互不相识，都希望在彼此认识的基础上建立信任关系。护士主要通过入院宣教、入院评估等方式来了解患者，而患者通过护士的一言一行和自己的主观判断选择是否与该护士建立信任关系，这对护患关系有着重要的影响。因此，护士应通过得体的举止、热情的话语、真诚的服务在开始期为患者留下良好的第一印象，为后续工作打下良好的基础。

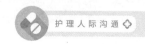

2. 合作信任期（工作期）

合作信任期指护士为患者实施治疗护理的阶段，是护士完成各项护理任务，患者接受治疗和护理的主要时期，是护患之间相互获得信任关系的时期。

此时期的特点是工作任务重，质量要求高，时间跨度长。此时期护理工作的主要任务是根据护理计划，实施护理措施，解决护理问题，完成护理工作。工作重点是通过护士高尚的医德，熟练的技能和良好的服务态度赢得患者的信任，取得患者的合作和满足患者的需要。

3. 阶段评估期（结束期）

经过治疗与护理，患者的疾病好转或基本恢复，达到预期目标，可以出院休养，护患关系即转入阶级评估期。

此时期的工作任务是与患者共同评价护理目标的完成情况，并根据存在的问题或可能发生的问题制订相应对策。在这一阶段，护士对患者进行健康教育，出院指导和征求意见。护士应提前做好患者出院的准备工作，了解治疗效果，进行出院指导，评价护患关系发展全过程，了解患者对自己目前健康状况和护理质量的满意程度，写好出院小结等；妥善处理护患双方尚未解决的一些问题；患者对医疗护理服务进行评价。

护患关系的每个阶段都各有重点，三个阶段相互重叠，但满足患者需要始终是护患关系的实质，护士应以良好的沟通技巧、真诚的服务态度、熟练的专业技能，赢得患者的信任，促进护患关系向良好方向发展。

（二）护患关系的影响因素

影响护患关系的因素是多方面的。由于护士与患者接触的机会最多、最密切，因此，护患之间也最容易发生关系冲突，从而影响护患关系的健康发展。分析影响护患关系的诸多原因，主要有以下7个方面的因素。

1.信任危机

信任感是护患关系的重要内容，也是患者接受护士进行护理工作的先决条件，更是护患有效沟通的前提。

（1）期望值过高：在治疗护理过程中，患者对护理效果期望值过高，表现为对护士工作求全责备，甚至提出不符合医学护理规律的要求，当期望得不到满足时，就容易产生冲突。

（2）认知缺陷：因患者缺乏对医学护理知识的了解，有些危重或患有疑难病的患者，虽然医护人员对其进行了积极救治，精心护理，最后仍然没有达到理想的效果，患者及家属不能理解无端指责，甚至认为只要是付了钱，就应该"钱到病除"，将医护服务等同于其他形式的商业服务，加上医患之间的信息不对称，从而导致护患关系紧张。

（3）服务意识：良好的服务态度和认真负责的工作精神，是护患之间建立信任感的主要因素。如果护士在工作中态度过于急躁，可能造成患者对护士的信任感降低，甚至产生不满和抱怨情绪。因此，端正服务意识，主动热情、细致周到地为患者服务是建立良好护患关系的有效方式。

（4）技术水平：扎实的专业知识和娴熟的操作技能是赢得患者信任，建立良好护患关系的重要环节。专业技术欠佳出现的差错、失误，是患者难以对护士建立信任感的主要原因。

2. 角色模糊

角色模糊是指角色扮演者对其承担的角色行为标准认识不清或缺乏理解。如果双方对各自的角色理解不一致，就会因为对方的言行不能达到自己的期望值而出现关系紧张或沟通障碍。

（1）护士角色模糊：随着护理学科的发展，医学模式的转变，护士角色的内涵和外延不断扩展，护士的专业知识水平不断提高，护理服务的对象不断拓展，护士在护理实践中扮演着多种角色，如照顾者、教育者、咨询者、管理者、研究者等。如果护士还是固守传统的护理观，对护士角色的认识还停留在单一的照顾功能方面，还认为护士工作仍然是机械地执行医嘱和简单地完成医疗护理工作，那么就是护士角色模糊的表现。

（2）患者角色模糊：一个人患病以后通常会发生行为模式的改变，如过度以自我为中心，过分关注自己的健康状况，对医护人员或家人依赖性增强等。如果患者不能转变观念，就会对患者的角色行为不适应，就会把自己当作一个被动的求助者，不能积极地参与医疗护理过程，该说的不敢说，该配合的不积极配合，如不积极参与康复护理，不服从护士管理，向护士提出无理要求等与患者角色不相适应的行为表现，最终导致护患之间发生矛盾冲突。

3. 责任不明

护患关系中的许多矛盾冲突经常是因为双方不能正确认识自己应当承担的责任和义务而产生的。

（1）护士责任不明：只有具有高度责任感的护士，才能在工作中以患者为中心，从患者的生理、心理和社会各方面因素出发，帮助患者早日康复。在临床护理工作中，少数护士缺乏"以人为本"为患者服务的意识，对患者服务态度冷漠、生硬，工作粗心大意，缺乏工作责任感，甚至玩忽职守，使患者的健康受到极大损害，严重影响护患关系。

（2）患者责任不明：如果患者不知道不良的心理状态、生活习惯、社会因素等可以导致体质下降和疾病发生，不知道应该对自己的健康状况承担什么责任，就会把疾病康复、健康问题和治疗护理的责任全部推给医护人员，从而忽视自己应承担的责任。

4. 权益影响

（1）护士的权益：护士在护理工作中享有获得物质报酬、安全执业、履行职责、人格尊严和人身安全不受侵犯的权利，当护士的权益受到来自患方的损害时，护患关系就会受到影响。

（2）患者的权益：患者在就医过程中，享有平等医疗、知情同意、个人隐私保护、服务自主选择等权利，当患者的权益得不到保障时，就会影响护患关系。

护士在工作中应做好护理服务，应以平等的态度去对待患者，在工作中时刻注意维护患者的合法权益，使护患关系保持良性发展。

5. 理解差异

护患双方的年龄、职业、生活环境和受教育程度不同，因此，在交往过程中容易产生理解差异。如一些护士在进行病房管理时，不能用心体会患者家属与患者之间的情感，一味地认为

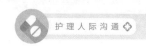

过多的探视会影响护理工作正常进行，影响病房管理，忽视了患者及其家属的内心感受，加之在沟通中缺乏技巧，引起患者及家属反感，而影响护患关系。另外，患者对护士按照医院的规章制度实施病房管理，容易被患者误解为缺乏同情心。

6. 院方因素

（1）对护士的影响：有些医院一味追求经济效益，缩减护士编制，导致护士人数严重不足，护士的工作量大，服务不能到位；工作负荷重易产生疲劳，从而影响护患关系的健康发展。

（2）对患者的影响：有些医院因医疗护理设备和生活设施陈旧而不能满足患者的需求；护理管理制度不健全，服务水平低下；病房卫生设施不配套，脏、乱、差现象严重；收费价格不合理等。以上诸多因素都会导致护患关系紧张。

7. 社会因素

（1）对护士的影响：随着护理学科的不断发展，护士的地位也随之得到了提高，但是社会对护士这个职业还存在某些偏见，护士的"幸福感"和"获得感"不能得到很好的体现，因而影响护士对自己角色的认可，也会影响护患关系。

（2）对患者的影响：当前，我国医疗卫生事业的发展远不能满足人民群众的需要，主要表现在卫生资源不足、使用分配不公、社会医疗保险制度改革不到位、卫生法律法规的修订滞后、医疗服务收费标准不合理、舆论宣传对整个卫生行业所做贡献这一主流宣传不足等，这些因素都直接或间接影响着护患关系。

> **知识拓展**
>
> ### "杏林春暖"的由来
>
> 晋人所撰《神仙传》中记载，三国时期，吴国侯官（今福建闽侯县）有一位叫董奉的人，以医为业，医术高明。给人治病，不取分文，也不记患者名字，只要患者回去栽种杏树，轻病愈者栽一棵，重病愈者栽五棵。若干年后，杏树绿荫成林，董奉又以卖杏所得赈济贫穷。为了感激董奉的德行，有人写了"杏林春暖"的条幅挂在他家门口。从此，后人以"杏林春暖""誉满杏林"称颂良医美德，"杏林"逐渐成为我国古代对医界的颂称。

 四 护患有效的沟通技巧与注意事项

良好的沟通技巧能使护患沟通迅速、顺利地完成，缺乏沟通技巧会使护患沟通障碍重重。

（一）护患有效的沟通技巧

1. 护患沟通的概念

护患沟通是护患双方沟通的过程，是双方对医疗护理活动的一种信息传递过程，使双方能充分有效地表达对医疗护理活动的理解、意愿和要求。护患沟通狭义上是指护理人员与患者的沟通；广义上是指护理人员与患者及其家属亲友等的沟通。

2. 护患沟通的意义

护患沟通有利于维持和增进良好的护患关系，是一种以治疗性沟通为主要模式的复杂过程，在护患沟通过程中，护士作为健康照顾者，主要作用是为患者提供信息，给患者以指导和咨询，帮助患者清楚地了解信息的内容，解答患者的疑问。护患之间这种治疗性沟通被认为是帮助患者克服暂时压力，适应环境变化，与他人和睦相处，克服自我实现中的精神、心理障碍的一种技能。同时，也为患者提供有关的咨询及心理支持，以增进患者对护士和护理工作的理解、信任和支持，提高患者对护理工作的满意度，促进患者身心健康和全面康复，从而提高护理质量。

3. 护患沟通的目的

（1）收集患者的心理信息。除获得患者身体健康状况的资料外，还需要了解患者的社会及家庭背景、生活习惯、兴趣爱好、个性心理特点以及需求等方面的心理信息。

（2）建立和改善护患关系。任何类型的人际关系，都是在人际交往的基础上建立的，护患关系的建立也同样如此。

4. 护患沟通的技巧

医院的工作是复杂多变的，为了构建护患之间的和谐氛围，掌握良好的沟通技巧也是很有必要的。

（1）态度性技巧。

尊重技巧：充分地接纳患者，具体包括患者的价值观、生活方式、认知、行为、情绪及个性等；一视同仁，所有患者在价值、尊严及人格等方面一律平等；以礼相待，仪表端庄，面带微笑，说话和气，和蔼可亲；信任患者，相信患者有解决心理问题、改变自我的主观愿望；保护隐私，不强迫患者讲述个人隐私；不主动探问患者的秘密、隐私；对患者主动诉说的秘密及隐私应该保密，不随意传播。

热情技巧：问候要得当，充分表达出对患者的关心；对患者认真负责，细心入微；不厌其烦，表现耐心；主动服务，体现热心。

真诚技巧：为患者提供一个安全、自由的氛围；真诚坦白为患者服务，使患者具有安全感和信任感。

（2）行为性技巧。

倾听技巧：保持积极的态度，一方面是思想积极，另一方面是应对积极；善于应用体态语言，如身体正面朝向患者，保持合适的距离和姿势，必要时身体可以略前倾，目光注视对方，面部表情自然；创造有利于倾听的安静、没有干扰的环境，以保证谈话顺利进行（图5-1）。

共情技巧：共情又称移情，是指设身处地站在他人立场上思考问题，感同身受地理解他人的情绪和情感，并表达出来。一定要做到思想一致、情感一致、语言一致。例如，患者上手术台前非常害怕，护士可以亲切地说："您别担心和害怕，许多患者在上手术台前都很紧张，一旦用上麻药就一点儿也不痛了，放心，我一直都在您的身边。"

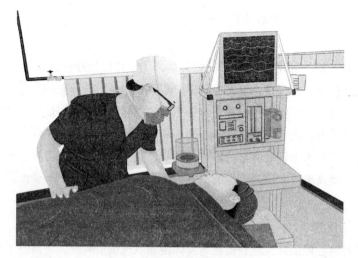

图 5-1 护士倾听患者需求

（3）言语性技巧。

提问技巧：有效的提问应避免"为什么"式的提问、暗示性的提问等。提问的主动权在护士，回答的主动权在患者，回答的内容一定是患者意图的真实表达，不带有任何的诱导和强加。提问是对等的，患者不愿回答的绝不能勉强，更不能恐吓。

阐释技巧：应该视不同的患者，采用对方能理解的理论和语言来解释，让对方明白，原则是有利于沟通的顺利进行，有利于患者疾病的解决和康复。

（二）护患沟通过程中的注意事项

1.沟通应因人而异，不同的对象应选择不同的交流方式

（1）与文化层次较高的患者交流时，可结合其职业特点适当应用医学术语，也可用数据、统计资料予以说明，做到理由充分、说明透彻。

（2）与文化层次较低的患者进行交流时，语言应通俗易懂，尽量避免使用医学术语。

（3）与性格外向、开朗的患者交流可以直截了当；而对性格内向、疑虑较重的患者应避其敏感点，以间接的方式疏导。

（4）新入院的患者易产生恐惧、焦虑情绪，应耐心听患者诉说，多关心患者，取得其信赖，通过正确有效的沟通使患者消除顾虑。长期住院久治不愈的患者易悲观，护士应多用鼓励性和肯定性的语言，鼓励家属陪同患者战胜疾病。

2.善于察言观色，正确把握沟通时机

患病后由于病痛本身、环境和人际关系改变等因素，患者情绪往往不稳定，交流的态度易受情绪影响，而且不同的患者在患病的各个时期对信息的需求也不一样，如新入院患者最想知道自己的责任护士是谁、对患者有什么具体要求等，重症患者往往想知道治疗效果怎样。护士应善于从沟通中察言观色，把握时机，根据患者的需求和心理状态进行单独交谈或采用其他有效方式进行交流。

3. 应用换位思考，掌握与患者家属沟通的技巧

（1）热情接待患者家属的探访。

（2）把握患者家属心理，认真介绍患者情况。

（3）认真做好家属的思想工作。

（4）对家属的健康咨询应耐心细致地给予解答。

（5）对患者家属给予必要的护理指导。

（6）了解患者的实际困难，尽量给予解决。

 建立良好的护患关系对护理人员的要求

1. 保持健康的生活方式和良好的情绪

一名合格的护理人员应该拥有健康的生活方式，能够自觉调控自己的情绪，以一种良好的心理状态投身于工作中，使患者体验到积极向上的心境，从而有利于康复。

2. 具有真诚的态度和适当的移情

移情是指人际交往中人们相互间情绪、情感的替代性体验。在与患者产生互动关系时，护理人员应以真诚的态度对待患者，了解患者的经历和感受，只有这样才能促进护患关系的良性发展。

3. 不断充实自己，提高护理水平

护理是一门综合了自然、社会及人文科学的应用学科，社会赋予护理人员多元化角色。护理人员除了加强护理专业知识和技能的学习外，还要学习社会、人文科学知识，以拓展知识面，适应新形势下的护理模式。

4. 掌握与患者沟通的技巧

有效沟通是护理工作顺利进行的基础，也是建立良好护患关系的前提。护理人员必须掌握一定的沟通技巧，如主动的沟通态度、适宜的沟通时机、合适的空间距离、有效的沟通渠道、通俗的语言、及时的反馈、去除妨碍有效沟通的影响因素，从而达到满意的护理效果。

5. 尊重患者权利，调动患者积极性

护理人员应尊重患者的权利，调动患者及其家属的积极性，使其参与到护理计划和护理措施中，只有这样才能提高患者对健康的认识，促使其康复。

✎ 知识拓展

护患交谈结束时的"门口表现"

有学者提出，在结束护患交谈时要重视"门口表现"。所谓"门口表现"，是指患者在会谈最后的表现，可能是准备离开时，或是到门口时的表现。也就是在护士准备离开的最后一刻，患者突然提出一些新的想法和感受。这很可能是因为患者承受着巨大的压力，不敢将重要的问题告诉他人，直到谈话结束时才下决心说出来。护士应注意，患者在"门口"才说出的事情很可能是患者问题的核心，应予以高度重视。

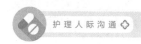

第二节 护患关系理论

 护理人际关怀理论

护理人际关怀是护理学中一个非常重要的概念。对了解护理人员如何在自己的工作中体现对患者的基本关怀，推动护患关系向纵深发展具有重要意义。

19世纪中叶，南丁格尔在她的护理著作中就体现了关怀在护理工作中的重要作用。她的护理理论的中心思想就是将患者的安全与健康利益放到首位，并强调了新鲜食物、新鲜空气、活动、足够的休息是保证患者康复的先决条件。"将患者放到最好的环境中，让自然去发挥作用"是南丁格尔护理思想的具体体现。虽然南丁格尔并未明确阐述关怀与护理的关系，但在其护理思想中贯穿了关怀的主题，为以后的护理学者对关怀的研究奠定了基础。

1.莱宁格的护理人际关怀理论

莱宁格（Leininger）是当代第一位研究关怀的护理学家。莱宁格认为护理的本质是关怀，关怀是护理的中心思想，关怀是护理活动的原动力，是护士为患者提供合乎其文化背景的护理的基础。

2.奥瑞姆的护理人际关怀理论

奥瑞姆（Orem）认为关怀是一种治疗性的措施及手段。她在其护理理论中指出，护理关怀是护士帮助患者提高自护能力的治疗性护理措施。

3.罗奇的护理人际关怀理论

罗奇（Roach）指出关怀是人类一种生存方式的具体体现。护理关怀有独特的表达方式及意义，由同情（compassion）、能力（competence）、信心（confidence）、良心（conscience）及义务（commitment）五方面组成（5c理论）。同时，罗奇也强调了护理关怀知识的积累、能力的培养及经验的积累。

4.华生的护理人际关怀理论

在华生（Watson）看来，护理关怀是一种道德法则及义务，用于保护和捍卫服务对象的人格及尊严。一种护理关怀行为或措施，其实就是对护理对象的一种主观世界及人格的认可和尊重，从而使护理对象的思想、行为向积极的方向转变，而这种转变同时也可以从护士的思想及人格的升华中体现出来。

5.本纳和若贝尔的护理人际关怀理论

本纳（Benner）和若贝尔（Wrubel）认为关怀是人际活动，是护士与患者双方共同努力达到人际协调，帮助患者提高应对能力的过程。其关怀理论的中心思想是护理关怀是护士通过护理活动来帮助人们应对生活压力，提高应对能力的过程。

二 叙事医学理论

叙事医学（narrative medicine）是门新兴学科，具有很大的发展空间和发展前景，了解和掌握叙事医学的有关知识，对临床护患沟通以及促进整个社会的和谐发展具有重要的意义。

叙事医学即从叙事能力出发，叙事能力是吸收、解释、回应故事和其他人类困境的能力，不能完全等同于沟通和交流。根据医生的实践，叙事更多的是对疾病和治疗过程的回顾，这种能力有助于医生在医疗实践中提高对患者的共情能力、职业精神、可信程度和对自己的反思，即具有"叙事能力"的医生实践。

叙事医学的概念是美国哥伦比亚大学长老会医院内科医生、文学学者丽塔·卡伦（R. Charon）于 2001 在《叙事医学：形式、功能和伦理》一文中首次提出。叙事医学目的在于调整日益紧张的医患关系，聆听被科学话语所排斥的患者声音，同时作为一种实践理性干预患者的治疗或康复。

丽塔·卡伦的叙事医学分为 5 种模式：医学小说（medical fiction）、大众阐释（the lay exposition）、医学自传（medical autobiography）、来自实践的故事（story from practice）和医学训练的书写训练（writing exercises of medical training）。这五种模式揭示了叙事医学主体由作家到医师转变的一个动态过程，叙事主体由作家转换为医生，最终医生成为叙事者。

叙事医学关注的是患者叙事、医生叙事、疾病叙事、叙事伦理、叙事与健康等。倾听患者的叙事、想象患者的境遇、理解他们的痛苦、尊重他们的选择，这样的医学，能在一定程度上平衡医患关系，叙事医学是患者和医生都需要的一种新的医学形式。它是医学和文学范畴的交叉学科。文学关注人类情感，主观、感性、模糊，充满象征和隐喻；医学关注人类身体，客观、冷静、准确。叙事医学开启了 21 世纪文学与医学发展的叙事转向，并为医学真正转向"生物—心理—社会"医学模式提供了全新、有效的实践工具，同时，也为促进护患关系的良性发展提供了理论依据和支持。

三 护士角色与患者角色

（一）角色的概念

角色是指个人在社会关系位置上的行为模式。它规定一个人活动的特定范围及与人的地位相适应的权利义务、行为规范，是社会对一个处于特定地位的人的行为期待。

（二）护士角色

护士角色是指护士应具有的与职业相适应的社会行为模式，经历了不同历史阶段的发展时期，是健康、保健领域中最重要的社会角色之一。随着护理学科的发展、医学模式的转变，护

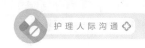

士角色的内涵和外延不断扩展，护士的专业知识水平不断提高，护理服务的对象不断拓展，在护理实践中扮演着多种角色。

1.病患者的照顾者

病患者的照顾者是护士最基本又最重要的角色，当人们因疾病等原因不能自行满足基本需要时，护士应提供各种护理照顾，帮助护理对象满足基本需要，如呼吸、饮食、排泄、休息、活动、个人卫生以及心理、社会等方面的需要。

2.护理计划者

护士运用护理专业的知识和技能，为患者制订系统、全面、整体的护理计划，促进患者尽快康复。在这个过程中要求护士具有深刻的思维判断、观察分析能力和果断的决策能力。

3.护理工作的管理者与协调者

为了使护理工作顺利开展，护士需对日常护理工作进行合理的计划、组织、协调与控制，以合理利用各种资源，提高工作效率，为患者提供优质的服务。同时，护理管理人员还需与医院的其他管理人员共同完成医院的管理。

4.知识的教育者

护士的教育者角色包括两个方面：一方面为护理对象提供健康知识的教育和指导，提供有关信息，促进和改善人们的健康态度和健康行为；另一方面对实习护士和新护士的教育培养，帮助他们进入护理工作领域，发展其护理专长。培养新一代护士也是护理事业延续和发展的需要。

5.患者与健康利益的代言者

护士是患者利益的维护者，有责任解释并维护患者的权益不受损害或侵犯，是患者的代言人。同时，护士还需评估有碍全民健康的问题和事件，为医院或卫生行政部门做决策时提供参考，此时，护士又成为全民健康利益的代言人。

6.护理专业的研究者

科研是护理专业发展不可缺少的活动，每名护士，特别是接受过高等教育的护士同时又是护理科研工作者，在做好患者护理工作时，要积极开展护理研究工作，并将研究结果推广应用，指导改进护理工作，提高护理质量，使护理的整体水平从理论和实践上不断进步。

🔗 **知识拓展**

没有人际交往的结果

13世纪德国腓特烈二世让人做过一项试验，他想研究与世隔绝的儿童长大后会讲什么语言，会有什么样的行为习惯，会怎样与人交往。于是他让人把试验的儿童与外界隔绝，让养育看护的人只能给儿童提供喂奶、洗漱等生活照料，绝不允许与儿童有任何语言交流或微笑抚摸等非语言交流。结果由于没有交流，没有情感，没有爱抚，没有人际交往，这些儿童都相继死去。这个残酷的试验警示人们：人不能与世隔绝、离群索居。人只有在与他人交往和互动中才能生存并实现其社会价值。

（三）患者角色

1.患者角色的概念

患者角色是指患病后脱离日常生活角色所表现出的一系列角色行为，重点强调了患者从社会角色中脱离出来的权利及配合治疗、努力康复的义务。

2.患者角色的权利

一个人在患病后得到医师的确认，出现一定的疾病及求医行为时就获得了患者角色，开始享有患者角色的权利，并承担相应的义务。一般患者角色的权利包含以下4个方面。

（1）有暂时免除社会及其他角色及义务的权利。

（2）有免于疾病责任和获得帮助的权利。

（3）享受社会尊重及同情的权利。

（4）享受医疗服务的权利。

3.患者角色的义务

患者在享有一定特殊权利的同时也必须相应地承担患者角色的义务。一般患者角色的义务包含以下4个方面。

（1）有努力获得康复的义务。

（2）有积极寻求医疗护理帮助的义务。

（3）有配合医疗和护理的义务。

（4）有康复后继续承担原有社会责任的义务。

 四 新型护患关系模式

随着现代社会的发展，医学科学有了更大的进步，一类由生物因子（细菌、病毒、寄生虫）所致的疾病已被控制。而另一类疾病，如心脑血管疾病、肿瘤、精神疾病等，已成为人类健康的主要危害，这类疾病的发生原因除生物学因素外，还受社会因素和心理因素影响。于是，出现了综合生理、心理和社会因素对人类健康与疾病产生影响的医学观，这就是"生物—心理—社会"医学模式。"生物—心理—社会"医学模式补充和完善了传统医学模式的不足和缺陷，在更高层次上实现了对人的尊重。不仅重视人的生物生存状态，而且更加重视人的社会生存状态。在此基础上形成的新型的护患关系模式，更加注重人的整体性、社会性，注重人本观念，注重护患之间的良好关系，使医护工作更加注重人的心理、生理、社会及个体差异等多方面的需求。以人为本，一切以患者为中心的理念，已经得到了社会和医务人员的认同。

护患关系的3种基本模式（表5-1）。

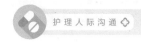

表5-1 护患关系模式

类型	护士地位	患者地位	适用范围	类似关系
主动-被动型	有权为患者做什么	无权选择做什么	重急症等无意识状态	父母与婴儿
指导-合作型	告诉患者要做什么	被要求与护士合作	急性病有意识者	父母与青少年（子女）
共同参与型	帮助患者做什么	与护士成为平等伙伴关系	慢性病并有一定文化水平	成人之间

1.主动-被动模式

主动-被动模式是一种传统的护患关系模式，是护患关系中最常见的一种模式，是以生物医学模式及对疾病的护理为指导思想。其特征是护士对患者单向作用，即"为患者做什么"。该模式受传统生物医学模式的影响和限制，建立在患者完全服从护士护理工作的基础之上，护士具有绝对的权威性。该模式的特点是护患双方建立在一方对另一方（护士对患者）的完全支配之上，优点是一方具有完全的支配性、权威性，能够完全实施计划；另一方只能接受，没有选择的余地。这种模式的不足是被支配的人不能发挥主动作用，忽视了患者在疾病中的能动性。这种模式主要存在于昏迷、休克、全身麻醉、有严重创伤及精神疾病的患者的护理过程中。这一模式和父母与婴儿的关系比较相似。

2.指导-合作模式

指导-合作模式将患者视为具有生物、心理、社会属性的有机整体。以护患双方互动为前提，承认患者在护患关系中有一定的主动性，其特征是"护士告诉患者应该做什么和怎么做"。在此模式中，护士根据患者病情决定护理方案和措施，对患者进行健康教育和指导，患者则尊重护士的决定并主动配合，对自己的治疗和护理可提出建议和意见。在临床护理工作中，这种模式主要存在于急性病患者的护理过程中，患者意识清楚，病情重、病程短，对疾病的治疗及护理了解不多，需要依靠护士的指导以更好地配合治疗。这一模式类似父母与青少年（子女）的关系。

3.共同参与模式

共同参与模式是以"生物-心理-社会"医学模式及以健康为中心的护患关系模式为指导，以平等合作为基础，护患双方具有同等的权利，共同参与护理措施的制订和实施。其特征是"护士积极协助患者进行自我护理"。此种模式有患者的主动配合，积极反映情况，与护士共同探讨某些护理措施的取舍，如是否能够单独完成一些简单的生活护理（洗头、梳头、定时服药）等。这样，就可使患者在疾病的治疗和护理中，发挥其主动精神，更好地树立信心，逐步独立处理自己的生活。这种模式比较适用于慢性病患者和受过良好教育的患者，他们对自身健康状况有比较充分的了解，把自己看作战胜疾病的主体，有强烈的参与意识。这一模式类似成人与成人之间的关系。

以上3种护患关系模式在临床护理实践中不是固定不变的，护士应根据患者的具体情况、患病的不同阶段，选择适宜的护患关系模式，以达到满足患者需要、提高护理水平、确保护理服务质量的目的。

<h1 style="text-align:center">第三节　治疗性沟通</h1>

 治疗性沟通的概念

　　治疗性沟通是指护患之间可起到治疗作用，围绕患者的健康问题，具有服务精神的、和谐的、有目的的沟通行为。希波克拉底曾说过，医护人员有两种东西可以治病，一是药物，二是语言。因为语言既可以"治"病，也可以"致"病。治疗性沟通是一般性人际沟通在护理实践中的具体应用，是以患者为中心，围绕患者健康问题进行有目的的沟通，是医护人员为患者提供健康服务的重要途径。对治疗性沟通含义的理解建立在其与一般性沟通区别的基础上。二者的具体区别见表5-2。

表5-2　治疗性沟通与一般性沟通的区别

	治疗性沟通	一般性沟通
目的	收集资料、进行评估、诊断，以确定护理问题，制订计划，并进行健康指导	加深了解，增进友谊，建立关系
地位	以患者为中心	双方同等
结果	解决护理问题，促进护患关系	可有可无
场所	医疗机构及与健康有关的场所	无限制
内容	与健康有关的信息	无限制

 治疗性沟通的原则

（一）目的性原则

　　治疗性沟通应针对医疗护理的相关问题进行沟通，如治疗目的、治疗方法、治疗效果、并发症、治疗中的注意事项、治疗疗程等。用专业知识辅以通俗易懂的词汇与患者沟通，使患者能很好地配合治疗。

（二）个性化原则

　　根据患者的年龄、职业、性别、文化程度、价值观、社会角色来确定沟通内容及方式，达到预期的沟通效果。

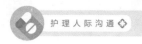

（三）实事求是原则

对病情及治疗效果进行沟通时，一定要实事求是，既不要夸大治疗效果，也不要隐瞒可能出现的并发症与副作用。面对意志薄弱、情绪消沉的危重患者时，沟通一定要委婉，讲究方法与技巧，同时将实际的危重病情向患者家属解释，告知清楚，从而使患者及家属都能从不同的角度面对并接受现实，以积极向上的心态最大限度地配合治疗。

（四）和谐医患关系原则

认真地倾听、耐心地解释，充满关爱的沟通会拉近与患者的距离。在接诊患者与治疗的全过程中都要体现人文关怀，创建和谐的沟通氛围，建立良好的医患、护患关系。

 ## 三　治疗性沟通的影响因素

在治疗性沟通中，医护人员虽然居主导地位，但沟通是双方的，任何一方说话过于生硬、简短或主观性很强，都会影响沟通的效果。影响治疗性沟通的因素主要来自护士与患者两个方面。

（一）护士因素

由于护士在治疗性沟通中起主导作用，护患双方能否达到有效沟通，更多取决于护士的职业情感、专业素质和沟通技巧。如果护士缺乏职业情感，就会对患者态度冷淡、缺乏关怀与尊重，容易造成护患间的沟通障碍。护士丰富扎实的专业知识和娴熟的操作技能不仅是完成护理工作的基础，也是护患间实现良好沟通的重要前提。如医护人员专业素质高，患者就会给予医护人员更多的信任，因而也就愿意与医护人员深入沟通。除此之外，护士还要学会恰当运用各种沟通技巧，因为沟通技巧是实现治疗性沟通的目的，是建立良好护患关系的桥梁。例如，"您是哪个地方人？""您今天的气色不错！"如果不能合理运用沟通技巧，如说话过于生硬、简短、傲慢、敷衍，或治疗过程中注意力不集中，不能很好地理解患者的心情，则会使患者产生抗拒心理，从而影响治疗。

（二）患者因素

治疗性沟通是否有效，除了护士方面的因素，还和患者的个人经历、文化程度、心理状态以及疾病程度有密切的关系。患病多年的患者对疾病和治疗会有更多的体会和感受，能够平静面对自己的病情；初次患病的患者则表现出焦虑、反感甚至抗拒心理，经常不能面对现实，容易对治疗失去信心，从而影响治疗效果。同样，文化程度较高的患者在沟通过程中理解能力较强，对医护人员的提问和建议能够很好地接受；文化程度较低的患者，则对医护人员的表达能力、沟通能力要求更高。若医护人员不了解患者的差异性而同等对待，则会出现沟通的障碍。另外，可能存在患者对护患双方的权利与义务缺乏了解、对护理效果期望值过高等因素，也会影响治疗性沟通的效果。

四 治疗性沟通的技巧

护患关系——
治疗性沟通技巧

（一）护理操作过程中的人际沟通

1. 操作前沟通

（1）亲切、礼貌地称呼患者，做好自我介绍，让患者放松，减轻不安与紧张的情绪。

（2）核对患者信息。

（3）向患者简要阐述本次操作的目的和意义。

（3）取得患者配合，安置合适体位。

（4）询问患者有无其他需求，提示患者稍等。

2. 操作中的沟通

（1）简单告知患者操作方法，操作中会有什么感觉，怎样可减轻不适的感觉。

（2）操作过程中询问患者有无不适，仔细观察患者面部表情变化，对患者的感受予以重视，并视情况适当调整。

（3）使用赞扬、鼓励性的语言，增强患者的自信心。

（4）使用安慰性语言，转移其注意力。

3. 操作后的沟通

（1）告知患者操作已结束，消除其紧张心理。

（2）教会患者简单的处理方法及注意事项。

（3）安排合适的体位，整理床单位，询问有无其他需求。

（4）将呼叫器放在患者枕边，告知患者呼叫方法。

（二）健康教育中的人际沟通

护理人员可以根据门诊及各病区患者的特点，围绕疾病的治疗和护理等方面对患者进行健康教育，包括对病区环境、规章制度、饮食及安全等。同时，也可以对住院患者进行护理操作、术前准备、辅助检查须知等方面的健康教育，也可以对门诊和出院患者的复诊、功能锻炼、饮食指导等方面进行教育。健康教育中的沟通方法主要有以下几种。

1. 交谈讲解

护理人员可根据教育对象的情况与其直接交谈，或者对其提出的问题进行解答。

2. 图文讲解

面对一些复杂问题和疾病，护理人员可通过宣传图片、画册等，向教育对象进行教育，例如，可以结合产科病区走廊中张贴的纠正胎位不正的操作步骤图对产妇进行教育。

3. 视听材料

护理人员可以向教育对象发放视频或通过广播、电视等多媒体形式进行健康教育，使教育

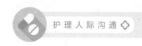

手段更加丰富形象。

4.模拟示范

护理人员可以通过示范教学让教育对象模拟学习。例如，新生儿的哺乳教育、对口腔疾病患者进行刷牙示范等。

5.患者出院健康指导技巧

（1）热情接待患者：立即起身，面带笑容，问清事由。

（2）用药指导：对出院所带药物进行服用方法及不良反应指导。

（3）生活指导：对患者进行生活方面的健康指导，包括情绪、睡眠等。

（4）饮食指导：对患者出院后的饮食给予指导。

（5）运动指导：对适合患者的运动方式进行合理化指导。

（6）复诊指导：指导患者按时复诊，必要时给予时间安排。

（7）热情送患者离开病房或送患者到电梯门口。

第四节　护士与特殊患者的沟通

 一　护士与急诊、手术患者的沟通

（一）护士与急诊患者的沟通

急性病患者的特点是起病急，病情重，患者需要紧急救治处理。多数患者因为极度痛苦和恐惧，缺乏沟通的能力，患者家属紧张不安。与急性病患者的沟通技巧重点体现在以下几个方面。

1.态度积极主动

急诊护士应树立主动沟通的意识，应表现出对患者的重视，给予支持和鼓励，尽量避免消极暗示，使患者能够身心放松，产生安全感。在沟通的同时要注意避免引起患者不适。

2.方法简便适用

护理人员应在最短的时间里收集患者的病史，尽量运用简便、实用的沟通方式，专心听取患者主诉，不要任意打断，以免遗漏有价值的客观资料。

3.程序有条不紊

积极有效的救治是与急性病患者进行良好沟通的基础。在护理操作中，应保持沉着冷静的精神状态，在急性病救治中坚持"边操作边沟通，快操作快沟通"的原则。

4.护士要以高度的责任心进行救治

护士要以高度的同情心理解患者及家属的心情，以高度的耐心对待患者及其家属焦虑、惊慌、激动、易怒地询问、质疑或发泄；以高度的宽容心去接待每名患者，对待不同身份的患者应一视同仁。

5.如遇到患者情绪激动

有过激行为或与医护人员发生纠纷时，为避免事态激化，当事人应尽量回避，如有伤害行为，应立即报告医院保卫科或求助"110"。在与急性病患者沟通时要加强自我保护，形成规范化、程序化的语言沟通系统，以免发生医疗纠纷。

（二）护士与手术患者的沟通

1.手术前患者的沟通

1）评估心理需要

对拟实施手术的患者，护士应进行心理评估，详细了解患者的情况，如一般身体情况，疾病的诊断、治疗，手术部位、麻醉方式、患者心理状态，对手术及疼痛的认识程度，对手术成功与预后担心程度等，尤其是患者及家属接受手术的态度、顾虑、要求等。耐心听取患者及家属的倾诉和要求，了解患者的真正需要，给予适当的解释和指导，消除顾虑，减轻压力，勇敢面对手术（图5-2）。

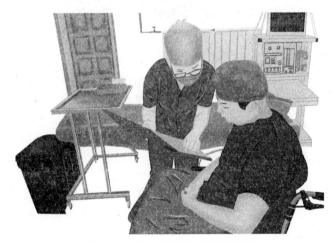

图5-2 手术前护士与患者沟通

2）满足患者的心理需要

（1）及时向患者介绍病情，阐明手术的必要性和重要性，解释手术的安全性和疗效，使患者和家属放心。

（2）提供医院术前准备与术后生活护理的相关信息，解除患者的疑惑和焦虑。

（3）让已经接受手术、获得成功治疗的病友介绍情况，安慰患者及家属，消除或减轻术前焦虑、恐惧心理，树立战胜疾病的信心。

（4）护送患者进入手术室的过程中，根据患者情况，向患者介绍手术室的布局、设备，消除患者对手术室的恐惧感和神秘感，进入手术间后，协助患者卧于手术床上，帮助患者摆放麻醉体位，注意动作轻缓。

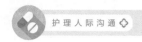
2.手术中患者的沟通

手术给患者带来的心理压力是巨大的，以至于患者对周围环境非常敏感，医护人员态度的微妙变化影响着患者的心理变化。参加手术的人员，要尽量做到举止沉稳，注意避免造成患者心理压力。在严谨仔细地实施手术过程中，尽量避免出现一些与治疗无关的闲聊和玩笑的话语，也要避免容易引起患者误会的词语和表情，如"糟了""完了""错了"等语句，以免患者受到不良的暗示，造成心理负担。如果术后出现不良情况，则患者常会把手术中听到的只言片语及当时的情景联系起来，误认为是手术产生问题的原因。

3.手术后患者的沟通

关心、重视术后患者的病情和心理变化，及时发现问题，对保证患者的生命安全是十分重要的。手术后患者的沟通技巧有以下几种。

（1）及时反馈：护士应及时向患者反馈手术后信息，鼓励患者继续配合病房护士的护理工作，战胜术后痛苦，护士亲切、礼貌的态度对术后患者是极大的安慰和鼓励。

（2）解除伤痛：患者术后疼痛表现程度各不相同。护理疼痛的患者首先应解除疼痛，可转移其注意力，根据医嘱给予镇痛药，应用肢体语言安抚、鼓励患者。

（3）加强手术后指导：术后患者的适当活动对病情恢复是很重要的，护士应正确地指导手术后患者的活动，不仅需要护理人员的口头嘱咐，还需要在具体操作上给予患者示范指导，协助患者活动。

 护士与儿童患者、老年患者的沟通

（一）护士与儿童患者的沟通

儿童各方面都需要成人的照顾，患病后更需要医护人员的精心护理，良好的护理对增进疗效、提高治愈率，降低死亡率极为重要，然而良好的护理必须有良好的沟通做前提。

1.使用安慰解释性语言

关心患者病痛是每名护士的职责，绝不可因语言使用不当而刺激患儿情绪，尤其对那些病程长而重的患儿，更应使其感到温暖体贴与关心（图5-3）。

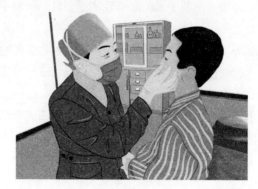

图5-3 护士与患儿沟通

2.使用鼓励表扬性语言

因儿童是一个特殊的群体，表扬鼓励就显得尤为重要，治疗前后特别是肌内注射和静脉注射，患儿都比较惧怕，看见护士推着治疗车去病房，就开始哭闹，乱踢乱动，此时要先鼓励他是一位坚强、勇敢、不怕痛的好孩子，同时请他给比他年龄小的病友做榜样，由于儿童具有好胜心和虚荣心，他很快就会配合，待顺利扎完针后可给本图画书或糖果等作为奖励，这样对指导患儿顺利克服治疗过程中产生的不良情绪，使其积极协助和配合治疗有很大帮助。

另外，护士还要善于通过患儿的父母、家属了解患儿的生活习性、兴趣爱好等，以便更好地根据其特点，制订护理方案，做到因人施护。

（二）护士与老年患者的沟通

1.尊敬的称呼

用尊敬的称呼称谓老年患者，可使老人感到亲切并且产生被重视的感觉，激发老人谈话的兴趣。

2.恰当使用交谈的起始语

多用征求的话语展开谈话，如"今天要谈什么，由您老做主。""您今天想和我说什么吗？""您现在是怎么想的？"等。

3.适当的语速

交谈语速要和缓，给老年患者足够的思考与反应时间。语速较快又较难理解时，容易引发老年患者的烦躁情绪。

4.恰当处理沉默

由于老年患者自身的生理和心理特点，在谈话过程中常会出现沉默的情况，护士要耐心理解并做出相应反馈，巧妙利用沉默达到"此处无声胜有声"的效果。

5.安慰性语言

护士对老年患者的安慰，其温暖是沁人肺腑的。所以护士要善于运用安慰性语言。

6.鼓励性语言

鼓励性语言是对患者的良好心理支持。如"您这样想非常好。""您打算怎么做呢？""您对这件事处理得挺好。""您讲得挺清楚的。""……对呀，那后来呢？"等，要多给患者称赞，避免与他发生争执，或请他讲成功的经验，称赞他学识渊博。此外，还应尊重老年患者的习惯、人格及信仰。

7.劝说性语言

当老年患者不配合检查治疗时，医护人员要给予耐心的劝说，用温和的态度，体贴的语言劝说患者服从医疗护理。例如，医护人员："爷爷，您看这几天病情都见好了，按照病情我们还需要坚持用几天药，这样可以巩固疗效，防止复发。您不是盼着早日出院吗？再用几天药就可以出院了，要不回去复发，再来医院就更麻烦了。"

8.避免使用伤害性语言

老年人性格敏感，自控能力较差，常会被负面情绪控制，如焦虑、恐惧、孤独、忧郁、偏

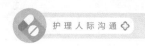

执、暴躁、自卑、自弃等，因此与老年患者沟通时要尽量避免使用伤害性语言。

 三 护士与情绪异常患者的沟通

（一）护士与愤怒患者的沟通

由于对自己病情的不确定，患者容易焦虑；由于不能准确理解医生所传递的信息，患者容易烦躁；由于不能明确表达自己的意图，患者容易气愤……这些情绪积压久了，一旦触及导火索，患者就会愤怒，进而出现一些过激的行为。与愤怒患者的沟通应注意以下几点。

1. 提供安静的环境，用和缓、平稳的语调沟通

护士要耐心对待发怒的患者，不被发怒患者的过激言辞或行为激怒。

2. 视患者的情绪为一种健康的适应反应

护士不要对患者采取任何个人攻击性或指责性行为，尽量为患者提供发泄的机会，用倾听的形式找到患者发怒的具体原因。

3. 语调、语速适中

护士与患者进行沟通时，应语调、语速适中，慢慢地使患者的心情恢复到平静。

4. 表示出理解

例如，"我能理解你的感受。当我得到消息的时候，我也感到很难过。但我们还是要积极面对，只要有一线希望，我们都不能放弃。我会陪你一起，同病痛抗争……"此时，医护人员的想法与患者的想法是一致的，彼此之间有了充分的信任，就可以取得很好的沟通效果。

（二）护士与抑郁患者的沟通

抑郁患者表现为情绪低落、沮丧、忧虑、愁眉不展、忧心忡忡，对问话反应迟钝、语言少、声音低、走路行动缓慢。面对这样的患者，护理人员要主动热情、真诚地接待患者，用清晰、简洁的语言与患者沟通，这样能够使患者感到温暖，觉得你是他值得信赖的人，有效地保证了护士对患者的心理支持；同时也是对患者的良性刺激，调动患者的积极性，增强其对疾病恢复的信心，为进一步深入沟通奠定良好的基础。

经常深入接触患者，结合患者病史，从中了解到患者患病的原因、病情变化的心理活动，面对患者，首先要表示同情、关心，体贴患者，建立和谐、融洽、信任的护患关系，运用正确的沟通方式与患者沟通，就会取得良好的积极作用。例如，患者，女性，48岁，入院时情绪低落，哭泣、双眉紧锁、长吁短叹，护士从病史中了解患者发病原因后，主动关心，体贴患者，应用倾听、保证的心理支持的治疗原则，耐心倾听患者的诉说，对谈话的内容表现出兴趣，设身处地理解患者的处境和情感，使患者感到护理人员是理解其内心世界的。通过有效沟通使患者抑郁情绪有明显缓解，该患者在药物治疗配合下很快出院。

护士与癌症、传染病患者的沟通

（一）护士与癌症患者的沟通

在与癌症患者的沟通过程中，护士应以微笑迎接患者；为患者选择恰当的称呼以表示尊重患者；用真诚的心去抚慰患者，用关切的目光去关心患者，以愉快、积极的情绪感染患者，用适当的沉默去理解患者；鼓励患者说出内心的焦虑、恐惧及各种感受，以缓解内心的压力。护士应掌握更多的医学知识，及时将癌症治疗中的一些新进展、新方法和成功的病例告诉患者，帮助患者重新燃起生的希望；对需要手术的患者，应加强术前、术后的沟通；对采用化学药物治疗（化疗）的患者，可以通过一些预防或减轻不良反应如恶心、呕吐的暗示疗法，帮助患者减轻化疗中的不适感。

（二）护士与传染病患者的沟通

1.提高认识并进行传染病知识的健康教育

使患者认识传染病的危害性及进行隔离治疗的目的和意义，鼓励患者积极配合治疗，及早解除隔离，恢复正常生活。

2.树立战胜疾病的信心

护士应及时提供患者的病情信息、治疗方案及治疗效果，消除患者的不安心理。

3.消除心理创伤

护士应耐心做好健康教育及心理疏导工作，缓解患者心理压力。同时做好医疗保密工作，减轻患者心理负担，通过语言或非语言的沟通方式，给予患者心理上的支持，使其心理上得到安慰、情绪上得到稳定、治疗上得到配合。

护士与危重疑难患者的沟通

危重病例往往是濒临死亡或诊断难以确定的状态，虽有抢救生存的一线希望，但此时患者已经失去了沟通和掌控自己命运的能力，家属和亲人变成了沟通的对象。因病情危重来不及进行各种辅助检查，只能是凭经验全力抢救和治疗。此时明确诊断较为困难，沟通难度加大。护士应迅速查体，认真准确，处置果断，全力投入抢救。同时，第一时间向上级护理人员、护士长及主任汇报，组成强有力的抢救组织，汇聚各科力量共同投入抢救。

护士与危重疑难患者的沟通应做到以下几方面。

1.一切为患者着想，全力为患者服务

危重疑难病患者及家属心理上承受着巨大的压力，医护人员应以敏锐的观察力及时发现他

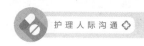
们内心的变化。如神志清醒的患者，看到床边各种监护仪器和抢救设备，内心会非常紧张、焦虑，此时医护人员应适当解释与安慰。在进行吸痰、气管内滴药、使用呼吸机等医疗护理操作时，应向患者告知可能有不适的情况。气管插管的患者不能说话，医护人员可以用"语言图片"与之沟通，了解其需求，并尽量予以满足。

2.尊重患者，保护隐私

医护人员在进行各项操作时，要充分尊重患者，保护隐私。换药、导尿、灌肠、协助排便时要用屏风遮挡。

3.立足患者病情实际，合理选择沟通语言

面对危重疑难患者，医护人员要态度和蔼，语气深沉和缓，从而消除患者的恐惧感。向危重疑难患者交代病情时，应由科室或抢救治疗组织负责人与患者家属进行沟通，沟通时应向家属说明患者目前的客观情况及可能存在的危险，并向其说明接下来的治疗方案及预后。沟通过程中，要注意尽量选择疏导性语言，用自己的语言行动感化患者，尊重并安慰患者及其亲属，通过沟通，消除患者的心理顾忌，建立其接受治疗的最佳心理环境和应激状态。重症患者极度虚弱，沟通应力求简短，采用封闭式提问。如"您头还疼吗？""您哪儿不舒服？"等，患者回答为"痛"或"不痛"，"某某部位"或用手指向某部位，这样可以及时照顾患者。

4.急患者之所急

每个环节都应体现以抢救患者为中心。医务人员应表情紧张而严肃，行动快速而敏捷，治疗沉着而稳重，抢救迅速而有序。

5.如需转院，及时告知

对于需要转院治疗的患者，应及时告知，且详细告知患者及家属在转院途中及不转院所面临的风险，并履行书面签字程序，是否转院由患方权衡利弊做出抉择，医方只能拿出意见，做好参谋，供其参考。切忌为其做出决定，这样既可以规避风险，又可以充分尊重患者及家属的知情同意权。

6.科学认识医学

接受医疗现状应向患者家属阐明相关疾病目前国内诊治的水平和现状，使其了解医学是一门自然科学，所以对疾病的认识是有限的，医学并非无所不能，很多疾病还不能根治。医学的发展只能是无限地趋于进步、完善、成熟的过程。使之了解疾病发生、发展、预后和转归的客观规律，从而正确地理解疾病，认识疾病，对待疾病。

 护士与临终患者的沟通

（一）临终关怀的概念

临终关怀又称安宁和缓医疗、安宁疗护、姑息疗法。它是一种专注于患者将要逝世前的几个星期甚至几个月的时间内，减轻其疾病的症状、延缓疾病发展的医疗护理。

（二）安宁疗护主要做法

首先，临床医生诊断，患者已处于临终期，现有医疗水平不可能使其痊愈。其次，护士与家属沟通，是否接受"安宁疗护"，即不进行插管、心肺复苏等无谓的、创伤性抢救措施，而主要针对不适症状进行处理，如针对患者的水肿、疼痛、尿失禁等症状进行疗护。随后，心理护理跟进，帮助患者平静地面对死亡，完成心愿。

现在对晚期患者实行临终关怀是很重要的，临终关怀的任务并不是使患者康复，而是使患者在有限的生存期间内，在充满人间温暖的氛围中安详而平和、舒适而有尊严、无憾无怨地离开人世。

（三）护士与临终患者的沟通技巧

1.用心倾听患者诉说

临终患者的心理极为敏感，情绪进入绝望、复杂阶段，对人格、友谊、尊严倍加珍视，对护士的一言一行更为注意，常表现为消沉、忧郁、不思饮食、脾气暴躁、性格怪异。作为护士应充分地去倾听，对于患者诉说，必须充分支持，通过温柔的动作、眼神、微笑等方式，给予患者关爱与理解，使患者感受真情。

2.疏解和安慰患者

主动热情关心患者，抽一定时间陪伴患者，倾听其诉说心中的焦虑，并表示理解和同情，消除其孤寂感，让其体会到他并不是孤立地承担痛苦。同时给以安慰，安慰要恰到好处，既强调有希望的方面，又不能过于乐观。在暗示疾病疑难的同时，帮助患者分析疼痛反复性的原因，解释与疼痛有关的生物心理学问题。多与患者交谈疾病以外的话题，转移其注意力。护士在患者面前自始至终都要表现出冷静、沉稳大方、认真负责的态度，为患者提供良好的心理支持。

3.随时注意患者的反应

细心观察他们的非语言行为，发现他的内心活动，因势利导，用护士高尚的道德品质、精湛娴熟的技术、和蔼可亲的笑容赢得患者的信赖。还可以举一些乐观勇敢的患者实例，使患者的情绪稳定。

4.满足患者需求

允许临终患者表达悲伤，尽力安抚和帮助他们，使患者了解死亡是人生中的客观规律，逐渐接受临终这一事实。让患者带着护士最崇高圣洁的爱安然离去。

◈ 情景案例

患者钱某，女性，56岁，家住城郊，因走路不慎跌倒致尺桡骨骨折，入院行尺桡骨内固定术，术后医嘱需要住院治疗观察一段时间，住3病室9床。钱某因受伤时伤情较严重，紧急入院，家里的事情没有安排好，术后第三天下午，钱某趁护士们忙碌没有注意她时，悄悄走出病房，乘公交车回到家中。夜班护士交班时以为钱某去上厕所了，便没在意。早上大交班时才发现钱某不在病房。值班护士与钱某家属联系并要求尽快送患者回病房。早上10点左右，家属才陪同钱某来到病房。治疗护士小于看到钱某时一脸的不高兴，因为钱某不在病房，护士长狠狠地批评了相关的几个护士，并要求她们明天在交班会上做检讨，还要扣除她们当月的奖金。加之长期治疗无法进行，现在又要给其他患者进行临时治疗，工作量又大，于是没好气地对钱某抱怨。

护士小于："9床的，怎么搞的，回家也不请假，你知道吗，你私自跑回家，我们得有多少护士因你而要挨批扣奖金呀。真是一只老鼠害一锅汤……"

钱某听到自己悄悄回家招来了这么大麻烦，赶忙对护士小于说："对不起了，我不知道这么严重。"

护士小于："一句'对不起'就完事了，你知道给我们带来多少麻烦吗？本来我可以按时下班，因为你我可能又要晚下班了，遇上你真是倒霉……"小于还在喋喋不休地唠叨着。

钱某突然不乐意了，提高嗓门说道："你这个护士咋这么唠叨呢，说上两句就算了，还没完没了的了，我不就回了趟家吗，你把我当什么了？9床的，9床的，我是人还是床啊？有没有一点儿礼貌呀？以后我不回就是了，话那么多……"

就这样，护士小于和钱某你一句我一句争吵起来，护士小于一生气扔下手里正在准备输液的物品回了治疗室。钱某更生气了，吵着要投诉护士小于。

这时，护士小李巡视病房看到了刚才的一幕，她轻轻地走到钱某身旁，伸出双手拉着钱某的手，坐在钱某身边，微笑着轻轻问道："钱阿姨，在生气吗？"

钱某："你们的这个护士太让人生气了，我要投诉她。"

护士小李（顺手理顺钱某额前的头发）："阿姨您先别生气，生气会影响您的伤口愈合的，您愿意听我说几句吗？"

这时钱某情绪有所平和，看着护士小李："看你的样子，再听你说话就不像刚才那个护士，你说，我听着。"

护士小李："阿姨，您不知道吧，我们医院是有规章制度的，患者住院期间是不可以随便离开医院的，以前，也有患者私自离开医院，这个患者是心脏病，结果在回家的路上心脏病加重倒下就再也没起来。出了这种事医院有责任，但患者本身也有不可推卸的责任，您在入院时，护士都是给您做了这方面的教育的，您还记得吧？"

钱某脸露愧色地轻轻点头："入院时护士告诉我了，但我觉得请假太麻烦，再者手术后这几天了，也觉得不是那么疼了，心里急着家里的事，就……"

护士小李："您也看到了，因为怕您会有什么不测，大家都急坏了，护士长批评了那么多护士，还要扣她们的奖金，您知道的，我们护士也不容易，一天辛苦工作，再受批评和扣钱，她们心里也不好受，是不是？"

钱某："小李呀，阿姨错了，阿姨不该不请假就偷着回家，给你们护士带来了这么多麻烦，刚才还骂了小于护士……唉！阿姨糊涂了。"

护士小李（轻轻触摸着钱阿姨的肩）："那您还投诉她吗？（眨着双眼调皮地）您要还投诉她，现在我就陪您去找院长。"

钱某（低下头，不好意思地）："投诉什么呀，那是气话，快别再取笑阿姨了。你帮我给小于道个歉吧。"

护士小李:"阿姨,没关系的,小于也有错在先的,她也应该向您道歉呀。"

钱某:"唉!都在气头上,也不怪她。"

护士小李:"那阿姨我去把小于叫来给您做治疗好吗?"

钱某:"就怕她还在生我的气呢?"

护士小李:"没事的,我会搞定的,就交给我吧。"(笑着离开病房)

案例分析:

本案例中护士小于与患者之间发生护患矛盾的主要原因在于以下几个方面。

一、患者方面

1.认知问题。患者对医院的规章制度的严肃性认识有误,没有认识到医院的规章制度是要靠医护人员和患者共同遵守和维护的,仅仅把它当作一道禁令而熟视无睹,那么就会失去其真正的作用和意义。

2.权利与义务的模糊。患者在求医过程中享有医疗的权利,但同时也负有承担义务的责任,这个义务就是要遵守医院的各项规定,配合和接受医务人员的治疗和帮助,本案例中的钱某显然对自己的权利和义务从思想和意识上出现了模糊。

二、护士方面

1.护士小于从根本上犯了一个原则性的错误,那就是没有遵循沟通中的尊重性原则,把患者称为"9床的",这是非常错误的,对一个人是否尊重,首先体现在合适的称谓上。

2.护士小于的态度生硬,表情冷漠,语言刻薄(一只老鼠害一锅汤),这是护患良性沟通建立中所忌讳的,对护患关系有很大的影响,也是导致护患矛盾的主要原因。

3.护士小于对患者没有体现出耐心、同理心和共情等,如果护士小于在与患者沟通中考虑到患者离开医院的初衷,换位思考一下,可能矛盾也就不会扩大。

三、护士小李与患者沟通成功的分析

护士小李充分地掌握了沟通的技巧,提问、倾听、阐释、幽默等,同时很好地运用了非语言沟通的技巧,触摸、眼神、微笑等,语气语调把握准确到位特别是对医院规章制度的诠释,利用实例让患者感受到问题的严重性,从而认识到自己的错误。

作为一名护士,如果要想与患者建立良好的护患关系,使医院的经济效益和社会效益双赢,就要做到既要掌握丰富的专业知识、扎实的技能操作能力,还要有良好的沟通技巧和水平;从内心关心患者、体贴患者、同情患者、时时处处尊重患者,把对患者的爱心外化为行动,才能为构建和谐的医疗环境、促进医患关系良性发展做出贡献。

思考题

1.你是如何理解、诠释并身体力行护患关系内涵的?

2.作为一名护士,你在护理治疗活动中如何与患者进行有效沟通?

3.你在与患者沟通时,如何分辨与消除引起沟通失败的因素呢?

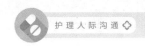

✿ **拓展阅读**

引言：倾听患者的叙述、想象患者的境遇、理解患者的痛苦、尊重患者的选择，能在一定程度上平衡医患关系。叙事医学开启了 21 世纪文学与医学发展的叙事转向，并为医学真正转向"生物—心理—社会"医学模式提供了全新、有效的实践工具。

蹲下来，陪你做一只蘑菇

有一个精神病患者，以为自己是一只蘑菇，于是他每天撑着一把伞，蹲在房间的角落里，不吃也不喝，像一只真正的蘑菇一样……

心理医生想了一个办法。有一天，心理医生也撑了一把伞，蹲在了患者的旁边，患者很奇怪地问："你是谁呀？"医生回答："我也是一只蘑菇呀。"患者点点头，继续做他的蘑菇。

过了一会，医生站了起来，在房间里走来走去，患者问他："你不是蘑菇吗？怎么可以走来走去的？"医生回答说："蘑菇当然可以走来走去呀。"患者觉得有道理，也立刻站起来走来走去。

又过了一会儿，医生拿出来一个汉堡开始吃，患者又问："你不是蘑菇吗？怎么可以吃东西？"医生理直气壮地回答："蘑菇当然可以吃东西呀。"患者觉得很对，于是也开始吃东西……

几个星期后，这个患者可以像正常人一样生活了。

当一个人悲伤到难以自持的时候，也许他不需要太多的安慰和劝解、训诫和指引，他需要的只是有一个人在他身边蹲下来，陪他做一个蘑菇。

第六章

护患冲突

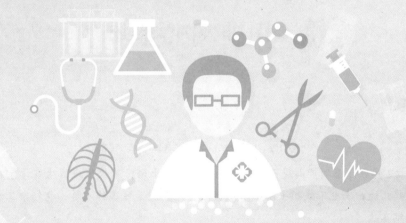

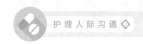

学习目标

思政目标：

提升综合素养，养成良好的职业行为，培养健康和谐的医患关系。

知识目标：

掌握护患冲突的概念；护患冲突发生的原因；护患冲突处理中的沟通技巧。熟悉护患冲突的预防措施；护患冲突的处理原则。了解冲突的概念；护患冲突的分类。

能力目标：

学会客观分析护患冲突的原因，不断提高沟通和解决问题的能力，有效预防护患冲突的发生，营造和谐的医疗氛围，具有良好的服务意识，提高沟通技巧，培养预防和有效处理护患冲突的能力。

目前，我国社会经济发展迅速，医疗体制改革不断推进，医学事业有了很大的发展，人民群众的就医条件也得到了提高和改善。但是医患之间的关系却日趋敏感而紧张，矛盾冲突愈演愈烈。这已经影响了就医环境，影响了医院的正常工作秩序，阻碍了医学科学的发展，成为影响我们每个人切身利益的社会性问题。护理工作是医院诊疗中的要素，是与患者接触最多、最直接的一个环节，也是比较容易引起冲突的一项工作。建立良好的护患关系，妥善处理护患冲突，是每位护士必须具备的能力。

第一节　护患冲突概述

导入情景

奇闻：医生护士戴钢盔上班

2006 年 12 月底，深圳市山厦医院医生护士戴钢盔上班，不仅值班医生在诊室内戴着钢盔给患者看病，连护士也不戴护士帽而用钢盔代替。医院其他工作人员，包括杂工和财务人员也戴上了钢盔。

原因是医院与一死亡患者的家属发生纠纷，医生护士遭受一伙人围攻谩骂，为了安全，医院才出此下策。该患者一个月前因车祸入住深圳市龙岗区布吉镇一家医院，一周后转来山厦医院，医院对其进行了充分的术前准备，在没有手术禁忌证的情况下，于第三天对其进行手术治疗，术后患者恢复良好，并于术后第 17 天准备出院。但在办理出院手续过程中，患者突然出现呼吸困难、面色发绀、大汗淋漓等症状，随之呼吸心搏骤停，2 min 后，经医生全力抢救无效死亡。院方向死者家属交代相关情况及初步估计的死亡原因，但是死者家属不理解，坚决要医院给个说法，并停尸三天。其间医院多次建议家属进行尸检，明确死亡原因，但家属坚决不同意。在处理过程中，患方不仅拒绝了医院提出的先鉴定再按正当途径索赔的建议，还多次组织人到医院拉横幅、烧纸，并谩骂医生护士，甚至多次与医院人员发生肢体冲突。院方没有办法，只有让医护人员戴上钢盔等防护工具，加强自身防护。

请问：

1. 导致医患冲突的原因有哪些？

2. 在护患交往中怎样避免冲突的发生？

在护理工作中，护士经常处于高负荷的工作状态，患者及其家属则处于焦躁不安的心理应激状态，特别是患者罹患重病、濒临死亡时，患者家属极易产生悲痛、不满、质疑等情绪，若护理人员处理不当，情况严重则会引发护患冲突。因此，护士在与患者及其家属沟通时，应充分体恤患者及其家属的心情，耐心为其解答相关问题，诚恳劝慰，将护患冲突及时化解。

电话沟通

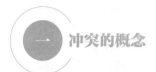

一 冲突的概念

冲突即不一致，是个体与个体之间，个体与群体之间在目标、观念、行为期待、知觉等不一致时存在的互不相容、互相排斥的一种矛盾表现形式。按照不同的冲突内容，可划分为种族冲突、宗教冲突、政治冲突、婚姻冲突、个性冲突、性别冲突、角色冲突、价值冲突等；按照不同的分析单位或层次划分，包括个体内冲突、个体间冲突、团体间冲突、组织间冲突等；按照冲突发生的不同情景，又可以分为家庭内部的冲突、组织内部的冲突等。

在人际沟通中冲突是一种对立的状态，表现为双方的观点、需要、态度、利益、要求等不相容而引起的激烈的争斗或对抗。冲突是普遍存在和不可避免的，由于其会导致破坏性的后果，人们在交往中总是害怕冲突的发生。但是冲突也有其积极的意义，在冲突过程中，人们之间的敌对情绪得到宣泄，反面的观点得以表达出来，心理上获得安慰，不至于使冲突上升到尖锐或无法化解的程度。因此，没有必要畏惧冲突、回避人际交往中出现的问题，而是要理智地正视冲突、处理冲突。

知识拓展

冲突的解决方式

发生人际冲突时，人们通常会采用五种解决方式：回避、竞争、迁就、折中、合作。根据情境需要，灵活选用适合的冲突解决方式，就能成功地解决冲突。

回避：是既不合作又不竞争，既不满足自身利益又不满足对方利益的冲突解决方式，对冲突采取逃避或压抑的态度。

竞争：核心是"我赢你输"，追求己方的利益最大化，采取武断而不合作的态度，试图通过控制或说服他人达到自己的目的，并以此解决争端。

迁就：是"由他人指导"的解决冲突的方式，策略的核心是迎合对方，向对方的利益让步。

折中：介于竞争和迁就之间，有一定程度的武断性和合作性。它能部分地满足双方的愿望。

合作：是冲突双方尽可能地满足双方利益的冲突管理策略。它是最完善的冲突处理方式，通过广泛深入的沟通，在足够的时间内发现相互满意的解决方法，解决原本不相容的问题。

 护患冲突的概念

护患冲突是指护患双方在诊疗护理过程中，为了自身利益，或对某些医疗护理方法、态度、行为及后果等存在理解、认识上的分歧，以致发生争执或对抗，甚至上升为医疗纠纷的社会现象。近年来，护患冲突时有发生，虽然导致冲突发生的原因多种多样，但统计表明，在已发生的护患纠纷中由于护患沟通不畅导致的纠纷占总量的2/3。沟通的不顺畅导致护患之间缺乏信任，猜疑积聚，矛盾升级，从而引发冲突。因此，护患双方及时、充分、有效地沟通，建立良好的护患关系是预防护患冲突的重要措施之一，也是化解护患冲突的重要途径之一。

 护患冲突的分类

（一）医源性护患冲突

医源性护患冲突是由于医护人员的医疗护理水平、服务态度、责任心、沟通技巧、职业道德及法治观念等方面的问题，导致患者切身利益遭受损失而引发的冲突。

1.责任性冲突

责任性冲突是指医护人员责任心不强、态度消极或违反操作原则，导致患者非正常死亡、残疾、病情加重或出现其他不良后果，并承担主要责任的冲突。例如，某8个月婴儿到社区卫生服务中心注射麻疹疫苗，因护士疏忽错将狂犬疫苗为其注射，家属发现后对该护士进行了投诉。如果医护人员责任心强，严格遵守操作规范，就可以杜绝责任性事故，避免护患冲突的发生。

2.技术性冲突

技术性冲突是由于医护人员专业知识不扎实，操作治疗技术不熟练，影响了患者的治疗，增加了患者的痛苦，导致并发症及非正常死亡而引起的冲突。此种冲突极易引发护患冲突与纠纷。例如，某老年患者行直肠癌根治术后留置导尿，由于护士不熟悉三腔导尿管的正确使用方法，在尿管刚进入膀胱而气囊尚在后尿道时即注入气体，导致尿道黏膜造成损伤，家属要求医院赔偿。如果医护人员钻研医术，技术精湛，就会减少或杜绝技术性冲突的发生。

3.道德性冲突

道德性冲突是由于医护人员不遵守职业道德，缺乏爱心和同情心，不能耐心体贴地对待患者所造成的。道德冲突主要表现为服务态度恶劣，沟通语言生硬，对患者的合理要求不闻不问；说话训斥，不讲技巧，不理睬或不耐心解答患者提出的问题，甚至出现冷嘲热讽、恶语伤人的现象，导致患者和家属认为护士职业道德缺失，造成护患之间的不信任，从而引起护患冲突。近年来，随着优质护理服务活动的开展，由此引发的护患冲突已明显减少。

✿ 拓展阅读

医学伦理委员会

医学伦理委员会是由多学科人员组成、为发生在医疗实践和医学科研中的医德问题和伦理难题提供教育、咨询、决策的医院伦理专业组织，主要功能包括：①开展有关科研项目的伦理审查。②监督检查评估，对医院伦理道德规范的制订和实施、医德建设计划的执行情况和医德医风的状况进行监督检查，并对医务人员的伦理道德做出评估。③咨询协调，为患者、家属和临床医务人员提供伦理咨询服务，分析协调临床实践中出现的各类伦理冲突、医疗纠纷以及形形色色的医德难题。④宣传教育培训，一是对本医疗机构医务人员进行医德医风教育和医学伦理知识的培训，提高医务人员的伦理水平和医德素质；二是对患者、家属和人民群众宣传普及医学伦理学知识，增强患者的维权意识和对医学临床研究的理解，减少医疗纠纷和护患冲突。

4.需求性冲突

在我国绝大多数的医院存在护理人员配备不足的事实，临床一线的护理人员数量未能达到卫健委的床位与护士配比标准1∶0.4。有的医院为了追求效益甚至有意压缩护理人员数量，造成个人分担的工作超量超负荷。护理工作繁杂琐碎、技术性要求高，护理人员在繁重的工作压力下必将产生疲惫感，导致工作效率降低，没有足够的时间和精力与患者沟通，从而引发更多的护患冲突。

（二）非医源性护患冲突

非医源性护患冲突是由于患者及家属缺乏医疗护理常识，对医疗护理产生误解与质疑，对现行医疗制度不理解，或者受不良经济利益驱使而引发的冲突。

1.经济性冲突

由于患者对医疗收费标准不了解或某些医院收费行为不规范，造成患者对医疗费用产生怀疑而引发的冲突。医护人员应对此进行有效的沟通，耐心地解释各收费项目的来由以消除患者疑惑，从而避免产生冲突。

2.认知性冲突

认知性冲突是指患者与医护人员对医学专业知识了解程度不同，对治疗、护理过程出现的

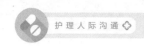

问题存在认知性偏差，从而引起的冲突。例如，一名病毒性心肌炎患儿，经入院治疗后，心率总是降不下来。患儿母亲非常着急，反复进行询问。医护人员虽多次解释心率的增快是心肌炎导致的，需要炎症逐渐消退才能降到正常范围，而炎症的消退需要一段时间。但患者母亲由于担心，加之对医学知识不了解，还是每隔0.5 h就来焦急地询问医护人员。当班医护人员不耐烦地说："和你说多少遍了，怎么还问呢？没看见我们正忙着吗？"患者母亲听后，觉得当班医护人员缺乏爱心、耐心及同情心，随即产生了冲突。此时，若医护人员热情服务，耐心解释，多从患儿家属的角度考虑问题，善于沟通，就会避免冲突的发生。

3.恶意性冲突

某些患者及其家属不能正确对待治疗中出现的并发症或无效治疗，偏执地认为医护人员存在过失而要追究医院的责任。甚至个别患者及其家属试图将医疗纠纷作为获取不正当经济利益的工具，把一个简单、普通的医疗纠纷演变成医闹事件。

第二节　护患冲突发生的原因及预防措施

国家通过医疗改革加大对卫生经费的投入力度，加强医疗卫生保障制度和配套设施的建设等措施相对解决了"看病难"和"看病贵"的问题，但对医疗公益性和福利性的宗旨落实迟缓，对医疗服务质量的重视不足，医疗工作者的职业道德教育和职业行为的约束力差，相关医疗法律法规不健全等原因给医患的矛盾冲突埋下隐患。医疗改革是一个长期机制，必然要有一个渐进的过程。作为护患关系的主体——护理人员要分析造成护患冲突的主要原因，规范护理行为，提高业务素质和沟通能力，自觉维护服务对象的合法权益，了解患者的心理动态，从而预防护患纠纷的发生，有效处理护患冲突。

 护患冲突发生的原因

在临床工作中，护士与患者接触机会多，护患之间出现矛盾、冲突的机会也相对增多。护患冲突的发生除了社会和医院管理方面等外在深层次因素外，还有患者和护士自身的原因。

（一）社会的因素

1.医疗保健供需存在矛盾

随着我国社会经济的发展，人口老龄化以及疾病谱的变化，公众医疗需求的总量增加，对医疗服务水平的期望值提高。然而我国卫生资源总量不足，导致卫生资源供给不能满足公众的医疗需求，卫生资源配置不合理，基层医疗卫生机构服务能力不足，利用效率不高，公共卫生服务体系发展相对滞后。公立医疗机构所占比重过大，床位占比近90%。资源要素之间配置结构失衡，护士配备仍有不足。专科医院发展相对较慢，儿科、精神卫生、康复、老年护理等领域服务能力较为薄弱，影响了医疗卫生服务提供的公平与效率，造成了城市大医院超负荷运转，引发患者的不满和抱怨。而医护人力不足造成了在任务重、压力大的状况下与患者缺乏沟通，导致护患之间的误解和矛盾从而引发护患冲突。

2.卫生法律法规有待健全

虽然我国先后制定和颁布了一系列卫生法律法规，但卫生立法仍显缓慢，尤其是有关医疗事故及纠纷处理方面的法律法规更是滞后于医疗和司法实践，导致护患冲突发生后无法有效处理。如医师法、护士法还有待完善。

3.新闻媒体的负面报道

新闻媒体是人们获取信息、了解外部世界的重要工具。研究显示，新闻报道对人们的态度观念和行为会产生显著的影响，特别是当新闻事件被集中和持续性报道时影响更大。在媒体的过度报道中，医务人员和患者常被人为地划为对立的双方。由于群众对医学知识的相对缺乏，对医疗工作高风险和局限性的不理解，加上部分媒体片面的报道和宣传，强调患者的弱势群体地位，放大部分医疗活动中的不良现象，加深了护患之间的对立，使患者对医务人员的不信任感增加，导致护患矛盾激化。

（二）医院管理的因素

1.工作目标出现偏差

随着市场经济的逐渐确立，国家对医院实行差额拨款政策，一些医院管理者在"事业单位企业化经营"理念下，过分追求经济效益，导致医疗服务"过度"，极大地增加了患者的经济负担。一旦患者认为医疗费用不合理，存在乱收、多收等情况，护士在执行收费和解释中将可能成为冲突的对象。

2.缺乏有效管理、监督和处理机制

有些医院管理机制不健全、制度不完善、方法不科学或缺乏有效的监督和处理机制，造成医疗秩序不规范、医疗流程不合理、医疗环境差等状况和有章不循、违章操作等现象的发生。部分医院缺乏有效的护患冲突应对和处理机制，一旦发生护患冲突，部分护理管理者应对不当导致事态扩大。

3.护理人力资源缺乏

护理人力资源配置不足以及未能有效利用，导致临床护士工作强度和负荷过大，使护士忙于繁重的护理操作而只注重患者生理上的康复，无暇顾及与患者的沟通交流、健康教育、心理护理等，使患者合理的需求得不到及时和有效的满足，导致护患关系紧张从而引发护患冲突。

（三）患者的因素

1.对疗效的期望值过高

由于医学科学的特殊性，医疗服务行为具有比其他服务行业更多的不可预测性和不可控制性。尽管现代医学发展突飞猛进，但未攻克的难题依然很多，医疗技术本身的局限加上患者的

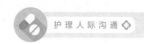

个体差异，使很多疾病的疗效难以预测。对此，部分患者及其家属不能理解和接受治疗效果的不理想或正常出现的并发症以及不可预料的医疗意外等，对医护人员产生怀疑、不满，发泄怒气，从而引发护患冲突。

2.传统重医轻护观念

少数患者及家属常常能够服从医生的权威，尊重医生的诊断、治疗，轻视护理工作，很大程度上伤害了护士的自尊心和积极性。同时，护士在医疗服务中与患者接触时间最长，相应地，引起冲突的机会较多，患者对医院产生的不满情绪也容易发泄到护士身上，从而导致护患冲突。

3.不当的维权行为

随着社会文明的不断进步，患者健康意识增强，当遇到护患冲突时有的患者为了维护自身权益，不能尊重护士的尊严和考虑护理人员的权利，甚至采取一些极端方式，打骂、羞辱、伤害护理人员，导致护理人员不再把治病救人作为基本出发点，而是想方设法保护自己，从而影响患者的有效治疗，加剧了护患冲突。

4.不良的求医行为

个别患者未能履行其应尽的义务，在治疗、饮食、休息、活动、康复锻炼等方面不遵从护士的要求，当出现不良后果时，就将责任推向护士，发生争议后又无理取闹，导致护患关系紧张。同时受疾病的影响，部分患者产生不良的心理反应，如紧张、焦虑、恐惧、绝望等。当患者不能有效控制这些情绪反应时，容易向医护人员发泄而导致发生护患冲突。

（四）护士的因素

1.人文关怀缺失

护理服务不仅包含为患者提供医疗技术，还包含为患者提供人文关怀。仅仅将患者视为疾病的载体，只重视护理操作，而忽视对患者的关心和爱护，则有可能出现沟通次数过少，沟通方式欠妥等问题，因而埋下纠纷的隐患。患者是医疗活动的核心，护士在护理过程中要倾听患者的心声，尊重患者的选择，保护患者的隐私，维护患者的尊严，否则难以建立患者对医疗机构的信任，易导致患者对护理活动的质疑。

2.护患沟通不良

部分护理人员在诊疗过程中很少主动与患者及其家属进行有效的沟通，对患者的提问缺乏耐心、语气生硬、态度冷漠，缺乏沟通技巧，解释不到位或用刻板的医学专业术语解释，导致护患双方对信息的理解不一致，使人产生距离感和疏远感，为护患冲突埋下隐患。

3.专业技能不过关

少数护士缺乏专业知识和临床经验，未能及时发现患者病情变化或者对患者病情变化未引起足够的重视，以致延误诊断和治疗，导致病情恶化，引发护患冲突；在治疗过程中，因护士操作技术不熟练，给患者增加了额外的痛苦，引起患者及其家属的不满，导致冲突发生；对科室的仪器设备特别是新引进的仪器设备性能不熟，操作生疏，给患者及其家属造成怠慢或抢救延误的印象，一旦抢救失败或患者病情恶化，很容易导致护患冲突的发生。

二 护患冲突的预防措施

护患冲突会严重影响到患者的康复和正常的诊疗护理过程，导致护理质量低下。护患冲突的改善需要多条途径，因此，社会、医院管理人员、护士、患者应携起手来，共同努力构建和谐的护患关系。

（一）社会方面

1.增加医疗卫生经费投入，缓解供需矛盾

政府和卫生行政部门应不断增加卫生费用投入，加快基层医疗机构和社区卫生机构的建设，实现卫生资源合理有效的分配。同时，为提升基层医疗机构和社区卫生机构医务人员的整体素质，加强基层医疗卫生机构全科医生和社区护士的培养，完善分级诊疗制度，使居民的常见病、多发病在基层医疗机构就能得到有效救治。

2.完善医疗卫生法规，创建良好社会环境

相关立法部门应紧密结合我国实际，积极制定和完善医疗卫生法规，特别是处理医患、护患纠纷的法律法规，为护患冲突的处理提供可靠的法律依据。同时，针对目前护患冲突暴力化的倾向，司法机关应明确认识到医疗环境和医疗秩序是公共秩序，也应该受到法律的保障。

3.加强新闻媒体的正面报道

通过宣传一方面可赢得社会的尊重与认可，激发护士工作的自豪感、价值感和责任感；另一方面可优化外部环境，让人们了解医疗护理工作的性质，从而获得公众的理解和支持。

（二）医院方面

1.修订医院管理工作目标

医院管理目标不能一味提倡经济效益，应减少"过度"医疗，增加医院收费的合理性和透明度。护士应主动配合医院做好收费工作，对患者提出的收费疑问，应认真查清，及时解释，做到多退少补。让患者明明白白就医，减少疑惑，增强信任，从而融洽护患关系。

2.健全医院管理、监督机制

不断健全完善各类规章制度，并加强护患冲突应对和监督处理机制。规范医院突发事件的应急处置机制及流程。为确保医院内部安全稳定，切实加强医院内部安全防范，维护正常的医疗秩序，有效预防、及时控制、妥善处置冲突事件，保障患者和医护人员的生命安全。

3.合理配置护理人力资源

医院管理者要加大护理人力资源的配置、解决临床护士短缺及护士超负荷工作等问题，从而确保患者能够获得安全、有效、满意的护理服务。同时减少护士非护理工作的时间，使护士有充足的时间开展健康教育、心理护理、沟通交流等活动，以满足患者合理的需求，提高患者的满意度。

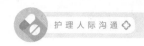

（三）患者方面

1.客观看待治疗效果

医院是救死扶伤、治病救人的场所，患者来到医院理应获得医护人员竭尽全力的救治和护理。但受医学发展水平的限制，部分疾病诊断困难，治疗效果不明显，当患者病情恶化或死亡时，患者及其家属应客观冷静和理智地看待医疗护理过程，正确看待生死，展现出良好的就医道德和个人修养。

2.尊重护士，积极配合

医护工作是一个整体，如果只有医生的正确诊断，没有护士精细、周到的护理，是不可能获得最佳治疗效果。因此，患者要充分尊重护士的人格和尊严，积极配合护士的工作，共同提高治疗效果。

3.合理维权

患者对自身的权利和义务应有了解，对疾病诊断、治疗方案、预后、诊疗费用等方面信息应主动与医护人员进行沟通。在知情同意的前提下，积极配合医护人员进行治疗。当发生医疗纠纷时，患者要积极进行心理调节，通过与医护人员交流，克服不良情绪，合理维权，有理有节地解决医疗纠纷。

4.尽快适应患者角色

患病后要尽快就医，配合医护人员进行治疗、检查，按照护士要求服药、饮食、休息、活动、康复锻炼等，以免因个人依从性问题而影响护理效果；同时患者要积极进行心理调节，克服不良情绪，树立战胜疾病的信心。

（四）护士方面

1.提高道德修养，增强服务意识

护士应有高尚的职业道德，在工作中护士应尊重患者的权益和人格，平等对待每位患者，同情理解患者的疾苦，时刻把患者的安危放在心上。面对患者、家属因各种因素的不满和迁怒，护士必须具备良好的服务态度，用换位思考的理念真正从患者的角度、利益出发，主动热情服务，给予理解、包容，进行自我调适；把满足患者需要、为患者解决问题作为检验护理工作和护理成效的标准，使患者获得安全感、信任感。

2.加强业务学习，提高专业技能

扎实的专业知识，精湛的技术可以增强患者对护理人员的信任感，是保证护理安全、避免护患冲突的关键措施之一。因此，护士应加强护理知识和人文科学知识的学习和技能训练，不断提高自身的专业技术水平和综合素质，最大限度地降低操作失误率，增加患者对护理工作的满意度，从而发展良好的护患关系。

3.转变服务理念，加强护患沟通

随着医学模式的转变，护士的工作内容被极大地丰富和扩展，护士不仅要关注疾病的治疗，还要满足患者心理、社会方面的需求。这就要求护士要不断转变观念，积极主动地为患者提供

生物、心理、社会方面的整体护理。如新入院的患者，护士要通过热情地接待和详细地介绍科室环境，以消除患者的陌生感；术前的患者，护士要了解患者的心理状况，对患者进行心理疏导，以帮助患者消除紧张焦虑的情绪；出院的患者，护士要对其进行饮食、运动、药物等方面的指导，以避免疾病复发。同时护士要熟练掌握沟通技巧，以提高沟通效果。在与患者沟通时，护士要礼貌称呼患者；在沟通过程中，护士应积极耐心地倾听，以理解患者真实的意见和想法；在向患者解释疾病的信息时，护士尽可能用通俗易懂的语言，使患者能真正理解，从而达到有效沟通。

总之，要从根本上减少护患冲突，就必须多管齐下，综合治理，需要政府、社会、医院、护士、患者共同做出不懈努力，尽快改善医疗护理事业，为患者营造一个良好的就医环境，促进社会和谐发展。

三 有效处理护患冲突

（一）护患冲突的处理原则

1."以健康为中心"的原则

医护人员要树立一切为了患者，"以健康为中心"的原则。充分尊重、关心、体贴患者，提高医疗护理质量，热情为患者服务，尽量满足患者的合理需求。对患者遇到的各种困难及时予以帮助、解决。建立融洽的医患、护患关系。面对冲突事件时，医护人员首先要从自身查找原因，设身处地体恤患者的心情，心平气和地与患者沟通。如果医护人员存在错误应主动道歉以稳定患者的情绪。

2. 沉默倾听原则

当冲突发生时，患者情绪会很不稳定。医护人员要了解事件发生的全过程，首先应该沉默倾听，了解患者内心不满的原因。倾听时应注意保持与患者的目光接触，不要做出漠不关心、不可理喻的表情，否则患者会认为对其不关心、不重视，极易产生误解而导致冲突的升级。

3. 换位思考原则

冲突发生时，医护人员要多做换位思考，充分尊重患者，理解和同情患者的感受，多从患者的角度考虑问题，诚心诚意地化解冲突。

4. 积极处理原则

冲突发生后，医护人员不应逃避冲突，而应及时沟通，积极处理。当患者对冲突事件中的医护人员偏见较深时，可由其他医护人员先行出面沟通、劝解，以免冲突进一步升级。待患者情绪稍稳定，再由相关医护人员或领导出面和解、沟通，往往会收到较理想的沟通效果，也有助于妥善处理冲突。

5. 防微杜渐原则

护患冲突的解决越早越好，最好将其消灭在萌芽状态，至少应该在潜伏期将其解决。如果

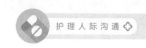

在冲突的初期没有被及时觉察和有效处理，那么冲突爆发后解决的难度会非常大。所以要努力查找冲突的原因，以此为戒，避免类似的情况再次发生。

（二）护患冲突处理中的沟通技巧

护患冲突处理中的沟通技巧

在医疗活动中，护理人员需要为服务对象的健康和安全承担各种责任，随时需要与患者及家属进行沟通和协调，承担着人际枢纽的重要角色。良好的沟通能力，娴熟的沟通技巧是建立和维护护患关系的基础和前提。护士如果只是单纯地向患者陈述护理服务的过程，不注重言语的表达方式和患者的接受态度，忽略对患者意见的倾听，则可能达不到预期的沟通效果，从而导致护患冲突的出现。

1.认真接待

对待患者投诉，一定要认真、严肃，让患者感到医护人员具有处理冲突的诚意。接待中应礼貌称呼对方，礼貌让座，也可递上一杯水，稳定患者的情绪。应举止端庄，谈吐优雅，彬彬有礼，及时记录，适时进行目光交流。让患者感到被理解、被接纳，为妥善解决冲突奠定基础。

2.沉着应对

在激烈的冲突中能心平气和地对待患者，是医护人员拥有较高的职业素养的体现。医护人员要善于在冲突中稳定情绪，这将有利于冲突的化解。在医患冲突及纠纷发生时，医护人员要保持沉着冷静，切勿冲动，避免因冲动说出伤害患者的话使矛盾升级。

3.用心倾听

倾听可与患者保持良好的沟通，让患者把心中的不满充分发泄出来，以找到矛盾冲突的症结所在，了解患者内心的真实想法。

4.避免争执

争执只能使冲突升级，不便于问题的解决。冲突发生时，医护人员切忌与患者发生争执。适当的沉默会使患者情绪逐渐平息下来。

5.人文关怀

在沟通中，医护人员应时刻体现对患者的人文关怀，善于理解、同情、关爱患者。医护人员友善的举止、温和的态度、亲切的话语都会使患者感到温暖，有利于冲突的及时化解。

6.机智友善

当患者责难时，医护人员应思维敏捷、耐心解释、机智应对。同时，对患者提出的中肯意见和建议，应表示虚心接受，并在工作中积极改进，使患者满意。

7.求同存异

在沟通中出现观点分歧，对谈话内容有异议时，可采取求同存异的方法，在不违反规章制度、不妨碍医疗护理的情况下，暂且放下争议，待双方冷静后再委婉表达各自的意见。

8.维护权利

医护人员要以认真谨慎的态度，尊重和维护患者的知情同意权，使者对病情、治疗护理方案、病程、预后、医疗费用都充分知晓。手术、治疗护理操作、各项检查都应在患者及家属同意后方可实施。通过沟通尚不能解决的涉及技术方面的问题，应通过规范的程序进行解决，如协商、和解、鉴定及法院公平的裁决。个别经劝告仍不能按正常的规范程序解决医患冲突，而是伺机寻事生非挑起医闹者，应及时通过法律手段制止、控制医闹现象，以维护正常的医疗护理秩序。

🔖 知识拓展

处理医患纠纷的主要途径与程序

目前医患纠纷发生后，有三种途径可以解决：医患双方自行协商解决；医患双方到医疗纠纷人民调解委员会调解；司法诉讼。

医患纠纷发生后，当事医务人员首先应该耐心细致地了解患者投诉的主要原因，如果自己能够协商解决的，则主动解决；个人无法解决的，应该第一时间向科室主任报告，科室应向医院主管部门报告。由医疗问题所致的纠纷，科主任应牵头先组织调查，迅速采取积极有效的处理措施，控制事态，防止矛盾激化；在接待纠纷患者及家属时，应认真听取患者的投诉，做耐心细致的解释工作。

如果患者不能接受协商解决，可依据政府有关规定采用由医疗纠纷人民调解委员作为第三方协调或司法诉讼。

◎ 情景案例

一伙年轻人气势汹汹地闯进了医院。最前面的男人一路大声嚷着冲到正在工作的小护士旁边，喊道："医生在哪呢？"小护士没有抬起头来正眼瞧他，没好气地回应道："医生在那边。""你少跟我废话，把你们医生给我叫出来！"这个男青年大声呵斥道。小护士吓了一跳，站了起来，反问道："你这么大嗓门干什么？这是医院！"男青年二话不说，领着其他几个人就要往里冲。这时，小护士一把抓住这个男青年。说道："哎，你们要干

引发护患冲突的
术前沟通
（情景案例视频）

什么呀？我警告你离我远点！""没有王法了吗？"小护士边说边疾步走到电话旁边，抄起电话就要报警。这时，那个男青年冲了过来，大喊："报警是吧，报警是吧，我还想报警呢！"说完一把抢过电话，狠狠地摔在地上。紧接着，同来的几个年轻人开始疯狂地打砸门诊，吵嚷着："什么破医院，都给我砸了，我今天来就是替天行道的！"这时，小护士掏出了自己的手机，刚接通电话说了一句："是公安局吗？这里是××医院。"一个男青年突然扑了上来，抓住小护士的手。小护士呵斥道："你要打人是不是？那你打啊！""打你又怎样？你是不是觉得我不敢打你？"话音未落，猛地将小护士向后一推，小护士的头重重地撞在了护士台的角上，只听小护士一声尖叫，鲜血从额头处流了出来。这时，空气有些凝固，周围一下子安静了下来，打人者也愣在了原地。一位年龄稍大点儿的护士连忙上前扶起小护士，一边安慰道："别哭，别哭，拍个片子，缝两针就没事了。"一边让其他护士带她去缝针。接着，这位年龄稍大点儿的护士转身走向那个带头打砸医院的男青年，厉声问

道："你是人吗？你怎么能下得去手？""你是谁啊？怎么了？"这个男青年回击道，但嚣张的气焰显然要比先前要小一些。这位护士依然高声呵斥道："你们怎么能把一个女孩子打成这样，你们怎么能下得去手呢？"这时，男青年又一次抬高声调，喊道："女人怎么就不能打，打你又怎么了？""打，打，打，往这打！"护士一边指着自己的脑袋说，一边向男青年走去。场面更加混乱了，医院保安闻讯赶来才平息了这场风波。

案例分析：

上述案例中的护患冲突可以避免吗？如果遇到类似的情况你会如何处理？下面结合这个案例的具体细节分析合理的应对策略。

（1）看。护患冲突爆发阶段呈现的是一种混乱而剧烈的状态。在这个情景中，医护人员往往一开始会感到猝不及防，情绪上会受到巨大冲击。但无论如何，冲突的爆发依然有一个渐进加强的过程，而越早判断出事态的发展，就越能把控危机主动权。在这个案例中，当气势汹汹的患方冲入医院时，小护士的反应显得相对比较被动，没正眼看对方和没好气地应答会进一步激怒本已愤怒的患方。因此，如果护理人员能从患方的语气中听出冲突的迹象时，应先放下内心的不舒服，立即警觉起来。首先，迅速观察患方的特征：有多少人？从穿着打扮和相貌上看，患方可能属于何种社会地位和文化层次？患方人群里面，有没有相对表现得更理性的？有没有手持器械的患方？其次，观察一下其他医务人员都在哪个位置，彼此交流一下眼神，相互给予支持。最后，要观察周围环境，查看一下通往安全场所的通道。实际上，在这个观察过程中，医务人员不仅为自己采取进一步的应对措施获取了足够的信息，也稳定了自己的情绪。

（2）听。很显然，处于冲突爆发阶段的患方在非理性的状态下，根本就不会听医务人员任何解释，更不会理会任何的质问。正像本案例中小护士所说的"你这么大嗓门干什么？这是医院！""没有王法了吗？"这些话非但不能制止患方的冲动行为，反而助长了他们嚣张的气焰。因此，医务人员除了对患方所提的一些问题只做简单的回答外，无须做更多的解释，也不要与其争辩，而是要听。不仅要通过耳朵听对方说的内容，还要呈现出一种听的姿态，例如，点头回应和用关切的眼神注视。这种充满尊重和同情的倾听态度会潜移默化地让患方感到护士不仅听到了他的讲话，而且理解了他的弦外之音。有部分患方在吵嚷了一段时间后，强烈的负性情绪会渐渐被医务人员平静、坦然和尊重的倾听态度所消融。

（3）稳。但在很多情况下，患方会情绪激动地攻击医务人员或者开始打砸医疗设施，在此时，保护好自身安全是最为重要的事情，首先要镇定，切不可做出更加激怒患方的举动。如在本案例中，当小护士在第一次拨电话报警被患方阻拦后，再一次用手机报警，更加激发了患方的愤怒和冲动行为，最终被患方打伤。因此，在危急时刻，一定要沉着冷静与患方周旋，即使在患方可能对其施以一些冲动行为时，如揪衣领、推搡，只要未发生人身伤害，就不要贸然回击。此时，应瞅准时机跑到安全的地方，通报公安机关和相关部门，等待相关人员的救援。只有沉稳才能更快地判断事态的发展，最大限度地进行自我保护。越慌张，越轻易被患方所激惹，就越可能受到伤害。

四、说。即便再剧烈的冲突，都会有转折点，尤其是在危机发展过程中发生了意想不到的事件时。在本案例中，当小护士被推倒，头部受伤时，四周安静了下来，就连肆意打砸门诊的患方也一下子愣住了，显得有些不知所措。此刻恰恰是患方从非理性的情绪激动和冲动行为状态转入理性状态的时刻。在此时，护士应迅速把握时机，对同事实施及时的救助。同时，以得当的方式与患方交流，切忌再用严厉的词语斥责对方。在这个案例中，年龄稍大点儿的护士发现小护士被打伤，内心的愤怒是可以理解的，但她随即就向患方表达这种情绪，反而又激发起本已稍微平静的患方再次爆发强烈的负性情绪，甚至严重的冲动行为。因此，医务人员越能够在此刻审时度势、顾全大局，就越能够有效掌控自己的情绪，做出适当的反应。一个理性而成熟的反应是以一种不卑不亢的姿态，站在患方的立场上，询问其如此动怒的原因，或者替患方说出他们所认为的院方和医方可能存在的问题；明确地告知患方他们的这种行为是无益解决问题的，是不理智的，会使情况更加恶化；征询患方的意见，思考怎样更好地解决医患双方所面临的问题，逐步引领患方从非理性状态进入理性状态。

思考题

1.护患沟通的概念和分类。

2.导致护患冲突的原因有哪些？

3.护患冲突处理中的沟通技巧有哪些？

拓展阅读

引言：护理工作是医院诊疗中的重要内容，是与患者接触最多、最直接的一个环节，也是比较容易引起冲突的一项工作。尊重患者，善于沟通，用爱打开医患心结，建立良好的护患关系，妥善处理护患冲突，是每位护士必须具备的能力。

用爱打开医患心结

良好的沟通需要医患双方的共同努力，沟通中强调信息交流，而不是单向传递。医生要做出正确的诊断，就一定要详细、完整地收集患者的病情信息。做体格检查时，也需要患者的配合。通过相互配合、充分沟通，医务人员才能及时了解并满足患者目前最主要的、最急需解决的问题。健康和谐的医患关系既是医生的追求，也是患者的期望。

西医之父希波克拉底曾提出：医生有两种手段能治病，一是用药（包括手术），二是语言。由此可见，沟通与治疗同样重要，是医生和患者共同征服疾病的桥梁。医生不是敌人，是帮助患者战胜病魔的平凡人；患者不是敌人，是在跟病痛对抗的普通人。医生和患者不该拔剑相向，而应站在同一个战壕中对抗病魔。我们呼唤用爱打开误解抚平伤痕，让爱慢慢生长在医患之间。

第七章

护理工作中的其他关系沟通

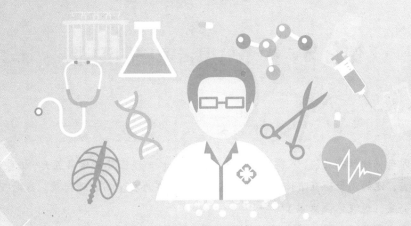

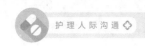

现代医院是一个以患者为中心的健康服务群体,包括护士、医生、药剂师、检验师、康复治疗师等。护士在为患者提供身心整体护理时,需要与其他各类人员密切配合。另外,患者家属在调整护患关系,提高护理效果方面起着非常重要的积极作用。因此,护士与患者家属及医院中的各类人员进行有效的沟通与协调,可以提高护理工作的效率和质量,更好地为患者提供健康服务。而良好人际关系的建立,不仅需要丰富的理论知识和过硬的技术水平,更需要较强的人际沟通能力。

第一节　护士与患者家属的沟通

导入情景

王先生因车祸致颅脑外伤,入院即行颅内血肿清除术。现已是术后第五天,仍昏迷不醒。由于病情危重,他的儿子一直陪伴在身边。值班护士正在办公室写护理记录。这时王先生的儿子来到办公室,说液体快输完了。

值班护士立即停下记录,准备去换液体。因为王先生接下来的液体中要加入头孢菌素,所以她没有马上去病房,而是先到治疗室去配制药液。这时王先生的儿子又一次来到办公室,很不耐烦地提高嗓门说:"怎么搞的,等了那么长时间还不来换液体?患者的病情这么严重,我们都急坏了,你们倒好,总是慢吞吞的!"

请问:

1.该患者家属生气的主要原因是什么?

2.如果你是护士,会怎样与患者家属进行沟通?

在护患关系中，患者家属是双方联络感情的纽带和桥梁。通过与患者家属的沟通，护士可以得到更多有关患者的信息，更有利于护理计划的制订和实施。特别是遇到一些特殊患者时，如婴幼儿、高龄、危重、昏迷、精神病患者等，与患者家属保持积极的沟通尤显重要。

 ## 患者家属的角色特征

疾病的降临，必然给患者家庭造成一定的影响，特别是主要家庭成员患病，影响更大。为了照顾和支持患者，家庭成员原来所承担的角色功能不得不重新调整。作为患者家属，其角色功能主要如下。

（一）患者家庭角色的替代者

患者患病前在家庭中的角色功能是相对固定的。一旦生病，其原有的角色功能就由其家庭中的其他成员分担或替代。家庭其他成员如果能够迅速承担患者原有的角色功能，就能使患者尽快地消除患病后的心理压力，尽快进入患者角色，安心治疗。

（二）患者病痛的共同承受者

疾病不仅给患者带来痛苦，同时也会引起患者家属心理痛苦的连锁反应，尤其是那些危重病症患者和不治之症患者的家属。按照我国医疗保护的惯例，对于心理承受能力较差的患者，医护人员一般首先将患者的病情和预后告诉患者的家属。因此，患者家属常常要比患者本人更早承受精神上的打击，并且还要将这种打击藏在心里，不在患者面前表露出来。

（三）患者生活的照顾者

由于疾病的严重程度不同，患者的生活自理能力也受到不同程度的影响，如脑卒中患者一侧肢体功能丧失、心衰患者需要绝对卧床休息等。家属更了解患者的生活习惯，他们会主动地承担起照顾患者的责任。而且患者与家属间的亲情关系使患者从心理上容易接受家属提供的生活照顾，从而避免因其他人员照顾而产生的不安或内疚感。

（四）患者的心理支持者

患者患病后容易出现焦虑、恐惧等心理问题，需要有人给予排解和安慰，而患者家属就是帮助患者稳定情绪，排除心理干扰的最合适的人选，有着其他人无法替代的作用。

（五）患者治疗护理过程的参与者

整体护理需要患者的积极配合和参与。但如果病情严重，或是婴幼儿、高龄、危重、精神疾病等参与能力较差的患者，就需要家属的积极参与和配合。同时，患者家属是患者病情的知情者，能够及时为医护人员提供可靠的、对诊断有价值的相关资料，有利于疾病的诊断和护理

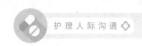

计划的制订。因此，护士应把家属看作帮助患者恢复健康的助手和支持者，共同为患者提供高质量的护理服务。

 护士与患者家属关系的影响因素

医护人员在与患者家属的接触交往中，也会产生复杂多样的人际关系冲突，主要表现在以下几个方面。

（一）角色理解差异

亲人生病，家属都会有一定的心理压力，会产生紧张、焦虑的情绪。尤其是亲人突患重病或绝症，家属难以接受，感到极度的恐慌和不知所措，他们会把亲人康复的希望全部寄托给医护人员，希望他们能妙手回春、手到病除，要求医护人员有求必应、随叫随到。这时，护士应理解患者家属的心情，尽可能为患者提供优质服务以减轻患者家属的心理压力。但也有医护人员不善于移情，甚至对患者及家属流露出厌烦、司空见惯的情绪。另外，护士普遍存在缺少编制的问题，护理任务繁重，长期处于超负荷工作状态，而患者家属不了解医务工作的特点，稍有不满就会埋怨、指责，甚至发生严重的医疗纠纷。

（二）角色责任模糊

患者家属和护士应共同为患者的健康负责。但有的家属认为患者住院，交纳了住院费用，医院就应为患者承担包括治疗、护理和一切生活照顾的全部责任，当某些护理措施的实施要求家属配合或协助时，家属便产生不满情绪。实际上，患者的护理需要家属积极参与，并不意味着患者的护理都由家属来完成。为患者提供优质服务，满足患者的需求是护士的基本职责，少数护士对此认识不足，把本应由自己完成的工作交给患者家属去做。由于患者家属大多不是专业人员，缺乏护理专业知识，难以保证护理质量，有时甚至引发护理差错、事故。此时护士不检讨自己，反而责怪患者家属，把责任推向家属，这是引起护士与患者家属矛盾冲突的常见原因。

（三）经济压力过重

随着新的诊疗技术的应用和新药的不断开发使用，医疗费用不断升高，患者家庭的经济压力越来越大，收费成了甚为敏感的问题。尤其是当患者花费了高昂的医疗费用，而治疗效果不明显，甚至病情恶化时，患者家属往往难以接受而产生不满情绪，这种不满常常会因为护理工作的微小不足而爆发，引起患者家属和护士之间的矛盾，影响双方关系的正常发展。

（四）角色期望冲突

患者家属因亲人的病情容易产生焦虑、烦躁心理，对护士的期望过高。他们认为护士应该有求必应、有问必答、百问不厌、操作无懈可击，能为患者解决一切健康问题。常用理想化的标准来衡量现实中的每位护士。当发现个别护士的某些行为与他们的期望不相符，或患者的某些健康问题通过护理手段不能解决时，就会对护士产生不满或抱怨，甚至少数家属还采取过激言行，从而导致护士与患者家属之间的矛盾冲突。

三　护士与患者家属的沟通技巧及策略

护士与患者家属建立良好关系并进行有效沟通，目的在于指导患者家属更好地承担起自己的角色责任，支持并配合护士为患者提供良好的护理，帮助患者早日康复。护士在与患者家属建立和发展良好关系中发挥着主导性作用。

（一）热情接待，尊重患者家属

患者家属会经常来院探望患者。有的是第一次来到医院，对医院环境不熟悉、不适应，对医院的制度不了解。此时，护士要热情接待，主动询问，给予指引，并嘱咐探视中的注意事项，这样能使患者家属感觉到被尊重、被接纳，从而对护士产生信赖感。自觉遵守陪护探视制度，承担照顾患者的角色功能（图7-1）。

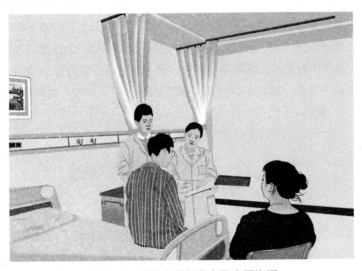

图7-1　医护人员与患者及家属沟通

（二）介绍病情，虚心听取意见

患者家属到医院探视是为了安慰患者和了解患者的治疗、护理情况。护士应理解这种心情，主动耐心地向患者家属介绍患者的病情、治疗情况及预后，让他们对患者的情况充分了解，以解除患者家属紧张、焦虑的心理。特别是当患者病情发生变化或恶化时，家属常因担忧而表现出急躁、不冷静，容易与医护人员产生争执和纠纷，此时护士更应沉着冷静、耐心细致地对待，及时向患者家属通报患者的情况，便于他们及时地处理有关问题；同时表明医护人员的关心与支持，以取得患者家属的信任与理解。

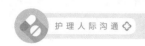

患者家属出于对患者的关心，往往对病情观察得比较仔细，对患者的心理状态也了解得比较清楚，对患者的护理常能提出一些合理建议，此时护士应主动征求患者家属的意见，认真倾听，虚心接受。

（三）耐心解答，宣讲健康知识

患者家属经常向医护人员询问一系列与患者有关的健康问题。如患者是否有危险？现在用哪些药物治疗？用的药物是否有不良反应？哪些食物能吃？哪些食物不能吃？将来会不会留下后遗症等诸如此类的问题，护士应根据自己的知识、经验和所了解的情况，向患者家属耐心地进行解释，消除家属的紧张、焦虑、恐惧等情绪。同时，这也是护士向普通人群进行健康教育的好机会，向患者家属宣传卫生保健知识，通过这种交往，既可以增加患者家属对护士的信赖感，还可以通过家属做好患者的心理护理工作，促进护患关系的协调发展。

（四）指导护理，提供心理支持

患者家属都有参与护理的积极性，希望自己能更好地照顾患者。但多数患者家属并不具备医疗护理知识，不知道该如何照顾患者。这就要求护士对他们进行正确的指导。尤其是即将出院的患者，护士应主动与患者家属沟通，与他们一起拟订患者出院后的康复计划，指导他们更好地帮助患者继续治疗和休养。

疾病使患者家属产生不同程度的紧张、焦虑情绪，尤其是突患急症或不治之症的患者家属，往往会感到焦躁不安或孤独无助，他们很需要他人的帮助和支持。少数患者家属由于长期照顾、陪伴患者，正常生活秩序被打乱，感到身心疲惫。护士应耐心细致地做好患者家属的思想工作，使他们对疾病有正确的认识，减轻心理负担，使其能配合医护工作，共同促进患者的康复。

第二节　医护之间的沟通

医护关系是指在医疗护理活动中，医生和护士共同建立起来的工作性人际关系。美国护士协会将医护关系定义为医生与护士之间的一种可靠的合作过程，在这个过程中医护双方都能认可和接受各自行为和责任的范围，能保护双方的利益，并有共同实现的目标。医生与护士是临床医疗工作的两支主力军，是工作中经常合作的两个团队，建立良好医护关系是提高医疗服务水平的重要保证。

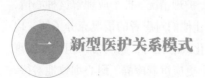

一　新型医护关系模式

随着现代医学的发展、医学模式的转变，护理作为一个独立的学科和完整的体系，由单纯执行医嘱的疾病护理，发展到以人的健康为中心的整体护理，传统的主导—从属型医护关系模式已被独立—协作型的新型医护关系模式所替代。新型医护关系模式具有以下三个主要特点。

（一）相互并列，平等协作

医疗和护理是两个并列的要素，各有主次、各有侧重，相互交流，共同组成了疾病诊疗的全过程。没有医生的诊断、治疗，护理工作就没有头绪；没有护士的具体操作，医生的诊治方案也无法落实。如骨髓移植是治疗白血病和严重再生障碍性贫血的一种重要且有效的方法，前期的手术和后期的护理同等重要，对护理工作要求很高，特别是加强预防感染的护理，是骨髓移植治疗过程中关键的一环。所以说，医生的正确诊断与护士的优质护理相配合，是取得最佳治疗效果的保证。

（二）相互独立，不可替代

医生和护士在为患者服务时，只有分工不同，没有高低之分。在医疗服务活动中，医生起主要作用，护士参与其中的某些工作。而在护理工作中，护士根据患者的病情和治疗方案，从整体护理需要出发，根据患者的心理、生活、饮食、环境、健康指导等制订符合患者个体的护理方案。如某患者因失眠向夜班护士索要安眠药，护士必须先将患者病情汇报给值班医生，在医生开具医嘱的前提下才能给予。

（三）相互监督，优势互补

在诊疗过程中，医生与护士的工作独立与交叉并存，便于监督对方的医疗护理行为，及时发现和预防差错事故的发生。如在为某患者实施手术过程中，主刀医生、麻醉师、巡回护士、器械护士、洗手护士各司其职，层层把关，严格执行查对制度，避免摆错体位、开错刀以及纱布、棉球、手术器械遗留体内的差错事故发生。

 医护关系的影响因素

医生与护士是两个各有特点的独立职业，双方在交往中，会因一些特殊因素而产生矛盾冲突，从而影响医护之间的关系。影响医护关系的因素主要有以下几个方面。

（一）角色心理差位

角色心理差位是指人际交往时，双方在心理上处于不平等的上位或下位关系，如长幼关系、上下级关系等。医护双方各有自己的专业领域和技术特长，是一种平等合作的关系。但是，长期以来受传统的主导—从属型医护关系模式的影响，部分护士容易对医生产生依赖和服从心理，在医生面前感到自卑，不能主动、独立地为患者解决问题，只是机械地执行医嘱。此外，有一些高学历护士在临床护理过程中，过分强调护理专业的独立性和自主性，不能很好地配合

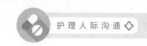

医生的工作。还有一些年资高、临床经验丰富的护士，特别是专科护士，在对本专科患者的病情观察及抢救治疗方面，可能比一些年资低的医生更熟悉，在工作中表现出不尊重、不配合医生工作等现象，以上这些情况都可能影响医护之间的正常互动与沟通。

（二）角色压力过重

在为患者提供健康服务的过程中，医护人员在各自的工作范围内承担责任，并有自己的角色功能。目前，医护双方都处于较重的压力负荷状态，再加上许多医院的人力资源配置和岗位设置不尽合理，忙闲不均，而患者对医疗护理的质量要求越来越高，将会造成医护人员的心理失衡和角色压力过重。若超过心理承受能力，则医护人员可能变得心绪不稳定、易怒、易躁和紧张不安，容易发脾气、不冷静，这些不良情绪常常导致医护之间关系紧张。

（三）角色理解欠缺

医疗和护理是两个不同的专业，有各自不同的学科体系，双方对对方的专业缺乏必要的了解，从而影响医护之间的合作关系。在医疗过程中，当医护间没有建立有效的沟通时，就会常常相互埋怨、指责，如护士埋怨医生开医嘱无计划，或物品用后不清理；医生则埋怨护士护理不到位或观察病情不仔细等。这些现象虽有客观因素，但主要原因是双方缺乏交流沟通而造成误解，从而破坏医护之间的平等合作关系。

（四）角色权利争议

医生和护士有独立的专业自主权，但有时会因为协调与沟通不及时而引发矛盾。如在执行医嘱过程中，医生认为开医嘱是医生的事，护士只负责执行，不需要干预；而护士则认为如果执行医嘱有错误，就有权利进行更正，这也是护士的职责，医生不该拒绝。另外，当护士和医生对同一患者的病情评估不一致时，或有经验的护士对低年资的医生处理患者的方法有异议时，都有可能产生自主权争议。此时，特别需要双方心平气和地通过沟通化解矛盾，否则将影响医护关系的正常发展。

🔖 **知识拓展**

SBAR沟通模式在医护沟通中的应用

SBAR 沟通模式是一种以证据为基础的标准的沟通方式，曾被用于美国海军核潜艇和航空业。国际医疗卫生机构认证联合委员会（joint commission international, JCI）认为，改善医护人员之间的交流有助于防止不良结果的发生，并增进团队合作。"SBAR"是一组英文单词的缩写，每个字母分别代表不同的含义，"S"即"situation"，指的是现况，主要描述当前发生的情况；"B"即"background"，指的是背景，主要是回顾患者的一般状况；"A"即"assessment"，指的是评估，具体是数据呈现，指出问题出在哪里；"R"即"recommendation"指的是提议，采取行动，该如何处理现在的情况。

医护沟通技巧及策略

（一）医护关系的重要性

1.提高医疗护理工作质量

良好的医护关系，是提高医疗工作质量的重要因素之一。随着整体护理模式的推广，护理人员应积极和医生共同解决患者存在的问题。医疗过程是医护间不断交流信息的过程，是治疗信息的传递和反馈不断循环的过程。在信息交流中任何一个环节的信息阻塞，都会影响整个医疗过程的顺利进行，良好的医护关系是保证医疗过程完整性的基本条件。

2.适应医疗护理工作需要

由于疾病类型、患者的心理、社会状况不同，治疗手段和救治的缓急程度也必然不同。要求医生和护士在医疗过程中不断调整关系，以适应治疗过程的多样性。如在抢救患者时，必须主动配合，行动准确、迅速。对有思想顾虑的患者进行解释、安慰和心理治疗时，必须言谈一致，配合默契。

3.做好医疗纠纷互补工作

医护关系是动态的，只有在信息交流中才能互助协作，只有在协作中才能发现互补点，并各以其特定的专业知识和技能互补，共同完成医疗任务。据调查，由于医护专业技术协调沟通不到位而引起的医疗纠纷发生率占60%~70%。建立新型的医护关系，不仅有利于医护人员的身心健康，而且可以减少医疗纠纷的发生。

（二）促进医护关系的策略

良好医护关系可以通过有效的交流与沟通得以建立和发展，这需要医护双方的共同努力。在许多情况下，护士可以发挥主动而积极的作用。

1.把握各自的位置和角色

医生和护士工作的侧重面和使用的技术手段不尽相同。医生主要的责任是做出正确的诊断和采取恰当的治疗手段。护士的主要责任是主观能动地执行医嘱，并做好生理和心理护理。

2.真诚合作、互相配合

医生和护士在医院为患者服务时，只有分工不同，没有高低之分。医护双方的关系是相互尊重、相互支持、真诚合作，共同为医疗安全负责。

3.关心体贴、互相理解

医护双方要充分承认对方的作用，承认对方的独立性和重要性，支持对方工作。护士要尊重医生，主动协助医生，对医疗工作提出合理的意见，认真执行医嘱。医生也要理解护理人员的辛勤劳动，尊重护理人员，重视护理人员提供的患者情况，及时修正治疗方案。

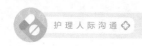

4.互相监督、建立友谊

任何一种医疗差错都可能给患者带来痛苦和灾难，因此，医护之间应该监督对方的医疗行为，以便及时发现、预防和减少医疗差错的发生。一旦发生医疗差错，应该不护短、不隐瞒、不包庇，要及时给予纠正，使之不铸成大错。当然必须与人为善，不可幸灾乐祸，借此机会打击别人。

第三节　护际之间的沟通

护际关系是指在医疗护理工作中，护理人员之间的人际交往关系。交往的目的是更好地为患者服务。在临床护理工作中，由于护士之间的年龄、学历、知识水平、职责分工不同，常常会产生不同的心理状态，从而导致矛盾冲突的发生。然而，护理工作强调团队的合作，良好的护际关系有助于护士之间创设融洽、和谐的工作氛围，是保障医院和谐发展的重要部分。

 一　护际沟通与团队建设

（一）护际沟通的重要性

1.确保医疗护理安全

良好的护际关系有利于护理人员之间相互帮助、相互监督，识别护理工作中现存和潜在的不安全因素，不仅可以降低差错、纠纷的发生率，而且可以把相关人员、科室的差错、事故、纠纷消灭在萌芽状态，有利于提高护理工作的安全系数，为医疗护理安全提供重要保障。

2.提高医疗护理质量

良好的护际关系是做好护理工作的重要基础，有利于促进护理人员之间的相互信任和密切协作，使患者积极主动地参与和配合，使医疗护理活动顺利进行。良好的护际关系有利于提高护理管理水平，有利于提高医疗护理质量。

3.提高护理工作效率

良好的护际关系有利于护理人员减轻工作压力和缓解紧张情绪，产生积极向上的工作热情；护理人员之间彼此理解、相互关心，可以增强护理人员工作的主观能动性，有利于增进群体间的团结合作，发挥整体效能，提高工作效率。

4.维护护理人员身心健康

要建立良好的护际关系，护理人员首先要从自身做起，勤勤恳恳、兢兢业业、顾全大局、虚心向同行学习，认真做好自己的本职工作。良好的护际关系不仅可以促进护理人员之间形成融洽、和谐的工作氛围，而且有利于护理人员陶冶情操、维护身心健康。

（二）团队建设

1.基本理论

（1）团队的概念与分型：斯蒂芬·罗宾斯认为，团队是指一种为实现某一目标而由相互协作的个体所组成的正式群体，包括问题解决型、自我管理型、跨功能型三种类型。

（2）团队精神：实际上反映的就是团队成员与他人合作的精神和能力。简单来说就是大局意识、协作精神和服务精神的集中体现。团队精神的基础是尊重个人的兴趣和成就，核心是协同合作，最高境界是全体成员的向心力、凝聚力，反映的是个体利益和整体利益的统一，并进而保证组织的高效率运转。

🔖 知识拓展

团队的分型

斯蒂芬·罗宾斯（1996）根据团队成员的来源、拥有自主权的大小以及团队存在的目的不同，将团队分为三种类型：一是问题解决型团队（problem-solving team）组织成员就如何改进工作程序、方法等问题交换不同看法，并就如何提高生产效率、产品质量等问题提供建议，不过它对调动员工参与决策过程的积极性方面略显不足。二是自我管理型团队（self-managed team）这是一种真正独立自主的团队，它不仅探讨问题解决的方法，并且亲自执行解决问题的方案，并对工作承担全部责任。三是跨功能型团队（cross-functional team）这种团队由来自同一等级、不同工作领域的员工组成。它能够使组织内（甚至组织之间）的员工交流信息，激发新观点，解决面临问题，协调完成复杂项目。

2.护理团队建设的方法

（1）确立团队目标：把握护理团队建设的总方向，确立目标，使护理团队全体成员在实现目标中体现个人价值，充分发挥其内在潜力，增强使命感。

（2）树立团队理念：建立相互信任、和谐融洽的工作氛围，让所有护士树立只有大家共同努力，实现了共同目标，才会有个人利益的统一观点。

（3）弘扬团队精神：鼓励互帮互助和团结协作。护理团队精神建设和维护的重要内容是培养每位护士的团队精神，并使其发扬光大，同时增强相互间的信任、沟通和激励，为护理目标的实现创造平台。

（4）健全团队组织：保证创建工作规范并分步实施。通过确立目标、学习培训、实施创建、进行效果评估及反馈改进等程序的循环，经过自查和检查，达到强化服务意识、提高服务技巧、提升护理人员形象、增强团队精神和团队竞争力的目的。

（5）提出团队要求：共同朝着一个目标齐心创建，将目标体现在我们的日常生活中，把全体护士的利益紧紧捆绑在一起。

（6）规范团队管理：保证活动能够深入持久、扎实地开展。护理人员的行为规范是护理人员在护理实践工作中所形成的一定礼仪关系的概括和反映，这种行为准则不断地支配和鞭策着

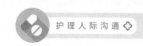

护理人员在临床工作中的行为。护理人员行为规范应对护理人员的仪容、仪表、仪态，护理服务中的礼仪及语言等多个方面进行训练，使其规范化。

✿ 拓展阅读

蚂蚁过火的故事

一位老农上山开荒，山上长满了茂密的杂草和荆棘。砍到一丛荆棘时，老农发现荆条上有一个箩筐大的蚂蚁窝。荆条倒，蚁窝破，无数蚂蚁窜出。老农立刻将砍下的杂草和荆条围成一圈点燃了火。风吹火旺，蚂蚁四散逃命，但无论逃到哪方，都被火墙挡住。蚂蚁占据的空间在火焰的吞噬下越缩越小，灭顶之灾即将到来。就在这时，奇迹发生了。火墙中突然冒出一个黑球，先是拳头大，不断有蚂蚁黏上去，渐渐地变得篮球般大，地上的蚂蚁已全部抱成一团，向烈火滚去。外层的蚂蚁被烧得噼里啪啦，烧焦、烧爆，但缩小后的蚁球竟越过火墙滚下山去，躲过了全体灰飞烟灭的灾难。老农捧起蚂蚁焦黑的尸体，久久不愿放下，他被深深地感动了。一只蚂蚁的力量是微不足道的，但上万只蚂蚁团结起来，它们的力量是巨大的。势如席卷、锐不可当、团结奋进、无坚不摧——这就是由一个个弱小生命构成的团队力量。

 护理管理者与护士之间的沟通

影响护理管理者与护士之间关系的因素主要来源于双方要求、期望值的差异。

（一）护理管理者对护士的要求

（1）希望护士有较强的工作能力，能够按要求完成各项护理工作。
（2）希望护士能够服从管理，支持科室工作。
（3）希望护士能够处理好家庭与工作的关系，全身心地投入工作。
（4）希望护士有较好的身体素质，能够胜任繁忙的护理工作。

（二）护士对护理管理者的希望

（1）希望管理者有较强的业务能力和组织管理能力，能够在各方面给予护士帮助和指导。
（2）希望护理管理者能严格要求自己，以身作则。
（3）希望管理者能够公平对待每名护士，并得到管理者的赏识与重用。

在临床工作中，常因护理管理者过分关注工作的完成情况而忽视对护士的关心，或因护士过分强调个人困难而忽略科室工作等问题而产生矛盾。因此，双方都应明确对方对自己的角色期望，并努力达到对方的期望值，这样才能形成和谐的护际关系。

三 护士之间的交往心理及矛盾

（一）新老护士之间的交往心理及矛盾

新老护士之间往往由于年龄、身体状况、学历、工作经历等方面的差异，相互之间缺乏理解从而相互埋怨、指责导致关系紧张。年长护士临床经验丰富，专业思想稳定，工作责任心强，看不惯少数青年护士工作敷衍了事、拈轻怕重等行为；青年护士则嫌中老年护士墨守成规，多管闲事，爱唠叨，从而形成新老护士之间的交往障碍。

（二）不同学历护士之间的交往心理及矛盾

由于学历、待遇不同，护士也会产生心理上的不平衡。随着护理教育的发展，越来越多的本科、硕士研究生进入临床一线工作。少数高学历的护士恃才傲物，不愿做基础护理，又不愿向低学历护士请教；低学历护士则对高学历护士重理论轻实践心存不满。加上"正式在编护士"与"聘用非在编护士"在身份及待遇上的差异，导致不同学历护士之间的交往障碍。

（三）护士与护理员的交往心理及矛盾

一般情况下，护士与护理员之间能做到相互尊重，密切配合。也有少数护士认为护理员低人一等，可以任意指使。于是凡脏活、重活，不管是不是护理员的职责，都安排他们去干，还常常在众人面前大声呵斥、指责，使他们心生怨气；也有一些护理员不尊重护士，不服从安排，或是不认真工作，造成病区卫生状况差，标本送检不及时或丢失。这样既影响了整个病区的护理工作，也会引起护士与护理员之间的矛盾。

四 护士之间的沟通技巧及策略

护士之间构建和谐的关系有利于提高自身素质，保持护士身心健康，提高护理质量。护士之间的关系沟通策略有以下几点。

（一）相互理解，创造民主和谐的人际氛围

护际关系的沟通是以相互理解、尊重、帮助协作为前提的，应提倡民主意识，加强信息沟通。作为护理管理者，首先要以身作则、严于律己、一视同仁、平等待人。要了解每位护士，知人善用，对下级护士尽可能提供帮助和指导，做到以情感人、以理服人，多用非权力因素感染每位护士。作为护士，要理解护理管理者的难处和艰辛，尊重领导，服从管理，明确自己的工作目标是帮助患者恢复健康，而不是为某一人工作。

护士之间要互帮互学，年轻护士多虚心向年长护士请教，年长护士要对年轻护士耐心传、

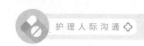

帮、带，帮助新护士在专业上尽快成长；护士与实习护生之间也应互帮互学，教学相长。此外还可以通过不同形式的集体活动，如联谊会、组织游玩等非正式交流沟通形式，加强沟通的深度和理解的程度，使整个护理群体更具有凝聚力和向心力。

（二）相互支持，创造团结协作的工作环境

护理工作繁重琐碎，中间环节多而连贯性又强。这些任务的完成不仅有赖于护士良好的综合素质还需要护际之间的团结协作，协调运转。护士之间既要分工负责，各司其职，又要相互支持，团结协作。如有些工作虽然不属于自己班次的工作内容，但当其他护士在执行中出现困难时，也应主动帮助。上一班护士多替下一班护士考虑，把困难留给自己，把方便让给别人。各级各类护士相互支持，相互配合，形成一种团结协作、和谐向上的工作氛围。

总之，护士在处理工作中各种人际关系时，不仅要讲究促进关系策略，还要遵循人际沟通原则，这是一种为人处世的艺术，护士应在处理人际关系实践中，不断提高自己的能力和水平。

第四节 护士与医技、后勤人员的关系沟通

在医院工作中，护士除了要与医护人员进行沟通外，还要经常与医技、后勤服务等工作人员进行沟通。由于护士与这些工作人员的工作职责、工作性质、工作环境、看问题的角度和处理问题的方法不同，在人际交往中可能影响相互间的协作关系。要处理好这些关系，交往双方必须树立全局观念，相互尊重、相互理解、相互支持、相互配合，护士更要充分发挥在健康服务体系中的人际枢纽作用，更好地为患者服务。

 一、护士与医技、后勤人员关系的概述

（一）护士与医技、后勤人员关系的影响因素

（1）工作职责和义务不同。
（2）工作性质和环境不同。
（3）教育程度和知识面不同。
（4）角色定位和心理压力不同。
（5）处理问题的方式和方法不同。
（6）审视问题的角度和层面不同。

（二）护士与医技、后勤人员的交往与矛盾

1.护士与医技辅诊人员的交往与矛盾

由于医技科室所包含的各类专业与护理专业的区别较大，独立性更强，所以医技人员对护

理专业的了解非常有限，而护士也很少涉及医技各专业的知识。因此，双方在专业上相互了解甚少，在工作上难以相互理解与配合，反而容易相互埋怨和指责，一旦出现问题还可能会相互推卸责任。如放射科医技人员在拍片效果不佳时埋怨护士检查前准备工作不到位；护士埋怨检查科室没有及时为患者做检查，耽搁了患者的治疗时间，影响护士的工作；等等。这样会引起双方的矛盾冲突，导致关系沟通障碍。

2.护士与后勤人员的交往与矛盾

医院的正常运转离不开后勤人员提供的环境、生活、物资、安全等保障，护士的工作更离不开后勤人员的支持与配合。但少数护士认为后勤人员所做的工作技术性不强，为医院创造的效益不如护士多，经常以命令的方式要求他们提供帮助，对他们的工作挑剔、指责，引起他们的反感；后勤人员则因自己的工作不受重视，不被认可，挫伤了工作积极性，不愿主动为医疗护理提供服务。这些都会影响医疗护理工作的正常运行，从而影响双方的正常交往。

 护士与医技、后勤人员的沟通技巧及策略

（一）相互理解，相互尊重

护士与医技、后勤人员工作目标相同，岗位职责不同，但没有谁轻谁重及高低贵贱之分，都是为患者的健康服务，都应得到他人的尊重和理解。在与医技、后勤人员的交往过程中，护士应注意体现自身良好的职业道德和个人修养，利用多种方式与不同知识层次、不同专业类别的人沟通。如果在沟通中因为护士的原因导致沟通障碍，护士应主动承担责任，多做自我批评和自我检查。如果是对方的原因造成一时的工作被动，也不要一味地指责埋怨，而应根据情况，采取对方能够接受的方式，提出自己的意见和看法，并主动帮助对方做好善后工作，将失误的不良影响降到最低限度。只有这样才能保证医疗护理工作的正常运转，保持良好和谐的人际关系。

（二）相互支持，相互配合

护士与医院各个部门人员其中包括医技、后勤人员，保持良好的支持和配合关系，是顺利开展护理工作的保证。护士在工作中不仅要考虑自身的工作困难，也应设身处地为对方着想，尽可能地为对方工作提供方便。如采集标本或为患者做检查前的准备时，先要了解该项检验或检查的目的、方法和要求，尽力按要求采集标本或做好准备，以免给相关部门的工作带来不便。即使因客观原因无法达到要求，也应说明理由并积极采取补救措施，以得到对方的理解，避免因误解造成矛盾。当护士的工作需要他人配合时，应诚恳地提出请求，即使对方不能按要求做到，也应表示理解，这样才能使我们在融洽和谐的氛围中进行工作。

◎ 情景案例

患者，男性，36岁，确诊为急性肠梗阻，给予禁食禁水、持续胃肠减压、记录24 h出入量的医嘱。因为科室手术较多，刘医生匆忙开好医嘱后即到手术室做手术。护士根据医嘱转抄输液卡时，显示患者共有 500 mL 液体 3 瓶。时至中午该患者输液完毕，患者催促拔针。护士小何核对医嘱及输液卡后发现无液体，但她知道该患者为禁食患者，马上翻阅护理记录，记录显示患者此时入量为 1 500 mL，出量为 3 400 mL。小何当即决定先不拔针，立即通知了刘医生。刘医生根据患者病情重新开了医嘱，避免了该患者可能因补液量不足导致休克现象的发生。

案例分析：

护士小何对疾病相关知识掌握扎实，对患者病情了解详细，根据自己的专业知识及临床经验，正确判断患者液体入量少，并及时通知医生，防止患者出现严重的并发症。在为患者提供健康服务的过程中，医疗护理是一个统一的整体。只有遵循互相配合、互相尊重、平等合作的原则，才能建立互相协作、互相信任的和谐医护关系，只有这样才能充分发挥医生和护士的工作积极性，才能提高医疗护理服务质量，发挥现代医院的整体效应。

思考题

1. 护士与患者家属关系的影响因素及沟通技巧。
2. 医护关系的模式及影响因素。
3. 谈一谈护士之间促进良好关系的策略。
4. 护士与医技、后勤人员沟通的策略及技巧。

拓展阅读

引言：患者家属是患者家庭角色的替代者、病痛的共同承受者、生活的照顾者、心理的支持者、治疗护理过程的参与者，可以为疾病的诊断、治疗提供客观、丰富的信息。医护人员在工作中要提高沟通能力，与患者家属进行有效沟通，并建立良好的关系。

构建和谐医患关系：沟通也是治疗

人的生老病死都离不开医院。妊娠分娩、病痛求医、老人善终，都是生命中最脆弱的时刻，最需要人性的温暖、医疗的保障。只有构建起和谐的医患关系，才能提高医疗质量、确保医疗安全。医患沟通是医务人员在诊疗活动中与患者及其家属在信息方面、情感方面的交流，是医患之间构筑的一座特殊双向交流的桥梁。

一位姐姐来医院照顾刚做完手术的妹妹。晚上输液时，姐姐打了一会儿盹，没注意到输液瓶里的液体流空了。护士当着患者的面，劈头盖脸地教训起患者的姐姐："空气输进血管里是会死人的，你懂吗？你是来照顾患者的，还是来这里睡觉的？出了事，你负得起责任吗？"其实输液瓶流空是由于护士不及时巡视病房才造成的，她却把责任一股脑儿全推到患者的家属身上，而且还气势汹汹的。生病是不幸的，可护士恶劣的语言和态度带来的痛苦比生病还让人难以接受。

俗话说"良言一句三冬暖，恶语伤人六月寒"，语言是人们在交往时最常用的工具，无论是家庭还是社会，人们相处都离不开语言。护士很辛苦，甚至连节假日也不能休息。但是，即便如此，为什么还是得不到患者及其家属的理解呢？甚至有时还会遭到无理的打骂呢？其主要原因在于包括语言修养在内的服务态度不好。如果护士像对待自己的亲人那样对待患者，急患者之所急，想患者之所想，帮患者之所需，就会得到患者及其家属的爱戴与信赖。

第八章

临床实习中的人际沟通

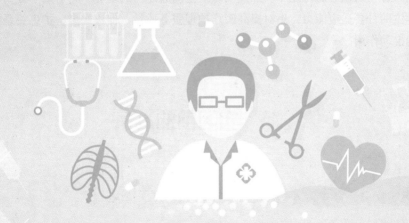

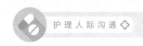

思政目标：

开展职业理想教育，培养尊重患者、生命至上、尊重科学的良好素养。

知识目标：

掌握实习生与带教老师、患者及患者家属的沟通策略，掌握影响实习生与患者及患者家属沟通中实习生自身的因素。熟悉实习前知识、能力、素质三方面的准备。了解带教老师方面与实习生的沟通策略；了解影响实习生与带教老师沟通的因素、患者及患者家属的因素。

能力目标：

学会恰当地处理临床实习中的人际关系，正确运用沟通策略与带教老师、患者及其家属进行交流。

临床实习是学生将医学理论知识、技能与临床实践工作有机结合的过程，是医学专业学生由学生向医护人员角色转换的过渡阶段，培养学生发现问题、分析问题、解决问题的综合能力，是学生从学校走向工作岗位的必经环节；临床实习不仅要培养学生正确的临床思维和综合分析能力，还要培养学生良好的沟通能力。通过实习可使学生在专业思想、理论知识与技能、人际交往与沟通能力、团队合作精神等方面得到综合锻炼。美国高等护理教育协会将沟通能力定义为护理专业教育中的核心能力之一。加强实习护士沟通能力的培养，将有助于提高学生专业素质、提升学生的社会适应能力，更对提高医疗护理服务质量、促进医患、护患关系的和谐发展起到积极的推动作用。

临床实习中的
人际沟通

第一节　实习前的准备

实习护士小婷、小梦、小燕，都在临床实习 3 个月了，带教老师先后安排她们分别给患者输液，并让实习护士先去病房做好准备，等老师来了再开始操作。当患者看到实习护士前来操作时，立即说道："你是实习生吧？实习生技术不行，还是让你们老师来打吧。"当遭到患者的拒绝时，三位实习护士与患者进行了以下沟通。

护士小婷：

小婷：你这样说就不对了，实习生怎么了？又不是所有实习生技术都不好……

患者：你这实习生什么态度啊，说你两句还不高兴了，把你们护士长叫来……

护士小梦：

小梦：虽然我是实习生，但我技术挺好的，我会尽力做，请您相信我。

患者（犹豫片刻）：好吧，但你要说到做到，一针成功哦。

护士小燕：

小燕（暗自窃喜：今天又可以偷懒少扎一针了）：正好我还不想给你扎呢，你等着，我老师马上就来了。

请问：

1.请分析3位实习护士与患者沟通的异同点及患者心理的反映。

2.在医疗护理工作中患者拒绝实习护士操作的原因有哪些？

3.在临床工作中遇到患者及其家属不理解、不合作、拒绝时，实习护士应如何沟通？

我国医疗护理专业培养计划中，共性特点是按学科设置教学计划、按照系统讲解疾病知识，医疗护理技能操作的对象大多是实验室里的模型人，再加上实习护士在校所学习的知识和技能与临床实际的需求是有一定差异性的，因而当实习护士进入临床面对真正的患者时，往往不能灵活运用所学知识处理问题；当面对患者的咨询、求助、病情变化、医疗护理知识技能的不断更新时常常会感到不知所措。从学校到医院、从学生到实习护士，对于初入临床的实习护士来说其周围环境、作息时间、角色身份及人际关系等都发生了巨大变化，因此，在进入实习岗位前，学生要做好知识、能力、素质等方面的准备（图8-1）。

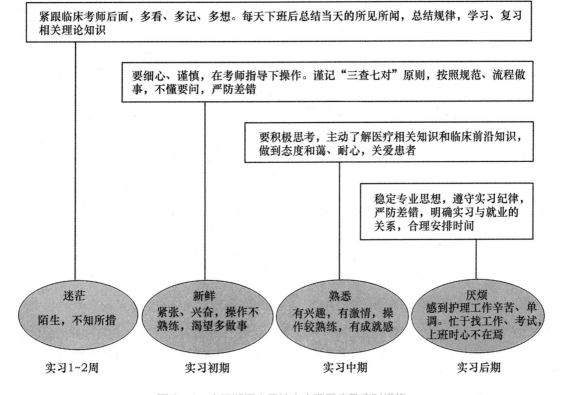

图8-1　实习期间实习护士心理反应及应对措施

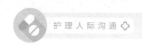

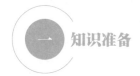知识准备

（一）巩固医学专业知识

国内医疗护理专业的临床实习大多安排在最后一学年进行，学生对前期所学课程的知识可能存在遗忘，因而在进入临床科室实习前，应复习各临床科室常见疾病的临床表现、治疗方法、常用药物及不良反应、常见医疗护理问题及护理措施等，能够在实习期间运用所学知识观察患者病情变化，及时发现问题协助带教老师处理；复习解剖、生理等医学基础课程，有利于实习护士更好地掌握疾病的发生发展，在面对患者提出的问题时，能够准确地解答，增强实习护士在实习期间的自信心，有利于实习护士做好职业规划，增加职业幸福感。

（二）加强护理心理学知识的学习

随着医学模式的转变，在提倡整体护理的今天，要求护理人员不但要熟练掌握医学护理专业知识和技能，还要拓宽知识面，具备一定的人文社会学知识，了解心理、社会等因素对疾病的影响作用，掌握患者的心理活动规律以及进行心理活动干预的理论和技巧，通过采取正确恰当的护理措施以满足患者的身心需要，最大限度减轻患者的痛苦，提高疾病的治愈率。护理心理学是护患沟通的工具，在护患沟通中恰当地应用心理学可以有效减轻患者的心理负担，增强其治疗的信心，增进护患之间的信任。

（三）加强伦理和医德等知识的学习

"医乃仁术"，医学的价值不仅在于"术"，更在于"仁"，医学首先是"仁学"，其次才是技术。加强对医疗卫生行业的医德教育是提升医务人员的医德修养和素质的有效途径。钟南山院士曾指出：关怀和沟通是医德行为的中心内容，是医患之间信任的桥梁，是避免医患关系紧张、矛盾、冲突的最有效方式，而良好的沟通已成为影响医患关系的重要因素。

医护人员承担着救死扶伤的光荣使命，伦理学知识对医疗护理实践起着重要的指导作用，有利于医护人员树立正确的道德观念，提高道德水平；有利于帮助医护人员解决医疗护理道德难题。良好的医德可弥补药物及医疗技术所达不到的效果，加强医德医风建设是全面提高医疗护理质量的有效途径。护理人员只有具备良好的医德才会赢得患者的信任，进而养成良好的人格魅力，护患沟通也就水到渠成。

（四）掌握相关法律法规和制度

随着社会的发展，现如今患者的维权意识日益增强，医疗护理工作中遇到的法律问题也越来越多，实习护士应学习、掌握相关法律法规，如《护士条例》《护士执业注册管理办法》《医疗事故处理条例》等，对维护护患双方的合法权益、规范护理人员行为、杜绝差错事故的发生都具有十分重要的作用。护理质量管理必须有制度作为保障，才能杜绝差错事故的发生。了解医院的相关规章制度如查对制度、消毒隔离制度、护士交接班制度、患者身份识别制度、护理安全管理制度、分级护理制度等并严格执行和遵守，是实习护士上岗实习前的必修课。实习护士在实习期间为患者提供医疗护理服务时，要熟悉患者的权利和义务并尊重和维护患者的权利，保证自己行为的合法性，避免侵害患者的权利。了解护士的权利和义务、明确职责范围，如实习护士尚未取得执业证书时，不能独立从事诊疗技术规范规定的护理工作，一切护理活动必须在执业护士的指导下进行。

🔗 **知识拓展**

医疗卫生机构不允许哪些人员独立从事诊疗技术规范规定的护理工作：未取得护士执业证书的人员；护士执业注册届满未延续执业注册的护士；未按照《护士条例》第九条规定办理执业地点变更手续的护士；在教学、综合医院进行护理临床实习的人员应当在执业护士指导下开展工作。

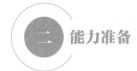 能力准备

（一）强化医疗护理操作技能水平

医疗护理操作技能是满足患者身心需要和治疗需求所必备的基本技能，实习护士应能规范进行基础医疗护理操作及各专科医疗护理基本技能操作。掌握一项医疗护理技能操作大致要经历以下几个阶段：学会操作、顺利操作、熟练操作、熟能生巧。实习生在校学习阶段面对模型人时应达到熟练操作的水平，只有这样未来踏入实习岗位面向患者操作时才有可能沉着镇定、从容应对。

（二）重视人际交往与沟通能力的锻炼

护理人员与患者建立良好的护患关系，可使患者产生信任感与安全感，会给患者以温暖和力量，坚定其战胜疾病的信念与信心。研究显示，临床上 80％ 的医疗护理纠纷是由沟通不良或沟通障碍所导致的。进入实习岗位前学生可通过分析讨论、角色扮演临床沟通或医患纠纷案例，掌握与患者沟通的原则、方法、技巧与应对措施，减少或避免护患矛盾、纠纷的发生。

🔗 **知识拓展**

人际交往的白金法则

在人际交往中要取得成功，就一定要做到交往对象需要什么，我们就要在合法的条件下满足对方什么。

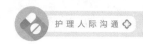
其要点是：①行为合法，不能要什么给什么，做人、做事都需要有底线。②交往应以对方为中心，对方需要什么我们就要尽量满足对方什么。③对方的需求是基本的标准，而不是说你想干什么就干什么。

（三）培养团队合作能力

实践证明，团队合作会产生"1+1＞2"的效应。据统计，诺贝尔获奖项目中因协作获奖的占 2/3 以上，在诺贝尔奖设立的前 25 年合作奖占 41％，而现在则跃居 80％。医疗护理工作也是一项需要团队密切合作的工作，在为患者提供医疗护理服务时，实习护士要与医生、护士、医技、后勤人员紧密配合，才能最大限度地发挥自己的角色功能，提高医疗护理服务质量。实习护士在校期间，应有意识地培养自己的团队意识和精神并融入日常生活、学习中，如多参与在学校、医院组织的理论知识、操作技能竞赛；也可在班级或实习小组中自行开展一些集体活动，从而增强成员间的团队协作精神。

（四）强化实习中的基本礼仪

实习护士应该重视在实习过程中的第一印象，力争留给他人良好的第一印象。在实习过程中实习护士应该仪表端庄、举止得体、自然大方；尊重他人、以礼相待、保持微笑；语言得体、通俗易懂；善于倾听、态度和蔼；介绍自己、主动交往。

三 素质准备

（一）思想品德素质

作为一名实习护士需热爱护理事业，具有为人类健康服务的奉献精神；救死扶伤，忠于职守，廉洁奉公，具备人道主义精神；树立正确的人生观和价值观，具备自尊、自爱、自强的道德品质和较高的慎独精神；具有严于律己、宽以待人的高尚情操及诚实守信的品格。

（二）身体素质准备

临床护理工作既是技术工作又是体力工作，实习护士需具有强健的体魄，才能完成繁杂的工作，承担起照顾患者的职责。为适应临床护理工作需要，实习护士往往要改变在校作息时间，去适应"三班倒"的工作形式，从而打乱多年的生活习惯、作息规律。医疗护理工作辛苦、劳累、强度大，常常使实习护士感到体力不支、精神欠佳甚至影响到日常生活。为了更好地适应临床护理工作节奏，实习护士要及时调整自身生活节奏，合理安排学习、生活和工作时间，保证充足的睡眠，加强营养，积极锻炼，劳逸结合，保持健康的体魄和充沛的精力，以良好的身体素质和精神面貌去迎接实习。

（三）心理素质准备

健康心理是健康行为的内在驱动力。实习护士应热爱医疗护理工作，以良好的心理素质和高度的责任感面对临床工作，为患者提供优质服务。

1.接受理想与现实的差别

护士被誉为"白衣天使"，实习护士通过在校学习对护理职业充满了美好憧憬与期待，当满怀理想和抱负进入医院实习后发现，呈现在他们面前的是一个真实的社会环境和工作环境，受病痛折磨的患者，焦虑不安的家属，繁重而琐碎的护理工作以及紧张的护患关系。理想和现实的落差，给实习护士造成很大困惑，部分实习护士甚至对自己所选职业产生了怀疑与动摇，心理上产生失落感和自卑感。护理职业是高尚而平凡的，实习护士应调整好心态，正确看待自己的职业，要明白虽然理想与现实之间有差别，但救死扶伤、为人类健康服务是护士职业永恒不变的使命。

2.尽快适应环境变化

从学校到医院，实习护士的学习环境发生了很大变化，由集中的课堂学习转变成分散的临床实习，交往对象由单一的老师、同学转变成不同年龄、不同身份、不同职业、不同社会地位的带教老师和患者。初入岗位实习护士对医院的工作性质、特点、环境及规章制度等不了解，对医院其他工作人员不熟悉，对自己的岗位职责和工作流程也不完全清楚，常常感到不知所措，产生紧张、焦虑、自卑的情绪。实习护士应积极主动学习、调整心态，必要时可向护士长、带教老师请求帮助，尽快适应临床环境和医疗护理工作。

3.认清自身角色定位

现代社会很多实习护士都是独生子女，从小到大一直生活在家人的关心、爱护之下，很少有机会去照顾别人。但实习护士进入临床实习，角色便发生了很大的变化，从受家人和老师宠爱、照顾、包容的孩子转变为对患者提供照护、支持的专业人员，成长为一个有责任和义务的成年人。实习护士进入实习岗位前要做好心理调适，正确对待自身角色的改变，避免角色认识模糊、角色适应不良、角色定位不清等情况。

4.勇于面对挫折与失败

实习护士由于临床经验不足，难免存在操作失败的情况，面对患者或家属的不理解、不配合，实习护士往往不知所措；个别临床带教老师缺少耐心、对实习护士过于严厉；一天辛苦忙碌的工作后，实习护士利用休息时间还要复习巩固临床知识，备考专升本、执业医师考试、护士执业资格考试、毕业考试等；临近实习结束面临找工作、就业的压力。当学习、工作上遇到挫折或失败时，有些实习护士感到沮丧、压力大、前途渺茫，质疑自己，思想不稳定，甚至出现未经批准擅自脱岗等逃避现象。失败是成功之母，人的一生不可能永远都是一帆风顺，实习护士应树立全心全意为患者服务的思想，通过临床实习努力提高自身的医疗护理理论知识和技能。妥善处理护患关系，师生关系，合理安排生活、实习和学习，正确面对挫折与失败，必要时可寻求老师、同学、家人的帮助。

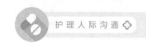

5.正确对待理论与临床脱节现象

临床实习是学校教育的延续，是学生将书本理论知识向临床实践过渡的桥梁。随着医疗护理学科的发展，新知识、新技术、新设备在临床不断涌现，教科书部分内容与临床实际情况脱节、护理教育与护理实践脱节。面对临床上出现的诸多问题，学生不知从何入手，感到学非所用，以致经常陷入困境甚至感到迷茫。"这项操作临床和在学校学的完全不一样，到底哪种正确？""学校老师说要消毒两遍，但我实习的医院都是消毒一遍，我该听谁的？"遇到上述类似问题，实习护士首先要善于思考：临床上为什么要这样操作？与在校学习的操作方法相比哪种更科学、规范、合理？不同方法各自有哪些优缺点？可通过请教临床老师、查阅资料等方式分析、解决问题，在实践中探索、总结，提升自身的专业知识和水平，提高实习质量。

6.理性对待患者的死亡

实习护士在进入临床之前很少接触到死亡，更何况是看见生命从自己的眼前消失，作为实习护士都是希望能用所学知识去挽救患者的生命，但现在仍然有很多疾病是现代医疗技术没办法解决的，实习护士应该摆正心态，理性面对患者的死亡，不能因为未能成功抢救患者而陷入自责沮丧，甚至对医学失去信心。有些实习护士很容易被死亡患者家属的情绪感染，沉浸在悲痛中不能自拔，实习护士要清楚，此时应该沉着冷静，体现护理人员的专业素养，因为患者死亡后，还有很多工作需要完成，比如，家属的心理护理、死亡患者的尸体料理等。

7.护理异性患者的心理准备

在临床实习过程中，实习护士免不了要去护理异性患者，特别是在接触患者隐私部位时，可能会紧张尴尬，甚至有些实习护士会选择逃避。实习护士应该摆正心态，以专业人员的素养对待患者，不能因为性别不同而拒绝护理患者。在护理异性患者时，实习护士应把握好分寸，避免过度热情，做到不卑不亢、以礼相待，当然也不能扭扭捏捏，欲做又罢。男实习护士在护理异性患者隐私部位时，应有另外一名医务人员在场，避免造成误会。

（四）提升自身的情商

在当今社会，一个人想要成功，情商和智商同样很重要。教育界心理专家戈尔曼也曾说过："人生从童年到成年再到成功，智商占20%，情商占80%。"作为学生，在实习过程中应该提升自身的情商，才能和带教老师、其他医务人员、患者及家属等建立良好的人际关系。实习护士应建立自信心，学会宽容和理解他人，待人以诚、待人以真，急人之所急、想人之所想，学会控制自己的情绪，不将负面情绪带到实习工作中，也不因为正面情绪而过度兴奋高兴。

🔗 知识拓展

情商是什么？

有些人以为情商高就是不发脾气。不发脾气当然好。愤怒是短暂的疯狂吗？但情商不只是不发脾气而已。

情商高的人会激励自己。在遭遇挫折、陷入低潮时，他会提醒自己要面对、要站起来，未来还大有可为，可能会变得更好。因为自己有这个优点、那个长处，因为自己做成过某件事、克服过某项困难，所以一定做得到。情商高的人通常积极向上。

　　情商高的人也会激励他人。他会赞美周围的人，他会肯定他的家人、同事、朋友。别人跟他在一起常常会有一种重要感。

　　其实，你很容易知道某人的情商高不高，因为情商高的人常常面带笑容，充满热忱。

第二节　实习生与带教老师的沟通

　　临床实习期间，实习护士与带教老师的接触是非常密切的，带教老师的一言一行、一举一动都潜移默化地影响着实习护士，师生之间的沟通效果对老师的教学质量及学生的实习质量都有很大影响。只有了解影响实习护士与带教老师之间沟通的因素，才能有针对性地采取措施促进师生间的良好沟通。

 影响实习生与带教老师沟通的因素

（一）师生间的个体差异

　　带教老师大多都是在临床工作若干年、经验丰富的资深医护人员，而实习护士是一个只有一定理论知识而缺乏临床实践经历的学生，双方对问题难易程度的理解是有一定差异性，例如，有些事情对实习护士而言是有困难的，但带教老师则觉得实习护士应该会做，从而给实习护士造成了一定的困扰，影响双方的沟通。再加上师生双方成长环境不同，看问题的视角、处理问题的方法都不尽相同，如果遇到年龄偏大的老师，师生之间相似之处甚少，可能出现代沟，从而影响双方的有效沟通。此外，学生实习时采取轮转方式，在每科室实习时间有限，有些实习护士的排班和带教老师的班次并不相同，导致师生间接触时间较少，彼此缺乏深入了解，有陌生感和距离感，影响到双方的沟通交流。

（二）师生沟通技巧欠佳

　　由于缺少临床经验，有些实习护士不知道如何与带教老师进行沟通；有的实习护士在不恰当的时间或场合如抢救患者时当着患者与家属面提问，老师不方便回答造成实习护士对老师产生误解。另外，带教老师系统学习的是医学专业知识，对教育学、心理学的知识掌握得可能不够全面，教学方法和技巧不够，不能很好把握实习护士的心理状态，加上临床工作繁忙很容易忽略实习护士的心理需求及感受，对实习护士实习、学习情况关心不够；有的老师带教经验不足、方法欠妥，导致实习护士产生一些负面情绪。实习护士或带教老师的沟通方式不当、沟通技巧欠佳等因素，阻碍了师生之间沟通的深入进行。

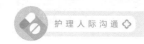

（三）实习生的性格特点

有的实习护士性格内向、胆小，不喜欢与人打交道、不善于交际。自卑与缺乏自信也是影响实习护士与临床带教老师沟通的重要因素，自卑心理易造成自我认识、自我评价的偏差，导致个体产生消极的自我暗示，从而影响双方有效沟通，如实习中遇到问题时，有的实习护士不能主动与老师沟通，感觉不好意思或担心老师对自己有偏见，认为自己学得不够扎实而影响实习评价。很多学生仍然延续以往在校"老师教、学生学"的心理，老师不教，实习护士就没有主动学习的意识，反而认为带教老师不管我、学不到东西。

（四）角色期望冲突

带教老师希望实习护士尊敬师长、谦虚好学、踏实肯干、工作主动、服从管理；实习护士希望带教老师品德高尚、业务过硬、知识丰富、为人热情、带教认真、关爱学生。带教老师与实习护士之间大多关系融洽，但当实习护士未能达到老师要求或带教老师不符合实习护士的期望时就可能发生矛盾冲突。如有的带教老师对聪明勤快、反应灵活的学生态度和蔼、主动带教、评价较高，而对一些程度较差、接受力及反应力较慢、性格内向的实习护士态度冷淡、批评指责，导致师生之间产生矛盾；有的实习护士对医疗护理工作缺乏正确认识，希望多做一些更有挑战性的工作，认为老师经常安排重复性、技术含量低的工作让实习护士做，把实习护士当劳动力对待，因而对老师产生抵触心理；有的实习护士不尊重带教老师，工作懒散、被动，不懂装懂造成差错事故，这会给老师带来巨大的心理压力，导致带教老师不愿意带学生，影响实习护士实习效果。

 实习生与带教老师的沟通策略

（一）实习生方面

1.端正实习态度，主动学习

态度决定一切，端正态度是实习生顺利完成实习工作的前提，也是建立良好师生关系的保障。实习护士要树立正确的人生观、价值观，具备高尚的职业道德和责任感，养成精益求精的工作作风和严谨的工作态度，具有牺牲奉献精神，爱岗敬业，踏实肯干，正确看待医疗护理工作，把握可以学习的每个机会。在临床实习中，不要挑工作更不要挑老师，无论是生活护理还是专科护理，只要肯学、肯想、肯干，一定可以从中吸取总结经验，提升自己。只要留心处处皆学问，实习护士应多观察、多交流、多实践、多跑腿，做到勤看、勤学、勤思、勤问、勤练，把临床实习当作加强自己理论知识和专业技能、提升综合素质的大好时机。实习护士可随身携带一个便签记录本，遇到不懂的问题、学到了新知识新技术、实习收获体会等均可随时记录下来，防止遗忘并且作为宝贵资料对自己今后的工作都有很大帮助。

2.懂得移情、换位思考

实习护士要学会换位思考，临床带教老师除了是带教老师之外，他的首要角色是医护人员，病房有很多繁杂的工作需要他完成，还有很多患者等着他去照顾安慰，当老师因工作忙碌而忽略实习护士时，实习护士要充分理解、体谅带教老师，不要以自我为中心，对带教老师产生不满。实习护士向老师请教时应选择恰当的时机场合，不要当着患者及家属的面且尽量避开诊疗护理操作；实习护士可跟随老师交班、查房，进行业务学习，学习临床新知识、新技能，学习如何与患者、患者家属及其他医务人员沟通交流，学习处理临床突发事件的应变能力，学习协调、管理的方法。实习护士应主动学习，在实习工作中注意观察、模仿带教老师，善于思考、总结，不懂多问，切忌不懂装懂或模棱两可。临床工作关系到人的生命安全，不允许有半点马虎。

3.尊重带教老师和科室其他工作人员

梁启超说过："片言之赠，皆事师也。"学生在实习工作中一定要尊重带教老师和科室其他工作人员。请教问题时使用礼貌用语，注意请教的方式方法，认真倾听，做好记录，必要时可先查找相关资料后再请教；服从安排，不要挑三拣四，认真完成各项工作，对于自己未完成的工作要向老师说明原因，必要时请老师协助，做到尽职尽责、有始有终，切忌草草了事、虎头蛇尾。此外，实习护士也要敢于表达自己的思想和观点，对老师的讲解或操作有异议时、对临床工作有意见或建议时，可通过委婉、间接的方式表达，谦虚诚恳，注意把握分寸，不可当面顶撞或争辩，克服心高气傲、自以为是的心理。在临床实习过程中除了自己的带教老师之外，实习护士还要和其他工作人员接触，无论他们是医生、护士、护理员还是护工，不论他们年龄大小、资历深浅、工作年限长短，实习护士都应该尊重每位工作人员，尤其是面对护理员、护工以及学历层次不高或年轻、资历浅的护士时，更要注意礼貌礼节，做到以礼相待、以诚相待，这样才可能得到科室工作人员的认同，学到更多的知识和技能。人无完人，每个人都有自己的短处，带教老师如有做得不好的地方，应予以理解宽容。

4.理论联系实际

临床实习就是将理论知识运用于实际操作的过程，实习生要积极争取实践锻炼的机会，主动承担医疗护理工作，在实践中学习、巩固知识，提高技能操作水平，增强专业综合能力及素质。有的实习护士认为临床老师把自己当劳动力对待，经常安排测体温、换药液、倒垃圾、换尿袋等重复性、技术含量低的脏活累活，对带教老师及护士职业产生怀疑，专业思想有所动摇。实际上临床护理的实践活动都蕴含着专业性，如测量生命体征有利于学生进一步巩固体温、脉搏、呼吸、血压等生理学知识和护理操作技能；为患者更换药液可增强学生"三查八对"的观念；操作后医疗垃圾分类处理可加强学生对有关预防医院感染知识的学习；更换引流袋、尿袋等可培养学生对病情观察、判断、分析问题的能力；为不同患者进行同一项操作，既可提高学生的实践水平，又可以培养学生与不同患者的沟通能力和技巧。实习护士要把每次实践当作学习、提高的机会，只有量的积累才会引起质的变化，要想成为一名技术娴熟、业务精湛的医护人员，必须脚踏实地、刻苦钻研，避免眼高手低、好高骛远。

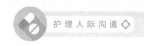

5.严格要求自己

实习护士是医疗护理队伍的后备军，要规范自己的言行举止，在工作中以医疗护理专业人员的标准严格要求自己，不要因为是实习护士而放松要求和自我约束。临床护理操作由于要考虑临床实际及患者情况，可能与实习护士在校学习的内容有所不同。但无论采用何种方法，都不能违背操作原则，实习护士应明辨正规操作和违反原则的做法，在实习过程中主动规范执行操作流程、步骤及方法，严于律己，时刻提醒自己规范操作，并可请老师监督自己的实践情况。

6.做个有心人

学生在实习过程中要学会察言观色，善解人意，机灵懂事，尽量去了解带教老师的想法和需求，熟悉带教老师的日常工作，尽量帮助带教老师解决困难完成工作。在这过程中也许实习护士的帮助并没有起到实质性的作用，但是这样的举动会让带教老师感到温暖，拉近实习护士和带教老师的距离，有了这个优势实习护士和带教老师就能更好地沟通，进行更深的了解，更有利于建立良好的关系，有利于学生在实习过程中学到更多的知识，得到更多的帮助。

（二）带教老师方面

1.带教老师要自我了解和了解学生

19 世纪德国的教育家第斯多惠说过："只有当他自己致力于他自己的教育和教养时，他才能实在地培养和教育别人。"带教老师要了解自己，剖析自己，正确评价自己，认识自己的优点和缺点，并以此为据进行自我修养和自我提升。常言道：要想给别人一杯水，自己必须要有一桶水。当今科技日新月异，临床带教老师应不断学习新业务、新知识、新技术，提高自身的学识水平。同时，带教老师要深入了解实习护士，了解实习护士的性格、理论水平、技能水平及沟通能力，因材施教，循循善诱，严格要求，建立良好的师生关系，有利于临床教学工作的开展。

2.优化临床护理教学模式

在临床护理教学中除了加强实习护士理论及技能知识的培训外，也应加强实习护士沟通能力及人际交往能力的训练。教会学生运用一些沟通技巧，保证沟通的有效性，如语言和非语言技巧，提问、微笑、倾听、肢体语言的运用等技巧。运用分析讨论、对话、情景模拟、角色扮演等教学方法训练实习护士的语言表达能力。跟师学习，让实习护士模拟带教老师沟通的方法单独完成资料收集、入院宣教、健康指导、出院宣教等。鼓励实习护士多与患者及其他工作人员接触，增强其交往的自信心。

3.提升自身的人格魅力，为实习护士树立榜样

古人云：其身正，不令而行，其身不正，虽令不从。带教老师是实习护士的楷模，其一言一行，一举一动都在潜移默化地感染、影响学生，因而要以身作则、设身处地为患者着想，多与患者沟通交流，尊重患者，以患者为中心，关心关爱患者，移情于患者，建立良好的护患关系，为实习护士树立角色榜样，培养实习护士爱岗敬业、认真严谨的工作作风。

4.尊重、关心、爱护实习生

带教老师应移情于实习护士，了解实习护士的需求，尊重实习护士，将实习护士以专业人员的身份介绍给患者，赋予实习护士责任与使命，让实习护士有自我存在的价值感。带教实习护士应该用心去带教，不要将实习护士当作廉价的劳动力使用，在带教过程中带教老师应关心爱护实习护士，除了教授实习护士专业知识外，还应该从生活、心理等方面去帮助实习护士，让他们树立信心，并协助解决在临床工作中遇到的困难。

第三节 实习生与患者及患者家属的沟通

医学生的实习离不开患者及家属的大力配合，患者及其家属的合作程度直接关系到实习护士的实践、实习效果。许多患者及家属从心理上排斥实习护士，认为实习护士经验和能力不足，不愿意帮助实习护士成长。实习护士要体谅患者及家属，移情于患者及家属，视患者为亲人，将心比心，帮助患者，尊重患者及家属，运用良好的沟通技巧，取得患者及家属的信任和尊重，与患者及其家属建立良好的医疗护理人际关系，以圆满完成实习任务。

 影响实习生与患者及患者家属沟通的因素

（一）实习生自身因素

1.实习生的个人素质

实习护士的个人素质在医患沟通中起到至关重要的作用。当代医学实习护士往往以个人为中心，缺乏社会责任感和为患者服务的思想，无法理解患者切身的痛苦，往往忽略对患者的人文关怀，常常与患者争执，存在"生、冷、硬、推、顶"等现象。患者在住院期间，由于疾病、环境等原因，特别在意医护人员的态度，渴望被尊重和重视。实习护士在实习过程中，如果只看见疾病和操作，忽略患者的情感需求，与患者沟通时漫不经心，敷衍了事，患者就会有不被尊重或被当试验品的感觉，甚至产生被医务人员藐视的心理，引起患者及家属的不满，导致医患矛盾的发生。

2.临床经验不足

护理人员的专业水平直接影响患者对其的印象，高水平、专业的操作及操作中良好的沟通有利于建立良好的护患关系。实习护士初入临床，所学理论知识与临床实践不能很好地融会贯通，加上理论知识不够扎实、操作水平有限、临床实践经验不足等原因，导致在与患者沟通时紧张、胆怯、缺乏自信。面对患者及家属提出的问题，实习护士若未能给予及时解答或回答含混不清，则会给患者留下不好的印象。熟练的操作技术是医疗护理工作顺利开展的重要前提，

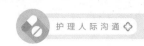

也是影响护患关系的重要因素，实习护士在面对操作失败时，往往不知道怎样合理解释和道歉；当面对临床突发状况时，不能随机应变、灵活处理；当面对临床上出现的诸多问题时，不知从何入手、不知如何参与，以致患者及家属对实习护士抱有质疑、否定、反感的态度，实习护士自己也常常感到迷茫、陷入困境。

3.沟通实践欠缺

首先，目前国内绝大多数院校医学专业都开设了人际沟通、护患沟通等课程，虽然学生学习了沟通的理论知识，但在校期间由于受客观因素的制约未能很好地联系临床、付诸实践，进入实习岗位后，面对真实的患者及家属、面对不同的临床情境，实习护士往往不知道如何将所学知识转化为实践加以运用。其次，良好的人际关系是人与人之间顺利交往与沟通的基础和条件。由于实习护士在各科实习时间有限，与患者相处时间较短加上经验不足，很难与患者建立和谐、亲密的关系，因而想要达到良好的沟通效果有一定难度。此外，能力的培养需要在一次次实践中得到锻炼和提高，以实习护士为例，尽管实习护士学习了沟通相关课程，但由于目前医院护士缺编、工作任务繁重，护理工作往往更加重视技术性操作及治疗性措施的实施，而较少关注与患者的沟通，实习护士人际交往及沟通能力的实践锻炼仍然不够。

4.实习生性格、心理因素影响

通常来说，性格外向的实习护士在人际交往方面较性格内向者更有优势，外向型的实习护士往往更愿意参与人际交往活动与行为，通过不断实践其沟通能力也随之而提高，这是一种良性循环；反之，性格内向的实习护士在人际交往方面较为被动，越不沟通就越不会沟通，导致其沟通技能很难得到锻炼和提升。此外，实习护士对医疗护理工作的态度、看法也会影响与患者及患者家属的沟通交流。实习护士对工作充满热情，具有爱心、耐心、同情心，就能主动与患者沟通；有些实习护士对待工作缺乏热情，学习欲望不强，消极怠工，仅仅把临床实习当作完成任务、敷衍了事，往往不会主动与患者及家属交流。

5.角色适应不良

实习护士是医院里的特殊角色，实习护士不能尽快适应和转换自己的角色，现在的实习护士多数是在家人小心呵护下长大的，从小到大都是被照顾的角色，不懂怎样去照顾和关心他人，特别是在面对一些基础护理时，实习护士更是不能适应，从而产生一些不良的情绪。有的实习护士逃避自己的角色身份，生怕患者及家属知道自己是实习护士，对自己有看法或偏见，有的实习护士认为自己还是一个未毕业的学生，不能正确地掌握理论知识和技能很正常，因为自己还是学生，是来医院学习的；但对于患者来说，穿上工作服的实习护士就是专业人员的象征，他们渴望从实习护士那里获得一些专业知识，有问题、有需要也会找实习护士，并不会因为实习护士的身份而对其格外宽容，如果他们的需求没有被实习护士满足时就会影响实习护士和患者间的关系。

（二）患者及其家属因素

随着社会的进步发展，患者的法律意识、自我保护意识越来越强，对医护人员及医疗护理服务的要求也越来越高，认为医院提供优质的医疗服务是应该的，自己没有义务参与教学，从而拒绝实习护士的护理。虽然大部分患者及其家属都能理解并支持实习护士的工作，但由于病痛的折磨，患者内心对疾病、疼痛充满恐惧，加上对医疗护理工作缺乏了解，往往希望每位医护人员都专业扎实、技术过硬、工作能力强。有些患者及家属不信任实习护士，认为实习护士知之甚少，操作技术不熟练，没有经验，不愿意给实习护士当"试验品"，甚至会直接拒绝实习护士的护理，要求更换成在职护士为自己操作。患者及其家属的不理解、不支持、不配合甚至刁难也加大了实习护士与患者之间沟通的难度。另外，医患双方的年龄、文化程度、职业、生活习惯、文化背景、人生价值观等存在差异，导致沟通方式也有所不同。

 ## 实习生与患者及其家属的沟通策略

（一）注重个人素质的培养

作为一名实习护士，丰富的理论知识和精湛的操作技术固然很重要，但更重要的是要学会做人，懂得理解和宽容，培养诚实守信的品质，时刻谨记作为一名医务人员身上的使命感和责任感，恪守医德，保持良好的医德医风，对患者要有爱心、耐心、关心、责任心和同情心，敬畏生命，对一切生命和健康负责。树立正确的人生观、价值观和高尚的道德情操，以救死扶伤、全心全意为人民服务为己任，确立为医学事业而献身的志向。

（二）尽早接触临床工作

护理学是一门以实践为主的学科，沟通能力的提升应从实践中获得，尽早接触临床工作，不仅有利于学生对医学基础知识的理解和掌握，也有利于学生沟通能力的提升。学生可利用周末和假期以见习生、调查者、志愿者等身份进行临床实践，了解患者的意愿和疾苦，提前进入医务人员角色，切身体会医患沟通的重要性，让学生在校期间就有大量的机会和患者沟通交流。学生在临床实践过程中也可以通过观察学习带教老师在医疗活动中的沟通技巧，不断积累经验，加强自己和患者及家属沟通的技巧。同时，可选取有关医患沟通的典型案例和学生进行分析探讨，设置"标准化患者"，模拟病房，让学生进行角色扮演，进行自我评价和相互评价，从而改进医患交流的技巧，为未来实习工作做好准备。

🔖 知识拓展

标准化患者

标准化患者（standardized patients，SP），又称模拟患者（simulate patients），指那些经过标准化、系统化培训后，能准确表现患者的实际临床问题的正常人或患者。与其他完整的测验方法不同，SP本身不是一种独立的考试方法，它通常是许多临床能力评估方法中的一部分。

（三）重视自己留给患者及其家属的"第一印象"

良好的"第一印象"是实习护士赢得患者信任至关重要的因素。虽然实习护士的相貌体态各异，但实习护士可以从着装、发型、表情、姿势等各方面装饰自己，塑造端庄、严谨的职业形象。实习生不应该化浓妆，染过于鲜艳的头发，服装配饰应该得体，不应过于夸张。在初次接待患者时，应面带微笑，称呼得体，尊重患者，谦虚有礼，尽量为患者及其家属留下良好的第一印象，为建立良好的人际关系打基础。

（四）要有同理心

人们常说："人同此心，心同此理。"学生在实习过程中，都应该学会换位思考。有同理心的人，都乐于理解和帮助他人，受大家的欢迎，值得大家信任。实习护士应站在患者及家属的角度去思考问题，理解、关心、关爱患者，视患者为亲人，主动帮助患者，想患者所想，把患者潜在的需求纳入服务的范围，在任何情况下都应该保持良好的态度，以理服人、以情感人。在工作中，

人际关系——
同理心

患者及家属如果愿意给机会操作，实习护士要学会感激，如果患者及家属不愿意给机会，实习护士也不要抱怨，应该越挫越勇，努力提升自己，以取得患者及家属的信任和肯定。

（五）充分发挥实习生的优势

与在职医护人员相比，实习护士年轻、有活力、容易接近，工作中大多更有耐心、态度更好，愿意花时间与患者沟通。在倾听患者主诉或向患者解释病情时往往较为认真，工作谨慎，这也是患者愿意与实习护士沟通的主要原因。实习护士在工作中要善于发挥自身优势，如热情接待新患者，主动介绍自己，建立信任关系；工作中经常、主动巡视病房，多与患者交流。一方面，通过听取患者介绍、讲解病情，有利于加深实习护士对医学护理学理论知识的理解；另一方面，实习护士也可以真实了解患者的需要和想法，采取实际行动有针对性地关心和帮助患者。当然，实习护士在知识储备和解决问题的能力方面与在职医护人员相比仍有一定差距，自信心不足，沟通技巧缺乏，因而实习护士要多向带教老师学习，多参与和患者及其家属的沟通，在实践中不断进步和提高。

（六）了解沟通对象，寓沟通实践于临床工作中

实习护士在与患者及家属的沟通时，应该根据患者及家属的性格特点，文化水平、沟通能力、理解能力等，适当运用语言和非语言沟通的基本知识和技巧，尽量使用通俗易懂的语言，避免双方因对沟通内容理解不同而产生

病房工作中的
人际沟通

误解；在沟通交流中注意表达方式、用词正确、语言语调要和谐，不要一惊一乍、夸大其词。俗话说："伸手不打笑脸人。"实习护士应常将微笑挂在脸上，熟记患者的姓名，见面打招呼，拉近与患者间的距离，有利于建立良好的护患关系。一方面，带教老师要加强引导，鼓励实习护士利用与患者接触的每个机会进行信息沟通和情感交流；另一方面，实习护士自己也要有主动意识，寓沟通实践于临床护理工作中。如为患者做健康宣教、术前指导时贯穿沟通技巧的运用，在技能操作中，操作前解释、操作中指导、操作后嘱咐等环节有针对性地与患者进行沟通。

"良言一句三冬暖，恶语伤人六月寒"，与患者沟通时实习护士还应注意说话的立场、分寸、场合等，灵活运用交谈技巧，不该说的不说、不知道的不乱说、不清楚的等确定了再说，不在患者及其家属面前谈论与工作无关的事、议论同事或其他患者，遇到问题时及时向带教老师汇报反映，不要擅自处理或隐瞒真相。

（七）学会管理自己的情绪

学生在实习生活中难免会遇到很多事情，而这些事情往往会引起学生情绪的变换，从而影响学生的实习生活，例如，有的患者因为生病而悲观、愤怒，这时再恰好遇上实习护士为其服务，哪怕实习护士没有犯错误，患者都可能将情绪发泄到实习护士身上去，出现拒绝实习护士、瞧不起实习护士、挑实习护士毛病等现象。如果这时实习护士不能很好地控制自己的情绪，觉得患者无理取闹，与患者发生争执，就会引起护患矛盾。如遇到这种情况，实习护士应学会控制自己的情绪，保持良好的心态，学会自我解压，学会忍耐，尽量让自己冷静下来，正确处理问题。

🔗 知识拓展

能控制好自己情绪的人，比能拿下一座城池的将军更伟大。

——拿破仑

◎ 情景案例

杨护士是呼吸科的带教老师，平时对实习生是放手不放眼，尽量给实习生争取实践操作的机会。今天小丽跟着杨护士学习，在评估小丽可以进行静脉输液后，就同小丽说："待会儿54床患者要输液，他的血管比较好，就由你来给患者穿刺。"来到54床后，杨护士开始和患者聊天以分散患者的注意力。可小丽见老师在和患者聊天就站在一旁不动，杨护士对小丽说："你核对一下患者，给患者把液体准备好。"小丽核对好患者将液体挂上输液架后又看着杨护士，杨护士说你评估一下患者的血管，小丽评估了患者血管，又看向老师和患者。杨护士很无奈，于是自己给患者做了穿刺。事后杨护士问小丽："之前我不是已经告诉过你这个患者的穿刺由你来做吗？"小丽回答说："我看你和患者在聊天。"杨护士很无奈地说："那是为了转移患者的注意力，方便你能更好地完成操作，但是之前我已经告诉过你他的操作由你来完成，希望你以后做事主动一点，不要我让你做什么你就做什么。"过了几天来了一个新的实习生小雪，她和小丽同组，有个患者需要进行肌内注射，杨护士问谁愿意来准备，小雪很主动地说，"我来。"小雪在杨护士的指导下准备好药液，和杨护士来到患者床旁，小雪看看杨护士，杨护士示意地点了点头，小雪按照流程在杨护士的指导下顺利进行了操作。事后小丽不解，并问小雪："老师都没让你做你怎么就自己做了。"小雪说："老师就在旁边，她同意了呀！"

案例分析：

实习生在临床实习过程中应该做到眼中有事，手上会做事，端正态度，主动学习。小丽

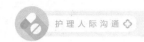

虽然说在整个过程中没有犯原则性的错误，但是缺乏积极主动性学习的精神，什么事情都需要老师告知，完全没有进入角色，害怕自己不会做或做错事被老师责怪。而小雪学习主动性高，在自己的能力范围内尽力给自己争取实践操作的机会。通过有效的沟通技巧，取得老师的同意和支持，同时又避免在患者面前显得过度紧张和胆怯。

思考题

1. 实习生与带教老师沟通的策略有哪些？
2. 影响实习生与患者及家属沟通的因素有哪些？
3. 实习生与患者及家属沟通的策略有哪些？

拓展阅读

引言：临床实习是医护人员角色转换的过渡阶段，是走向工作岗位的必经环节。实习阶段要培养正确的临床思维和综合分析能力，树立正确的医学观，加强职业理想、医德医风教育，科学客观地看待医学的局限性。

科学客观看待医学的局限

美国纽约东北部的撒拉纳克湖畔，镌刻着特鲁多医生的名言：有时是治愈，常常是帮助，总是去安慰。这句话与其说是概括了医学之功，不如说是坦言了医学的局限。这种局限既来自生命现象的复杂性和不确定性，也来自医生作为人而非神的特性。医学不能治愈一切疾病，这是目前医学科学水平、物质条件，以及医生的能力、水平的客观反映。医生有时也深感无能为力、爱莫能助。在面临疾病夺去患者生命时，医生的心情同样是沉重的。患者家属要用科学的、实事求是的精神去理解、了解疾病的治疗结果（医学上称为预后），更要多多与医务人员沟通。

当然，医务人员应当坚持终身学习，不断提高自己的执业能力与水平，最重要的是要真正做到尊重每位患者，让每位患者在诊疗过程中都能体会到被尊重、被关爱、被善待。同样，医务工作者也期待享受与患者同样的权益，被尊重、被关爱、被善待。大家应该换位思考，把对方当作家人，才能更好地帮助患者恢复健康。

第九章

护理人际沟通中的法律问题

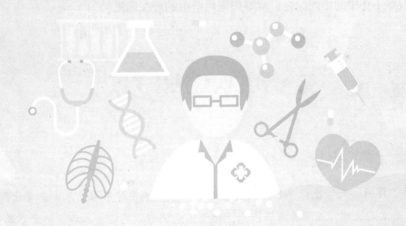

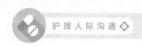

思政目标：

加强学生的宪法法制教育，深化法治理念，提高运用法治思维和法治方式维护自身权益，参与社会事务的意识和能力。

知识目标：

掌握医疗法律关系的类型；护患沟通中的法律问题；护士执业规则；护士执业活动中的法律责任。熟悉医疗法律关系的构成要件；护士在医疗实践过程中的权利和义务。了解医疗行为的特征；医疗机构及相关负责人的法律责任。

能力目标：

学会以患者利益为中心，尊重患者权利，明确自身义务，正确处理护患关系中的法律问题。

当今，我国法治建设取得重大进展，人们的法律意识日益增强。当个人利益受到侵犯时，运用法律武器保护自己的正当权益已逐渐成为人们的共识。作为护理工作者也应该增强法律意识，规范护理行为，确保护理安全。明确医疗法律关系有助于妥善解决医疗纠纷、医疗事故、医疗赔偿等实际问题；掌握护患沟通中的法律问题有助于将患者权益置于首位，避免出现侵犯患者利益的行为；了解护患冲突中的法律问题有助于护理人员依法履行权利义务，在执业规则的要求下高质量地完成护理工作；重视护士与医院其他工作人员沟通中的法律问题，有助于护理工作人员做好工作中的协同配合，规避护理纠纷中的潜在隐患。

第一节　医疗法律关系

导入情景

2022年2月的一天傍晚，一名男性患者进行了舌下腺囊肿手术。术中患者出现大出血，被紧急转入南京某医院，入院时血压很低，处于休克状态。急诊手术后，患者家属得知重症病房已无空床，整个病区仅两人间有一张空床。当班护士陈某随即和该房间即将出院的女患者沟通，暂时将重症患者安排在此病房，并表示第二天即可换床。女患者本不愿意，但在医护人员劝说下勉强同意。当时医护人员以为安排妥当，将全麻醉术后的男患者送入该病房，并回到护士站继续工作。

第二天早晨，当女患者的家属来到医院，得知女患者被安排和男患者同住一屋，患者家属十分愤怒，用伞殴打当班护士陈某，另一名医生被抓伤。当时陈某已被打到不能动弹，随后被紧急送到医院急诊后住院治疗。

请问：

1.护士陈某的处理方式存在什么问题？

2.患者及其家属的行为触犯了护士陈某的何种权益？应承担何种责任？是否已经触犯法律？

 医疗法律关系的概念

医疗法律关系

医疗法律关系是指基于约定或法律直接规定而在医患之间发生的，医方在对患者实施诊断、治疗、护理等医疗行为过程中形成的医患双方法律上的权利义务关系。由当事人提出意愿，经过要约和承诺达成合意而成立。

医疗法律关系具有特殊性，这是由医疗法律规范的特殊性和医患关系的特殊性决定的。医患双方在法律地位上是平等的，本质上应是民事法律关系。现行的有关医疗法律关系的法律法规均以保护患方的合法权益为宗旨，例如，《医疗事故处理条例》等，基本上体现了医患双方的平等关系，赋予了双方平等的法律地位。因此，应当适用于一般的民事法律关系，即平等原则、自治原则、公平原则、诚实信用原则、公序良俗原则、禁止权利滥用原则来调整医患双方的关系。

 医疗法律关系的构成要件

医疗法律关系包括主体、内容、客体三个要件。

（一）医疗法律关系的主体

患者患病之后，出于对医院和医护人员的信任，寻求专业人士的帮助和服务，这种以信任为基础的委托事实在法律上形成了医疗法律关系。医疗法律关系的主体是医疗法律关系的参加者，即指具备民事权利能力与民事行为能力，在医疗服务合同关系中一定权利的享有者和一定义务的承担者；无民事行为能力也能成为医疗法律关系的主体，如植物人、10岁以下孩童、部分精神病患者。

医疗法律关系的主体是患者与医疗机构双方，医护人员不作为单独的法律关系主体。这是因为我国医护人员必须在依法登记的医疗机构内执业，他们的诊疗护理行为必须服从和履行医疗机构的意志。医护人员的合法正当医疗行为应为职务行为，所产生的民事责任应由医疗机构承担。对于个人开办的诊所，如不具备法人资格，以个体医生为主体；如具有法人资格，则以诊所为主体。

（二）医疗法律关系的内容

医疗法律关系的内容指的是医疗法律关系的主体所享有的权利和承担的义务，包括医疗机

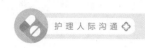

构的权利和义务、患者的权利和义务。

双方的权利和义务的获得是对应的，享受权利的同时必须履行相应的义务。而权利和义务的内容又是由其所担任的社会角色所决定的。医疗工作者应该奉行"一切以患者为中心"的服务理念，以恢复患者的健康为己任，履行救死扶伤的义务，保证患者享有健康权等一系列的权利。患者应履行配合医生治疗的义务，有利于医务人员开展治疗活动，提高医疗质量和效率。假如双方过于强调自己的权利，忽视了义务的履行，就容易引发矛盾，导致医疗纠纷的发生。

✿ 拓展阅读

最早的医学法律法典

《汉谟拉比法典》是古巴比伦王国第六任君主在位时编纂的法典，也是第一部有史可考的包含医学法律内容的法典。在涵盖社会方方面面的282款法律条文中，与医疗相关的有9款。其确立的"无罪推论"制度是现代法律制度的重要原则。通过这一法律机制，可以有效地避免医患双方因个人恩怨而发生互相报复的行为，维护了社会的公平和稳定。

（三）医疗法律关系的客体

医疗法律关系的客体是指医务人员运用医学知识和技术对患者的健康问题或潜在健康问题进行具体诊断、治疗过程、后期疗养指导等综合行为，也叫医疗行为。对于这一概念的具体理解，国内外学者的观念有所差别，我国通常认为医疗行为是指医疗服务行为。

1.医疗行为的分类

医疗行为按照诊疗方式的成熟度可以划分为临床性医疗行为与实验性医疗行为，按照医疗行为的目的可以划分为诊疗目的性医疗行为与非诊疗目的性医疗行为。

2.医疗行为的特征

医疗行为以患者为对象，以诊疗疾病为目的，这一目标的实现主要是依据现有的医学发展水平，但更与医务人员的技术水平以及患者的个人情况密切相关。

（1）具有不确定性：支撑医疗行为实现的是医学发展水平和技术，但它是根据对普遍患者而非个体患者的研究。患者的具体情况千差万别，也就要求医护人员必须凭借丰富的临床经验来判定，并制定符合患者疾病特征的特性化服务。但事实上医护人员还不具备诊疗护理所有病症的能力。另外，还要依靠医患双方的互信配合才能达到治疗疾病的效果和目的。

（2）具有高度专业性：医疗行为必须运用医学科学知识和技术对疾病做出诊疗，以期使患者恢复身体健康。这就要求医护人员必须经过系统的知识体系学习，通过相当严格的考试，并在临床工作中持续地进行训练，提升实践技能后方可取得从业资格。

（3）具有侵袭性：医护人员对患者进行的诊疗活动中有部分会对患者身体造成不同程度的侵害。例如，简单的注射、清创等护理行为，抽血、钡餐等检查项目，手术等治疗手段。值得注意的是，虽然行为本身具有损害他人身体的违法性，但因为有患者的同意这一前提，使医疗行为不被认为是违法行为，具有违法阻却的特点。

（4）具有高风险性：虽然目前医护人员采用的医疗行为是基于现有的较为成熟的理论和方法，在反复实践的基础上选择对患者最有利的方式来开展医疗活动，但由于科技水平、仪器设备、认识局限、过程把控等各方面因素的综合原因，仍然伴随着一定的风险。因此，医护人员实施的医疗行为所采用的治疗方法和手段应该得到医学界的广泛认可，并在可能会侵袭危害患者身体之前，做好预判和防范，尽量以认真严谨的态度规避风险。

 医疗法律关系的类型

在现实生活中，患者就医的地点、渠道、方式不尽相同，就会出现不同的医患关系，产生不同的权利和义务，导致产生不同的医疗法律关系。目前，公认的医疗法律关系有三种类型：一是合同关系，二是无因管理关系，三是强制诊疗关系。

（一）合同关系

合同关系是最常见的医疗法律关系。当患者提出求医问药的要求时，医务人员接受并进行诊断、治疗、护理等活动，医疗合同法律关系也就相应地产生了。

1.普通的医疗合同

普通的医疗合同以治疗疾病、去除病灶为目的，如挂号门诊、住院手术、术后恢复均属于此列。

2.预防性医疗合同

预防性医疗合同以健康检查为方式，能全面了解患者健康状况和提早发现疾病征兆，达到治未病的目的。

3.实验性医疗合同

在新的诊疗方式实施或药物试验阶段，由患者参与的确定医疗效果的实验，如医院针对某特定疾病招募受试者。

4.特殊性医疗合同

随着时代的发展和科学技术的进步，为了满足人们更多个性化的要求，医疗领域已经超出疾病治疗的这一基本目的，不断扩展衍生出其他方式，如以美容为目的的整容手术等。

因医疗服务的提供有所差别，医疗合同的确立标志也有所不同。例如，普通门诊医疗服务合同的确立是以患者的挂号行为为要约，医院接收患者给付的挂号费后出具挂号单即视为做出承诺，合同成立。住院医疗服务合同的确立是先由门诊医师向患者提出住院治疗建议并开具住院单为要约，患者办理住院手续，交付住院押金作为承诺，从办理住院手续开始，住院医疗服务合同宣告成立。值得注意的是医疗合同关系确立之后，医务人员和患者双方的地位是相同的，属于民事法律关系。

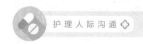
（二）无因管理关系

《中华人民共和国民法典》（以下简称《民法典》）中规定："没有法定的或者约定的义务，为避免他人利益受损失进行管理的人，有权请求受益人偿还由此支出的必要费用。"无因管理行为是一种自发性的行为，无因管理行为人的合法权益应得到合理保护。医疗活动中的无因管理，是指医疗机构或医务人员在没有约定义务和法定义务前提下，为避免患者的生命健康利益受到损害，自愿为患者提供医疗服务的行为。

医疗上的无因管理关系有以下几个要件。

1.主观具有无因管理服务意识

医护人员在无因管理关系中必须有救死扶伤、治病救人的目的，为拯救患者生命恢复身体健康做出努力。

2.客观存在诊疗护理行为

由于条件限制、事发突然等原因，在服务过程中患者不能清醒地与医护人员签订医疗合同。从事实上看，医护人员为患者提供了诊疗护理服务，必须尽职尽责地保证服务质量。

3.无因管理关系中没有法定和约定的义务

在无因管理关系中，因没有订立医疗合同，也未受患者委托，医护人员不必承担强制医疗义务。

如果医护人员在医院之外，自发地对生命垂危的人员进行救治、对不愿意就医的病患予以救治、医院对意识不清的急需抢救的患者进行救治等情况都属于无因管理。

（三）强制诊疗关系

强制诊疗关系是指为了维护公共利益，医疗机构或医务人员基于国家法律的授权或行政机关的委托，对特定人群患者实施强制性治疗而产生的法律关系。特定人群既包括传染病患者，也包括精神病患者吸毒人员等特定疾病患者。《中华人民共和国传染病防治法》（以下简称《传染病防治法》），《中华人民共和国国境卫生检疫法》等法律法规对强制性治疗做出了专门规定。此外，接种疫苗是预防某些传染病的重要手段，在我国实行强制预防接种制度。适龄儿童应当按照国家有关规定，接受预防接种。适龄儿童的家长或者监护人应当及时向医疗保健机构申请办理预防接种证。托幼机构、学校在办理入托、入学手续时，应当查验预防接种证，未按规定接种的儿童应当及时补种。

强制诊疗关系最突出的特点就是具有强制性。它表现在紧急状态下，国家政府机关根据相关法律依据赋予医疗机构对特定人群进行强制医疗的权力，在性质上属于行政法律关系的范畴。患者必须接受治疗，选择权被剥夺，人身自由也被限制。作为行政主体，通常是各级地方人民政府或卫生行政部门，医疗机构是强制治疗的具体负责方，是行为主体。医疗机构或医务人员必须无条件服从行政主体对患者入院、转诊、出院等一般医疗事项的决定和安排。

应接受强制治疗的传染疾病

《传染病防治法》规定管理的传染病分甲、乙、丙三类，共39种。对于患有甲类法定传染病的患者，因其所患疾病可能会对公共卫生安全构成严重威胁，因此为防止传染病疫情的扩散，法律规定患者必须接受强制治疗。法律不仅对患有严重传染病的患者规定强制接受治疗的义务，而且为了疾病控制与预防，对某些可疑患有严重传染病的人或人群，也规定有接受强制检查、诊断与治疗的义务。

第二节　护患沟通中的法律问题

当前，以患者为中心的服务已经覆盖了护理工作全过程，护理人员在提供服务时，必须尊重患者的权利，站在患者角度为其身体健康、心理稳定提供全方位的服务，因此，护患沟通中的法律问题必须予以重视。

 医疗实践中患者的主要权利

（一）保护患者的隐私权

患者作为一个特殊的社会群体，在就诊中既需要主动向医务人员提供包括家族病史、既往病史、婚育情况、身体情况等真实信息，也面临着在医学检查、参与治疗的过程中暴露隐私部位等现象，这些都无形中给患者带来很大的压力。而随着科技进步、大众传媒发展、社会步入大数据时代，增加了人们隐私暴露的可能性和途径，使患者更加注重对个人隐私权益的维护，也容易使医患、护患矛盾越发尖锐。

在我国，目前尚未有专门的隐私权保护法律，但现行法律中部分条款对医护人员应保护患者隐私都有明确规定。《中华人民共和国护士管理办法》第二十四条规定："护士在执业中得悉就医者的隐私，不得泄露，但法律另有规定的除外。"《护士条例》第十八条规定："护士应当尊重、关心、爱护患者，保护患者的隐私。"护士若私下泄露、公开患者隐私，则违反了保密原则，侵犯了患者的隐私权。

护患沟通中患者
的主要权利

1.医护人员容易侵犯患者隐私权的行为

（1）随意泄露患者隐私：如将检查报告单成叠随意放置、让患者或家属自己翻动领取；床头卡的内容过于详细，暴露了患者的姓名、入院日期、诊断详情等。

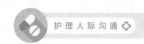

（2）临床教学、诊疗、研究中暴露患者隐私：如医院在承担实习生的教学任务时，为了让实习生更直观地了解疾病临床症状，常常未经患者同意将其病情当作范例宣讲或者将患者身体部位充当教学工具组织教学；在撰写医学论文需要选择特殊病例进行佐证时，没有向患者说明并取得书面同意，直接公布患者的姓名、照片等。

（3）超出知情范围探查患者隐私：如在问诊或查体中询问与疾病无关的情况，检查与疾病无关的身体部位。患者缺乏对医学知识和治疗方法的了解，不容易发现医务人员的侵权行为。

（4）大数据保护不当泄露隐私：医疗卫生信息进入大数据收集背景下，没有明确的法律对患者的医疗信息收集、使用进行严格规范管理，容易出现电子病历和健康档案保管不妥善，信息传递随意等情况，造成信息的泄露。

2.医护人员为保护患者隐私权可采取的措施

（1）规范制度：医疗机构应建立职权清晰、管理规范、体系完整的病例管理制度；制定严格的问诊、检查制度，医护人员不能刺探与病情无关的患者的个人信息和检查与病情无关的隐私部位。

（2）规范语言：应尽量使用委婉的语言进行询问，避免过分直接；在工作场所之外的公共场合避免谈论患者病情。

（3）规范场所：在对患者进行查体、诊疗时，应设立必要的隔离屏障。

（二）维护患者的知情同意权

知情同意权是世界医学界公认的医学伦理道德核心原则，我国的知情同意权最早出现在1993年10月31日颁布的《中华人民共和国消费者权益保护法》（以下简称《消费者权益保护法》）中。医疗服务属于一种比较独特的生活消费，当患者到医院寻求医疗帮助，有偿接受由医护人员提供的诊断、护理服务并恢复健康时，这一民事行为过程符合消费法律关系的特征。经过不断发展和完善，当前我国保障患者知情同意权方面的法律法规主要有《中华人民共和国执业医师法》（以下简称《执业医师法》），《医疗机构管理条例》，《医疗机构管理条例实施细则》，《医疗事故处理条例》等。

知情同意权指在医疗实践过程中，具有独立判断能力的患者，充分了解自身所患疾病的相关信息，并决定接纳或拒绝医护人员所提供的诊疗方案的权利。作为患者最重要也是最基本的一项权利，它包括知情权和同意权两个密切相关的权利，知情权是同意权得以存在的前提和基础，同意权又是知情权的价值体现。医务人员首先应该将患者的实际病情、诊疗措施、治疗风险等重要事项充分告知患者。作为护士，应该通过有效的护患沟通形式，例如，以口头形式或者书面的形式告知患者及其家属入院、出院的相关手续办理，特殊检查、治疗事项，疾病相关健康教育知识，药品服用，护理操作等内容。在充分了解并掌握足够信息的基础上，患者则有权利选择医疗单位、医务人员、是否接受某项治疗手段、出院时间、结束治疗。

1.医护人员容易侵犯患者知情同意权的行为

（1）告知不到位：医护人员与患者进行的沟通不充分，使告知义务流于形式。例如，将专业的医学知识以简单传达的方式交代给患者，而患者及其家属无法真正理解该信息内容对疾病治疗的意义；在告知的时间和地点的选择上过于简单，并过多使用强制的语气，忽视患者的内心感受；医生将告知义务随意交托给实习医生或者护士，降低了信息的可信度，阻碍了信息的传达；知情同意书过于条款化、格式化，并将其作为医患沟通的主要方式，忽略了患者个体差异。

（2）对权利主体界定不明确：在医疗实践中，对知情同意权的权利主体的认识出现混淆，容易出现认识冲突，导致患者的知情同意权在理论和实践中出现错位与反差。

2.医护人员为保护患者知情同意权可采取的措施

（1）明确知情同意权主体地位：当患者具备完全民事行为能力时，知情同意权的主体是患者本人；当患者不具备完全行为能力时，则由其家属作为代理人监护人代为行使。而该代理人还应该具有完全行为能力，具备对医学常识的基本认知及理解。

（2）合理约束代理人权限：患者在整个治疗的过程中会面临不同的医疗处置事项，对此应该加以区分进行分类管理。对于抽血化验等常规事项，可以由家属代理患者行使知情同意权，但如果是手术等涉及患者生命的重大医疗事项，则应该尊重患者知情同意权的主体地位。

（3）正确履行告知义务：明确医护人员的告知义务，并根据患者病情状况、精神状态、预后估计来确定告知方式，并将疾病状况、建议治疗方案的目的与过程、可能伴随的风险、其他可选择治疗方案的利弊、后期护理的要求等情况详细说明，不能有所选择或保留，不宜带有倾向性，确保患者被充分告知并充分理解其行为后果。例如，在手术前选用知情同意书进行书面告知，其中涉及的医学专业术语应该由医护人员详细说明，不能只履行手续要求。

（4）注意沟通方式方法：医护人员和患者及其家属的沟通应选择合适的时间地点，避免在人多的情况下进行，尽量避免严肃紧张的气氛而加重患者及其家属的畏惧悲观情绪，采用通俗易懂的语言进行信息沟通，履行告知义务。

📎 知识拓展

一个人必须知道该说什么，一个人必须知道什么时候说，一个人必须知道对谁说，一个人必须知道怎么说。

——德鲁克（现代管理之父）

3.患者知情同意权行使的例外情况

（1）维护公共利益。出于保障社会公共利益和卫生管理的需要，我国现有《传染病防治法》《中华人民共和国精神卫生法》等法律明确规定了防止疾病的传播和维护公众的健康，传染病患者、精神病患者等特殊患者应当接受强制性隔离、住院、医疗，无须征得本人或法定代理人的同意。该做法具有强制性、非自愿性和公益性。

（2）维护患者本人利益。

①基于紧急情况：《医疗机构管理条例》第三十三条、《执业医师法》第二十四条，当出现紧急情况时，为了避免患者的利益遭受损失，保证患者能够得到及时有效的救助，医生可运用医疗干涉权，在未取得患者及其家属同意的情况下实施医疗处理方案。

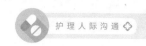

②基于保护性医疗：《执业医师法》《医疗事故处理条例》《医疗机构管理条例》等法律法规规定，在某些特殊情况下，为患者能够拥有积极向上的心态面对病魔，在书面征求家属同意的前提下，可以向患者"善意隐瞒"部分病情，以期达到良好的治疗效果。如果不考虑患者的心理承受能力，盲目地将真实病情告知，容易导致患者内心焦虑，加重心理负担或是心生绝望而拒绝接受治疗。保护性医疗是具有医学人道主义精神的，并不是和患者的知情同意权相对立冲突的；相反，它们具有伦理上的一致性，从出发点来说都是基于对患者有利的原则，只是根据实际情况采取的不同做法。

✿ 拓展阅读

紧急医疗处置权的适用

2017年12月14日正式施行的《最高人民法院关于审理医疗损害责任纠纷案件适用法律若干问题的解释》第十八条对医护人员的紧急处置权所涉及的五种紧急情况做出解释：①近亲属不明的；②不能及时联系到近亲属的；③近亲属拒绝发表意见的；④近亲属达不成一致意见的；⑤法律、法规规定的其他情形。

 护士依法应当享有的权利和义务

随着社会文明的不断进步，生活水平不断提高，人们对生命和健康的重视提升到一个新的高度。在这种情况下，医护人员从事着治病救人的工作，难免被患者及家属寄予厚望。一旦遇到疾病无法治愈的情况，医护人员的权利往往容易受到侵害，应该依法进行保护，以提高护理服务质量，减少护患纠纷的发生。2008年5月12日起施行的《护士条例》明确规定了护士执业的权利、义务及规则。

（一）护士的权利

为了鼓励人们投身护理事业，打造安全的职业环境，能全身心地开展工作，满足患者对护理服务的需求，《护士条例》充分保障了护士的权利。

1.人格尊严权

护士在医疗实践过程中，其人格尊严、人身安全受法律保护。如有侵犯者会受到社会舆论的谴责，也必须依法承担法律责任。

2.劳动报酬权

按照国家有关规定，护士有获取工资报酬、享受福利待遇、参加社会保险的权利。任何单位或者个人不得无故克扣护士工资，降低或者取消护士福利。

3.劳动保护权

护士应该获得与其所从事的护理工作相适应的卫生防护、医疗保健服务，保障护士的人身安全。例如，从事传染患者护理工作的护士有接受职业健康监护的权利；因工作原因患有职业病的，可以依据有关规定获得相应赔偿。

4.职业发展权

为了满足职业发展需求，提升护士的专业素养，可以按照国家有关规定获得与本人业务能力和学习水平相适应的专业技术职务、职称。护理知识随着科学技术的发展进步不断地更新，护士应该紧跟时代潮流提升知识素养，拥有参加专业培训、从事学术研究交流、参加行业协会和专业学术团体的权利。

5.民主管理权

护士有获得疾病诊疗、护理相关信息的权利；有对医疗卫生机构和卫生主管部门的工作提出意见和建议的权利。

由于我国护理职业化过程时间较短和其他客观原因，护理人员维权意识普遍淡薄。很多护理人员不熟悉护士权利的内容，也不善于用法律武器来维护自身的权利、保护自己的利益。只有护理人员在安全执业环境的前提下，才能为患者提供高质量的护理服务。当前《护士条例》《中华人民共和国护士管理办法》等条例多为原则性的规范，应该出台与其配套的实施细则或司法解释，使护士工作有法可依，确实把规范护士行为、维护护士合法权益的工作落到实处。

（二）护士的义务

权利和义务是相对的概念。护士作为人民健康的忠诚卫士，在享有相应权利的同时，也必须承担起救死扶伤、提供优质护理服务、宣传护理知识等相关义务。

1.遵纪守法的义务

护士在执业过程中应当严守全心全意为患者服务的职业道德，发扬医者仁心的人道主义精神，热爱护理事业，严格遵守法律法规和诊疗技术规范的规定，保证护理质量。

2.救死扶伤的义务

当患者发生危险时，应立即通知医生处置，护士全力配合抢救；如遇医生不在等紧急情况，护士应根据患者状况采取力所能及的急救措施，不能逃避、推诿，不负责任。护士发现医嘱违反法律、法规、规章或者诊疗技术规范规定的，应当及时向开具医嘱的医师提出，必要时应当向该医师所在科室的负责人或者医疗服务管理人员报告。在护理过程中，护士应该以现代护理观为指导，有意识地将生理护理与心理护理结合起来，为患者的康复提供适宜的生理和环境要求，还应该掌握患者的心理动向，为患者的健康做出努力。

3.保护患者隐私的义务

护士应当尊重、关心、爱护患者，保护患者的隐私。不得在任何场合公开议论传播有关患者隐私的内容。

4.参与公共卫生和疾病预防控制工作的义务

发生自然灾害、公共卫生事件等严重威胁公众生命健康的突发事件，护士应当服从县级以上人民政府卫生主管部门或者所在医疗卫生机构的安排，参加医疗救护。如遇到不服从卫生行

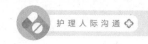

政部门调遣的，应依法受到行政处罚。

5.健康教育知识普及、教学指导的义务

目前，卫生事业有着更丰富的内涵，护士的职责也扩展到了预防疾病，促进全民健康的领域。护士有义务从科学的角度对患者及其家属宣传防病治病知识、进行健康康复指导、开展健康教育。通过知识普及引导群众改变不良生活习惯，遵循文明健康的生活方式，加强自我保健意识。经验丰富的护理人员还应该对护理专业在校生或毕业实习生进行临床实践指导。

第三节　护患冲突中的法律问题

 医疗机构及相关负责人的法律责任

医疗机构是依法成立的从事疾病诊断、治疗活动的卫生机构。医疗机构对护士的人数配备、培养和工作负有监督管理责任，并承担相应的法律责任。

（一）医疗机构不按规定配备和使用护士

如医疗机构出现配备护士的数量低于国务院卫生主管部门的护士配备标准，或是允许未取得执业资格的护士在本机构从事诊疗技术活动的情况，由县级以上地方人民政府卫生主管部门给予警告，并责令限期整改；逾期不改正的，根据国务院卫生主管部门规定的护士配备标准和医疗卫生机构合法执业的护士数量核减其诊疗项目，或者暂停其6个月以上1年以下执业活动。如国家举办的医疗卫生机构违规，对其主管人员和直接负责人还应依法给予处分。

（二）医疗机构不按规定落实护士待遇

医疗机构如出现未执行国家有关工资、福利待遇规定；对在本机构从事护理工作的护士，未按照国家有关规定足额缴纳社会保险费用；未为护士提供卫生防护用品，或未采取有效的卫生防护措施、医疗保健措施；对在艰苦边远地区工作，或者从事直接接触有毒有害物质、有感染传染病危险工作的护士，未按照国家有关规定给予补贴的情况，依法给予处罚。

（三）医疗机构不按规定培训管理护士

医疗机构应当重视护士的发展，制订实施本机构护士的在职培训计划。如未指定、未实施本机构在职培训计划或者未保证护士接受培训；未依照护士条例规定履行护士管理职责的，由县级以上地方人民政府卫生主管部门依据职责分工责令限期整改，给予警告。

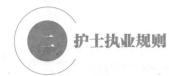

二 护士执业规则

护士应该获得《中华人民共和国护士执业证书》并经过注册方可从事护士工作，享有护士权利，履行护士义务。

（一）护士执业条件

（1）年满 18 岁，具有完全民事行为能力。

（2）在中等职业学校、高等学校完成国务院教育主管部门和国务院卫生主管部门规定的普通全日制 3 年以上的专业课程学习取得相应学历证书，并在综合医院完成 8 个月以上临床实习合格。

（3）通过国务院卫生主管部门组织的护士执业资格考试。

（4）符合国务院卫生主管部门规定的健康标准。

护士应该在通过职业资格考试之日起 3 年内进行执业注册申请，如逾期提出，应在符合国务院卫生主管部门规定的医疗卫生机构接受 3 个月临床护理培训并考核合格。

（二）护士执业资格注册

护士获得执业资格后，应向拟执业地省、自治区、直辖市人民政府卫生主管部门提出注册申请，提交成绩合格证明、个人学历证书、实习单位出具的临床证明、6 个月内健康体检证明。主管部门于收到申请起的 20 个工作日内进行审批，对符合规定的准予注册，并颁发护士执业证书，对不符合规定的出具书面理由。执业注册有效期为 5 年。

三 护士执业活动中的法律责任

随着社会不断发展，医学模式转变，对维护人们生命健康的护理工作者提出了新的要求。护士不仅是医生的助手，医嘱的执行者，也是患者恢复身心健康的主要参与者。因此，护士不但要加强专业知识的提升、实践技能的操作，还应该提高自身的法律素养，明确在执业活动中的法律责任，保障执业权利，全面提升护理质量。

护士执业活动中的法律责任

（一）正确执行医嘱

医嘱是医生在医疗活动中下达的医学指令，是根据患者病情和治疗的需要所做出的在饮食、用药、化验等方面的指示。护理人员在护理过程中肩负起的主要职责是执行医嘱。正确执行医嘱有助于患者的身体安全、健康恢复，盲目执行错误医嘱容易造成医疗差错和医疗事故。

根据有效时长和下达方式的不同进行区分，医嘱可以分为长期医嘱、临时医嘱、书面医嘱

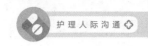

和口头医嘱。护士在执行时应该符合相应的规定。

1.执行医嘱注意查对

医师开具医嘱，签字后交予护士。护士在执行前，应该认真、严格地核对药品的用法和剂量（必须注明单位），防止错误或遗漏执行。一个班次医嘱由一人负责到底，经两人核对无误后方可执行。在执行后还应在医嘱执行单上登记日期、时间并签名。医院（科室）还应该建立起医嘱执行检查体系，实现医嘱每班核对、每天核对、每周核对，检查医嘱单、治疗单、给药单、护理单等执行情况，及时发现问题、处理问题，确保医嘱执行的准确性。

2.执行医嘱注意沟通

护士应从专业角度审核医嘱的合法性、规范性，在执行过程中发现医嘱有不明、矛盾、错误或患者病情发生变化等情况时，应及时反馈给医生，明确医嘱内容，不得擅自更改医嘱，也不应该盲目执行。例如，在产妇实行剖宫产后，护士要停止执行术前医嘱，提醒医生重开医嘱，按照新医嘱执行护理程序。

3.执行口头医嘱应该慎重

只有在临床工作中遇到危重症患者抢救等情况发生时，护士才应执行口头医嘱，除此之外，护士有权拒绝。护士在执行过程中，应清晰重复医生所告知的药物名称、剂量、用药途径。在抢救结束后，及时完成口头医嘱的补充登记，并请医生签字确认以备核查。

（二）严格药品管理

1.落实专人保管职责

对于特殊的麻醉药品，如哌替啶、吗啡等针对术后、晚期癌症的药物，应有专门带锁的柜子进行保存，并由专人进行保管。护士凭医嘱及医生开具的麻醉处方领取应用药物，并做好登记。

2.规范使用行为

内服药、外用药、注射用药应分类分区放置，药瓶上用标签清晰标注不同类别，按有效期时长先后顺序有计划地使用，定期检查，杜绝过期和浪费现象。严禁护士随意窃取、倒卖、使用特殊药品，以免构成贩毒、吸毒及盗窃公共财产罪。

3.严格管理制度

对设备、医疗用品，应建立起严格的管理制度，定时清点，做到实际数量和使用数量相符。基数药品应每班清点使用记录，由接班护士检查药品数量和质量。如有出现沉淀、变色、过期、标签模糊的药品，应按照过期药进行处理。基数药品使用后应及时补齐。

（三）规范书写护理记录

护理文书是护理工作的真实反映，也是护士直接参与患者病历资料撰写的重要内容，护理文书的撰写应该遵循客观完整、准确及时的原则，必须全面、规范、准确地反映护理工作的过程。常见的护理文书包括体温单、医嘱单、护理记录单、危重护理记录单、手术护理记录单、出入院护理记录单等。随着患者维权意识的增强，对护理工作者提出新的要求和挑战。护士应该尽力提高护理文书书写的科学性和规范性，杜绝因为护理文书缺陷引发医疗纠纷，体现护理人员的专业水平。

知识拓展

患者可以获取的病历资料

2002年9月1日起卫计委颁布的《医疗事故处理条例》明确规定：患者有权复印或复制其门诊病历、住院证、体温单、医嘱单、化验单（检验报告）、医学影像检查资料、特殊检查同意书、手术同意书、手术及麻醉记录单、病理资料、护理记录以及国务院卫生行政部门规定的其他病历资料。

1.容易出现的书写问题

（1）体温单：体温单多为表格式，用于记录患者的生命体征。临床中存在制单格式不完整、项目不完备、数据填写不准确、随意涂改或字迹不清的情况。

（2）医嘱单：在医嘱执行过程中主张"谁执行谁签名"的原则，护士在签名时容易出现字迹潦草不易辨认，护士未在医生签名后签名，未注册护士执行医嘱签名而带教老师未签名，临时医嘱单上执行时间与实际执行医嘱时间不相符等问题。

（3）护理记录单：护理记录单是医生观察治疗效果，调整治疗方案的主要依据。通常会出现记录缺乏连续性、完整性，对重要病情变化不记录或记录不完整，对上一班的护理措施，后一班护理记录中没有相应的评价效果；记录内容过于笼统不翔实，缺乏具体数值，甚至24 h出入总量和实际出入量不相符；字迹潦草、涂改、名字代签；医护之间缺乏沟通造成医护记录不相符等问题。这些错误都容易导致不能客观正确地反映患者的实际情况。

2.规范书写的要求

（1）格式要求：护理记录单的书写要求字迹清晰、工整，标点正确。填写时，各项目要求逐项填写齐全。不能采用刮、贴、粘、涂的方式进行修改，修改内容应该在原文上画双横线，保持原记录清晰可辨，在原文下方用红色墨水笔记录，注明修改日期并签名。

（2）语言要求：采用简体中文进行书写，使用规范的医学术语，语句通顺。

（3）资格要求：护理记录通常应由注册护士书写。如由实习护士书写，则必须由带教护士或值班注册护士审阅后签名。

（4）内容要求：护理记录单的记录内容应该做到客观真实、记录及时连续、数据准确翔实、医护保持一致。护士通过对患者的观察、交谈、测量及查阅病历资料等评估方式，准确而客观地表述病史、症状、体征、检查结果等反映病情变化的客观资料并做好记录。例如，对于新收治的压疮患者，应详细记录其创面大小、深度、颜色，便于了解病情进展。护理记录应该在完成观察评估和措施后立即书写，体现出实时性。避免使用含混不清或主观臆断用语。例如，"患者体温偏高"应记录为"23时患者体温测量结果为38℃，体温偏高"。

3.妥善保管护理文件

目前，我国采取医疗侵权诉讼举证责任倒置的方式。为避免涉及法律诉讼时的举证困难，

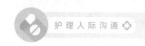

应按照要求妥善保管护理文件，以提供证据。患者的护理记录无故丢失，随意更改、捏造、销毁都是法律不允许的。护士在护理活动中尽职尽责，但如果护理记录出了问题，也要承担相应的法律责任。

 四　医疗纠纷中的举证责任和法律适用

（一）举证责任

当医疗机构及其医务人员在提供卫生诊疗、预防保健、医学美容等医疗服务或其他法定义务及约定义务时存在过错或过失，造成了患者的实际损失，引发医疗纠纷，理应承担医疗服务合同的违约纠纷和医患间的侵权责任。

《中华人民共和国民事诉讼法》第六十四条规定："当事人对自己提出的主张，有责任提供证据。"也就是"谁主张，谁举证"。但是实际情况是，患者因不可能具备系统的医疗知识，无法提出证据证明医护人员在诊疗护理中有过失行为，病历资料也无法轻易获取。地位不平等、信息不对称，导致患者在举证方面存有障碍。

为了平衡双方利益关系，体现法律的公平公正，2002年5月1日起实施的《最高人民法院关于民事诉讼证据的若干规定》第四条规定："因医疗行为引起的侵权诉讼，由医疗机构就医疗行为与损害结果之间不存在因果关系及不存在医疗过错承担举证责任。"一方当事人提出主张而由对方当事人承担举证责任，即"举证责任倒置"。值得注意的是，并非所有的举证责任都倒置，它仅适用于因医疗行为引起的侵权责任。

1.违约责任的举证责任

违约行为适用于"谁主张，谁举证"的举证原则，即不管是医疗机构还是患者，由提出违约之诉的一方当事人对合同订立和生效的事实承担举证责任。

2.侵权责任的举证责任

医疗侵权责任的归责原则分为过错责任和过错推定责任，分别适用于不同的举证责任。

（1）适用于过错责任原则：在一般医疗侵权行为中，患者应该负有初步举证责任，证明与医疗机构之间存在医疗法律关系，接受过医疗机构的诊断治疗，提供如挂号单、缴费记录、诊断证明、病历等相关的资料。此外还要提供自己受到损害行为的证据。

（2）适用于过错推定责任原则：医疗机构作为被告时，应当证明其医疗行为与患者的损害结果不存在因果关系，即"举证责任倒置"。如果不能证明在医疗活动中没有过失医疗行为，那么医疗机构的过错推定成立，要承担医疗损害赔偿责任。

（二）法律适用

我国现行解决医疗纠纷的主要法律、法规有全国人大颁布的《民法典》，国务院颁布的《医疗事故处理条例》《医疗纠纷预防和处理条例》，最高人民法院颁布的《关于审理人身损害赔偿案件适用法律若干问题的解释》，此外，还有卫生部门颁布的《医疗机构管理条例》《执业医师法》《病历书写基本规范》等。

目前，在医疗纠纷案件的处理中普遍采用"二元化"模式，即构成医疗事故的损害赔偿适用于《医疗事故处理条例》的规定，不构成医疗事故的较轻损害适用《民法典》及相关法律和司法解释的规定。在司法实践中，如何认定案件性质的法律适用存在争议，导致类似案件会出现大相径庭的结果，那么处理时应从保障医患双方合法权益、体现社会公平正义的角度出发。

按照《医疗事故处理条例》，医疗纠纷分为医疗事故纠纷和不构成医疗事故的"其他纠纷"。医疗纠纷处理法律适用应遵循以下原则。

1.法律效力原则

（1）当案件触及的内容涉及相关法律法规之间的规定不一致时：医疗事故纠纷本质上属于民事侵权损害赔偿纠纷，根据法律的高阶位优先适用原则，医疗纠纷损害赔偿应优先选用《民法典》等效力较高的法律。例如，对于造成患者死亡的医疗事故纠纷，涉及死亡赔偿金、精神损害赔偿金等民事赔偿内容，《医疗事故处理条例》中只确定了赔偿项目，没有死亡赔偿金的标准，此时该条例只能作为参考依据。

（2）当案件触及内容涉及相关法律法规之间没有冲突或没有明确规定时：优先考虑《医疗事故处理条例》。它作为卫生行政部门确认医疗事故等级及其处理医疗事故的行政法规，更具有针对性，在医疗事故的预防处理、技术鉴定、行政处理与监督、事故赔偿等方面有明确具体的规定。

2.案由选择原则

（1）原告以医疗损害责任纠纷为案由起诉的，即医疗事故纠纷案件，适用于《医疗事故处理条例》，情节严重等构成医疗事故罪，触犯了《中华人民共和国刑法》，应受到刑事处分；非医疗事故纠纷案件，适用于《民法典》等相关法律条例。

（2）原告以医疗服务合同纠纷为案由起诉的，属于民事法律关系中特殊合同关系，适用于《中华人民共和国合同法》，按照该法律等规定处理。

（3）因其他特别因素引起的医疗纠纷案件，则根据具体情况适用于其他相关法律。如因产品缺陷造成患者损害的，适用于《中华人民共和国产品质量法》；因非诊疗性质的整容美容手术，则适用于《民法典》《消费者权益保护法》等法规。

总而言之，医疗纠纷涉及的法律法规较为复杂，以现行的法律体系处理医疗纠纷案件中的法律适用问题应做到公平合理，维护法律的公正性和严肃性。

◎ 情景案例

案例一：

护士罗某，25岁，大学毕业后来到青岛一家大医院工作还不到2年。她主要负责登记产妇的各种信息。在利益的诱惑面前，罗某先后出卖了7 000多条产妇个人信息给保健品代理商李某。李某收到这些个人信息后，通过微信或支付宝以每条5元左右的价格转账给罗某。截至2017年，罗某累计获利8万多元。至此，这些经医护人员之手，从医院流传出来的个

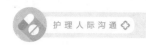

人信息已再无隐私可言，彻底开启了"裸奔"之路。

案例二：

2017年8月31日，产妇马某在某医院待产。主管医生多次向产妇、家属说明情况，建议剖宫产。产妇及其家属均明确拒绝，并在"产妇知情同意书"上签字确认顺产要求，将其丈夫指定为委托代理人，听取医生告知相关病情、医疗措施和医疗风险等情况，并且签署有关医疗活动的同意书。产妇生产期间，因疼痛烦躁不安，多次离开待产室，向家属要求剖宫产，医护人员也向家属提出剖宫产建议，均被家属拒绝。最终产妇因疼痛难忍，导致情绪失控跳楼，抢救无效死亡。

案例分析：

在案例一中，被告人罗某身为护理人员违反国家有关法律规定，抛弃职业道德职业素养，不知法、不懂法、不守法，在履行职责的过程中将获取的公民个人信息出售给他人，情节严重，应当以侵犯公民个人信息罪追究其刑事责任。医疗机构要加强对护理人员的培训、监督和管理，以真实案例为护士敲响警钟，正确指导护士的临床实践，将尊重患者隐私权变为一种自觉行动，防止其在无意中发生侵权行为。

在案例二中，产妇马某本身神志清醒，应具备完全民事行为能力。虽其多次要求剖宫产但因为在先前的委托书已经把知情同意权赋予了其丈夫，她已丧失了知情同意权的主体资格，她的意志和决定在法律上被视为无效，医院也就无法施行手术。知情同意权的主体资格不明确，导致患者的生命权和健康权受到侵害。在医疗实践中，医疗机构和医生不应将手术同意书作为免除责任降低风险的手段，应尊重患者的主体地位，为拯救患者生命健康做出努力。

📝 思考题

1.护士在执业中如何尊重患者的权利？
2.护士的权利和义务有哪些？
3.护理文书中容易出现的问题有哪些？应如何规范书写？

⚙ 拓展阅读

引言：《民法典》的颁布和实施，标志着我国法治社会建设进入了新阶段。作为护理工作者也应该增强法律意识，规范护理行为，确保护理安全。掌握护患沟通中的法律问题，将患者权益放在首位，依法履行义务，提高运用法治思维和法治方式维护自身权益的能力。

医嘱单

小张是白班责任护士，早上医生查房后对当日的患者分别下了长期及临时医嘱单，小张核对了一遍，确认过没有新的医嘱后开始给患者进行基础护理。

刚忙完，一位医生风风火火地过来告知小张要给她负责的患者微泵补钾。"患者血钾是多少？"小张问。"好像是 3.1 mmol/L，你快点去准备，我还有个病历没写呢！"医生不耐烦地回答道。这时小张感到奇怪，因为她接班后查看过患者最近的检查结果，医生要补钾的那位患者，检查结果显示不但血钾没有那么低，还略微偏高。当时为了防止患者的血钾继续上升，小张还特意确认了药物里有没有含钾。怎么现在就变成低钾了呢？医生开了医嘱后就离开了，小张再次确认了一遍化验单，的确没有显示该患者低钾的报告。

这时放在小张面前有两种选择：一是遵循医嘱给患者补钾，二是冒着被骂的风险与医生再次核对。出于对工作和对患者负责任的态度，小张选择了去找医生。"患者低钾的结果是哪里看到的？我怎么找不到！"小张问医生。医生也翻了一遍化验单，同样没找到。就在这时，另一位管床护士走过来说："我的患者低钾怎么今天不补钾了吗？"这时医生才恍然大悟道："不好意思，我记错了，是隔壁床的患者要补钾。"

幸好这次小张没有拿到医嘱后就去盲目执行，本来患者血钾就偏高，万一再泵钾进去，后果不堪设想！虽然医嘱是医生开的，但执行护士若对患者的病情掌握不全，没有及时发现问题也难辞其咎！

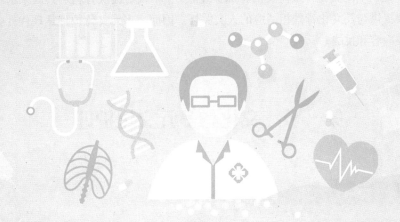

第十章

多元文化背景下的护理人际沟通

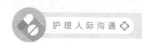

🎯 **学习目标**

思政目标：

深刻理解人类命运共同体的思想内涵，了解多元文化沟通的内涵，在护理工作中增强文化包容性。

知识目标：

掌握多元文化沟通的定义；文化休克的定义；多元文化护理工作中文化休克的对策；护理工作中的多元文化沟通策略。熟悉文化的特征；多元文化的内涵；多元文化沟通的障碍；多元文化护理工作中文化休克的原因。了解文化的定义；多元文化护理的定义；多元文化对护理的影响。

能力目标：

学会在护理工作中，运用多元思维做出准确的评判和正确的决策；主动获取多元文化知识；克服多元文化沟通障碍，运用恰当的沟通方式进行有效沟通。

当今社会是一个多元文化社会，原因如下：全世界共有 200 多个国家和地区，大约有 2 500 多个民族，不同国家和地区、不同民族都有自己独特的文化背景；并且不同国家、地区及民族间的交往日益增多、不同文化间的交流愈加频繁。随着社会的进步和发展，我国传统民俗文化与现代潮流文化不断碰撞，相互融合；小众文化与大众文化百花齐放、争相斗妍。

所以，面对不同文化背景的服务对象，护士既要提供适合他们健康需要的共性护理服务，又要提供适合他们不同文化背景需要的特殊护理服务；不仅要提供有利于其健康水平提高的护理照顾，还要提供与其文化背景相适应的人文关怀。因而，多元文化护理是现代社会条件下护理工作的重要内容和挑战。

第一节　文化与多元文化护理

导入情景

汉斯，男性，38 岁，美国驻华企业管理人员，因急性阑尾炎入院手术治疗。

（清晨，护士来到汉斯的病房进行晨间护理。）

护士：汉斯，早上好！（帮助患者整理床单位，收拾汉斯摆放在床旁桌上的物品）

汉斯：请你不要动我的被子和桌上的物品。

护士：哦，不好意思，我只是在帮您做晨间护理，帮您把床褥打扫干净，把房间收拾整齐。（停止手下的动作）

汉斯：我不喜欢其他人动我的东西，这些我自己来打扫吧。

护士：好的，您昨晚睡得好吗，手术伤口还疼吗？

汉斯：你可以把口罩取了跟我说话吗，我不习惯你戴着口罩跟我说话。

护士：好的，（取下口罩，微笑）这样可以吗？

汉斯：嗯，我昨晚睡得一般，伤口有些疼，所以睡不踏实，请让大夫给我开些止痛药，我不想忍受痛苦。

护士：好的，我会和大夫说明的。您还有什么其他需要吗？

汉斯：没有了，谢谢你。

请问：

1. 护士按照我国护理常规对汉斯进行晨间护理，为什么汉斯会拒绝护士帮他整理床褥和私人物品呢？

2. 汉斯为什么会不习惯护士戴着口罩和他说话？

3. 不同文化背景的患者在面对疼痛时的态度会有差异吗？

4. 上述导入情景给了你什么启发呢？

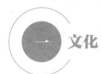 **文化**

从宗教到哲学、从道德到法律、从戏剧到音乐、从城市高楼到乡村小舍、从不朽巨著到艺术瑰宝、从世俗礼仪到风土人情、从价值观念到审美情趣、从思维方式到制度规范，文化无处不在，似有形，又似无形，为一代代先师所造就，为一代代后生所传承，是人类生生不息之根本。人从一出生就处于一定的文化背景之中，人被看作文化的存在，高尔基曾说过："人是文化的创造者，也是文化的宗旨。"文化是一个内涵非常广泛的概念，印度有句关于文化的谚语："智慧是知识凝结的宝石，文化是智慧放出的异彩。"生活中所有要素，包括衣、冠、文、物、食、住、行等都是人类在漫长的历史过程中运用智慧创造出的文化。

关于文化的定义，人们一直众说不一，每个学科的专家都试图从自己学科的角度去定义文化。《辞海》指出，文化的定义有广义与狭义的区别，广义的文化，即人类在社会历史发展过程中所创造的物质财富和精神财富的总和；狭义的文化，即社会的意识形态及与之相适应的制度和组织机构。

🔖 **知识拓展**

"文化"在汉语言中的起源

"文"与"化"并联使用，较早见于战国末年儒生编辑的《周易》："观乎天文，以察时变；观乎人文，以化成天下。"意思是：通过观察天象，来了解时序的变化；通过观察人类社会的各种现象，用教育感化的手段来治理天下。这段话里的"文"，是"纹理"的衍生之意。日月往来交错，文饰于天，即"天文"，指天道、自然规律。同样，"人文"，指人伦社会规律，即社会生活中人与人之间纵横交织的关系，如君臣、父子、夫妻、兄弟、朋友等，构成复杂网络，

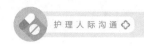

具有纹理表象。在这里，"人文"与"化成天下"紧密联系，"以文教化"的思想已十分明确。

西汉刘向首次将"文"与"化"二字联为一词，在《说苑·指武》中写道："圣人之治天下也，先文德而后武力。凡武之兴，为不服也。文化不改，然后加诛。"这里的"文化"，与不加修正、不经历教化的自然状态相对立。因此，在汉语言系统中，"文化"的本义就是"以文教化"，表示对人的性情的陶冶、品德的教养，属于精神领域的范畴。随着历史的发展，"文化"逐渐成为一个内涵丰富、外延宽广的多维概念。

（一）文化的分类

1.按照文化现象分类

按照文化现象分类，文化可分为物质文化、精神文化和方式文化。物质文化，人类的物质生产活动方式和产品的总和，是可触知的具体实在的事物，如工具、衣物、书籍、机器等；精神文化，人们的社会心理和精神意识，如理论、观念、心理及与之相联系的科学、宗教、符号、文学、艺术、法律、道德等；方式文化，人类在社会实践中建立的规范自身行为和调节相互关系所采用的方法和形式，包括生产方式、组织方式、生存方式、生活方式、行为方式、思维方式、社会遗传方式等。

2.按照文化特点分类

按照文化特点分类，文化可分为硬文化和软文化。硬文化，文化中看得见摸得着的部分，如物质财富；软文化，是指活动方式与精神产品，属于文化的深层结构，一般而言，不会轻易在人际关系的冲突中发生改变，如价值观、信仰等。

3.按照涉及人群分类

按照涉及人群分类，文化可分为主文化、亚文化和反文化。主文化，在社会中占主导地位，为大多数人所接受的文化；亚文化，社会某一群体形成的一些其他群体不具备的文化要素，如民族文化、职业文化等；反文化，对现存社会秩序的背离与否定，对现存文化的抵触与对抗。

（二）文化的特征

1.习得性

个人在有意识或无意识的情况下，通过互动、观察、模仿，从特定的文化中学习并培养能力。如孩童观察并模仿成人的行为规范和思维方式，学生通过阅读课本获取知识，大众传媒潜移默化影响每个人的日常生活等。

2.传承性

文化需要代代相传，链条上任何一个点断裂都可能导致文化的消失。如木版水印技术是中国传统特有的版画印刷技艺，集绘画、雕刻和印刷于一体，但现在因为无人传承正在慢慢地消失。

3.符号性

任何一种文化都存在多种形式的符号，语言是最常见的符号之一，人类学家克拉克洪曾指出："人类文化如果没有语言，那是不可想象的。"语言符号可以传递知识；用点头这样的体态符号表示同意；不同的旗帜符号代表不同的国家和地区。

4.时代性

每个时代都有自己典型的文化类型，人们常用最具代表性的生产工具来代表一个历史时期，如石器时代、青铜时代、铁器时代、蒸汽时代、电力时代和信息时代。人类演进的每个新时代，都必须继承前人优秀的文化成果，同时创造出新的文化类型，作为这个时代的标志性特征。

5.民族性

民族文化是民族的表现形式之一，是各民族在长期历史发展过程中自然创造和发展起来的，具有本民族特色的文化。各民族有不同的民族文化，如汉族文化、回族文化、犹太文化等。

6.地域性与超地域性

文化伴随着人类的出现而出现，早期人类的出现分地域且相互隔离，故一种文化出现的早期会有鲜明的地域特征。但是随着社会的发展，某些地域文化会被其他地域所接受、吸收并同化，变成共性文化或全人类文化，超越了地域的限制。如比萨最开始是西方国家的传统美食之一，但随着全球化的进展，如今比萨也得到了部分中国人的喜爱。

7.创新性

古希腊哲学家赫拉克利特说过："人不能两次踏入同一条河流。"不同文化间的碰撞与融合，使得文化处于永不停止的创新过程。如大型歌舞集锦《云南映象》将云南原创乡土歌舞与民族舞重新整合，既古朴又充满新意。

8.适应性

自然环境和社会环境在不断地发生着改变，文化也会随着环境的变化而发生适应性变化，文化适应主要依赖两种方式来推动：一是文化内部发生的变化；二是对外来文化影响的回应。

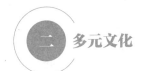

二 多元文化

俗话说，一方水土养一方人，不同的文化背景塑造了每个人不同的个性。当今社会是一个文化多元的社会，不同国家、地区和民族，由于地理状况、时代背景和历史发展上的差异，导致价值观念、宗教信仰、审美观、风俗习惯、语言文字、伦理道德等方面都存在差异，文化背景各不相同。希波克拉底曾说："了解什么样的人得了病，比了解一个人得了什么病更为重要！"A.兹洛宾·洛特曼认为，没有一种文化能够成为世界通用的文化，而使所有其他文化服从自己，即文化的多元性是永恒的。

（一）多元文化的起源与内涵

阳光有七种颜色，世界文化也是多元的。人类在漫长的历史长河中，创造和发展了多姿多彩的文化。从茹毛饮血到田园农耕，从工业革命到信息社会，构成了波澜壮阔的多元文化图谱，书写了各不相同的文明华章。几千年来，以苏格拉底、柏拉图、亚里士多德为代表的希腊文化

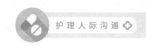

传统，以孔子、老子为代表的中国文化传统等至今仍深深地影响着人类社会。

广袤富饶的平原，碧波荡漾的水乡，辽阔壮美的草原，浩瀚无垠的沙漠，万古奔流的江海、巍峨挺拔的山脉，养育了不同种族的人类，孕育了璀璨多彩的文化，文化多元化是社会现实，是我们的主观愿望不能随意改变的。随着经济全球化的不断发展，多元文化之间不断地交流与碰撞已成为历史发展趋势。20世纪初，"文化多元论"作为"同化论"的反对者问世，引起欧美学术界的关注。1995年，联合国教科文组织在澳大利亚召开了"全球多元文化大会"（global cultural diversity conference），会议指出：多元文化包含各族群平等享有"文化认同权，社会公平权、经济受益需求"。"多元"的内涵从最初的非主体民族中的外来移民族群或弱小群体扩大到妇女、残疾人、同性恋等弱势群体，甚至包括所有族群的人。多元文化的含义不仅指全球范围内不同民族文化的共存共荣，还意味着单一的民族传统文化对其他民族文化的尊重与接受。

（二）多元文化观

1.多元文化应相互尊重、平等相待

无论是奇琴伊察的古玛雅文化，还是中亚古城撒马尔罕的伊斯兰文化，不同文化间有姹紫嫣红之别，但绝无高低优劣之分。多元文化在价值上是平等的，都各有千秋，也各有不足。世界上不存在十全十美的文化，也不存在一无是处的文化，我们应该秉持平等和尊重，摒弃傲慢和偏见，推动多元文化的和谐共生。

2.多元文化应多样共存、美人之美

"物之不齐，物之情也。"不同的国家和民族拥有不同的文化，世界上任何一种文化都是美的结晶，彰显着创造的力量。无论是法国卢浮宫还是中国故宫博物院，它们珍藏着千万件艺术珍品，吸引人们眼球的正是其展现的多样文明成果。"一花独放不是春，百花齐放春满园。"我们既要对己文化充满自豪感，又要用欣赏的眼光看待异文化，多元文化的大花园才会万紫千红、群芳竞艳。

3.多元文化应开放包容、互学互鉴

雨果说："世界上最宽阔的是海洋，比海洋更宽阔的是天空，比天空更宽阔的是人的胸怀。"对待多元文化，我们需要比天空更宽阔的胸怀，才能打破文化交往的壁垒，以兼收并蓄的态度汲取其他文化的养分。一种文化如果长期自我封闭，必将走向衰落，只有同其他文化交流互鉴、取长补短，才能保持旺盛生命活力，这个过程应该是平等的、多向的，而不应该是强制的、单向的。任何文化都值得尊重和珍惜，只要秉持包容精神，交流互鉴，就不会发生"文化冲突"，就可以实现多元文化和谐共存。

4.多元文化应与时俱进、创新发展

从古至今，中国的造纸术、火药、印刷术、指南针、天文历法、哲学思想、民本理念等在世界上影响深远，我国的文化成果在继承中不断创新、发展，在应时处变中不断升华，这是中华民族生生不息、发展壮大的丰厚滋养。任何一种文化想要永续发展，既需要薪火相传、代代守护，更需要顺时应势、推陈出新。我们应该用创新增添文化发展动力、激活文化进步的源头活水，不断创造出跨越时空、富有永恒魅力的文化成果。

（三）多元文化碰撞——文化休克

文化休克（cultural shock）又称文化震撼、文化震惊，是指一个人进入不熟悉的文化环境时，因失去自己熟悉的所有社会交流的符号与手段而产生的一种迷失、疑惑、排斥甚至恐惧的感觉。当时许多由美国政府和企业外派的工作人员因为文化差异无法适应国外生活，产生心理焦虑。经过仔细研究，美国人类学家奥博格（Kalvero Oberg）在1958年提出文化休克这一概念。大一新生、新入院的患者、出国人员等容易出现文化休克。

文化休克的表现如下：①焦虑：如坐立不安、失眠、颤抖、出汗、心跳呼吸加快、尿频、缺乏自信、无助感、易激惹、哭泣、忧虑不安、心神不定等。②恐惧：如躲避、注意力和控制力缺陷、冲动行为、警惕、夜间噩梦等。③沮丧：如食欲减退、便秘、体重下降、忧愁、哭泣、退缩、偏见、敌对、悲伤等。④绝望：如自感走投无路、情绪低落、感情淡漠、生理功能低下、积极性降低、不愿说话等。

 三 多元文化护理

（一）多元文化护理的提出

多元文化护理即跨文化护理（transcultural nursing），由美国著名护理理论学家马德莱娜·莱宁格（Madeleine Leininger）（图10-1）首先提出。20世纪60年代，从事人类文化护理研究的护理专家莱宁格在"儿童指导之家"工作时，与这些儿童及其双亲接触，观察到这些儿童有不同的睡觉习惯，不同的玩耍方式以及对食物的不同偏好，她认为儿童的这种行为差异是由于不同的文化背景造成的。

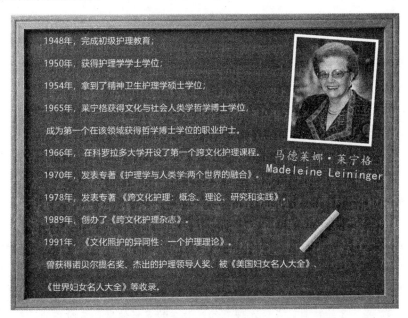

图10-1 莱宁格

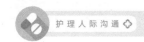

这次经历及其后的系统性研究，使她成为第一位获得人类学博士学位的专业护士，并创立了"跨文化护理理论"。该理论以"日出模式"（图10-2）为基础，展现了主要概念及概念之间的相互联系。

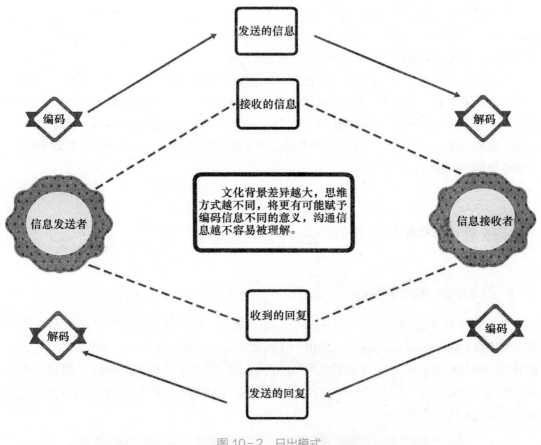

图 10-2　日出模式

莱宁格跨文化护理理论的主要概念

1.文化

文化是指不同个体、群体或机构通过学习、共享和传播等方式塑造的，并随时间代代相传形成的模式化的生活方式、价值观、信仰、行为标准、个体特征和实践活动的总称。

2.关怀

关怀是指对丧失某种能力或有某种需求的人提供支持性的、有效的和方便的帮助，从而满足自己或他人需要，促进健康，改善机体状况或生活方式，更好地面对伤残或平静地面对死亡的一种行为。

3.文化关怀

文化关怀是指为了维持自己或他人现有的或潜在的完好健康，应对伤残、死亡或其他状况的需要，用一些符合文化、能被接受和认可的价值观、信念和定式的表达方式，为自己和他人提供文化相适应的综合性帮助和支持，开展促进性的关怀行为。

4.跨文化护理

莱宁格认为跨文化护理通过文化环境和文化来影响服务对象的心理，使其能处于一种良好的心理状态，以利于疾病康复。

（二）多元文化护理的含义

多元文化护理是指护士面对不同社会环境、文化背景的患者，按照其独特的世界观、价值观、宗教信仰、生活习惯、行为方式、教育程度等为患者采取不同的护理方式，提供多层次、多体系、高水平和全方位的有效护理，满足不同文化背景患者的健康需求，帮助患者尽快恢复健康的护理过程。

每个人都有自己的文化背景，护理工作中的每次护患接触都是一次多元文化的碰撞。随着人们对多元文化护理认识的加深，一些护理专家指出多元文化护理不仅包括不同国家和种族的跨文化护理，还包括本土文化的个性化护理。这一观点的提出，既拓宽了多元文化护理理论内涵，又延展了多元文化护理模式的应用领域。

因此，护理人员在从事护理活动的过程中，不能忽视患者独特的文化背景，要用整体护理的工作方式为患者提供护理服务，包括患者的身体、心理以及社会文化背景等方面的护理。护士如果不了解患者的文化背景、生活习俗等，可能会在护理工作中给患者带来精神上的伤害，从而违背护理的初衷。

（三）多元文化对护理的影响

多元文化会影响到个人的信仰、价值观、行为方式、思维观念等，也会影响个体对健康与疾病的概念认知和求医方式的选择。

1.多元文化影响疾病发生

不同文化背景下不同的生活作息、饮食习惯等会影响到疾病的发生，如地中海型贫血症，首次发现于地中海，并在其他热带和亚热带地区常见，而其他地区较少，这与当地疟疾多发的地理环境和近亲婚配等生活习俗有密切关系。

2.多元文化影响就医行为

当疾病发生，是否选择就医、选择何种就医方式、如何描述疾病等与个人的就医环境、宗教信仰和经济条件密切相关。有些宗教认为疾病是神灵主宰或魔鬼作祟，通常会请宗教领袖"念经"或"驱鬼"，祈求神灵保佑使患者免除灾祸。

3.多元文化影响护理需求

不同文化层次、不同职位、不同区域的患者对护理的要求不同。教育程度或职位较高的患者能够积极主动地了解病因、治疗、护理方案及效果，积极学习相关知识，并要求参与到护理过程中来，也能提出合理化建议。如果不允许其参与，就是剥夺了患者的权利。教育程度较低的患者通常因为不能理解疾病相关知识而被动接受治疗和护理。

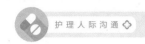

4.多元文化影响疾病认知

受中国传统文化的影响，医生护士通常对患者隐瞒重病，只通知合适的家属，充满人情味。但西方如欧美患者不喜欢被隐瞒病情，他们非常看重自身对病情的知情权和隐私权，在就医以及住院治疗的过程中，要详细告知其患病情况、需做的检查、可能出现何种反应、怎样进行护理及预后等。

5.多元文化影响死亡认知

对死亡的认识与文化背景密切相关。我国传统文化是儒家、道家、佛教思想的长期历史沉淀，直接影响人们对生与死的看法，对死亡讳莫如深，认为它是不幸和恐惧的象征，人们很难在生活中接受和善待死亡。西方文化主要受基督教的影响，基督徒由耶稣之死来升华对"天堂"永生的信念，认为死亡就是皈依天父，大多坦然地接受死亡。

（四）多元文化护理工作中文化休克的原因及对策

1.沟通交流

（1）语言因素：医护人员不考虑对方的知识水平、教育程度，采用单一的沟通方式，过多使用患者生疏的医学术语，如骨穿、腹透、备皮等；医护人员与患者的母语不同，彼此听不懂对方的语言，或有相同的母语但因方言、语调、地区习惯用法的不同导致沟通障碍。对文化程度较低的患者，应用通俗易懂的语言与其交流，避免使用专业术语，若出现专业术语应进行必要的解释；如母语不同或使用方言的患者，可以多使用非语言沟通或请翻译帮助沟通。

（2）非语言因素：医护人员紧张的表情、忙碌穿梭的身影及肢体交流动作等非语言行为，若患者错误理解也会令其紧张焦虑，医护人员面对紧急情况应保持镇定与平稳，不大喜大悲，以免患者误解。

2.性格与年龄

（1）性格：性格外向的患者与性格内向的患者相比，更善于与人交流，更能适应文化环境的改变。护士应正确评估患者的性格，给予其个性化心理护理，面对性格内向的患者，护士主动问候并与其交谈，告知患者疾病治疗护理等相关信息，以免患者因猜疑、担心病情而紧张焦虑。

（2）年龄：儿童尚未形成固有的生活习惯，更适应环境的改变，中老年人文化模式已固定，制约其适应新环境的因素较多。面对年龄较大患者时应使用尊称和敬语，鼓励儿女和好友经常探视，以减少因环境变化带来的不适应感。

3.风俗信仰和行为习惯

不同文化背景的人有不同的风俗信仰和行为习惯，医护人员应尊重患者的风俗信仰与行为习惯，如给予素食主义者植物蛋白来补充蛋白质，患者在祈祷时护士应尽量回避，在患者所过的传统节日送上祝福等。

4.陌生与孤独

由于住院，患者与亲友分离，孤独感油然而生，住院治疗限制了患者的社会交往范围，更显孤独。医院的作息制度、环境布局、与其他病友共居一室、仪器设备等都与家庭不同，这些区别会让患者很难适应。护士应做好入院介绍，使患者尽快熟悉病房环境、医院制度、医务人员、仪器设备等，帮助其与周围病友建立友谊，加快对住院环境的适应。鼓励亲友探视患者，给予患者关心和支持。

5.自信和自尊

某些疾病和治疗会影响到患者的外在仪态和内在功能，患者自理能力会有不同程度的降低，需要他人照顾，这些变化会使患者失去信心和自尊，产生心理负担。护士应根据患者不同的价值观帮助患者，如中国人以"孝"为先，护士应对住院老年人进行细致入微的照顾；而西方国家提倡独立和奋斗，护士如帮助其如厕、喂饭等会伤害患者自尊心，在患者身体允许的情况下应鼓励其自理。

第二节　护理工作中的多元文化沟通

多元文化沟通的含义

多元文化沟通又称多元文化交流、跨文化交流（intercultural communication），是指不同文化背景的人相互交流的一种情景。跨文化沟通主要包含3个要素：跨文化沟通发生的前提是文化差异，跨文化沟通的过程是跨文化信息的传递，跨文化沟通的结果是获得对方的理解。

自人类形成不同部落群体开启人类文明之日起，多元文化沟通就随之出现，人们应该遵循"和而不同，尊重差别"的原则进行多元文化沟通。但是，从历史上讲，成功的多元文化沟通少有发生，人类历史中有很多对异族人的憎恨与敌视的例子，如20世纪的两次世界大战，可能是对这些事件的反映，20世纪后半期出现了对多元文化沟通的系统研究。现今的多元文化沟通与以往不同，出现的次数更加频繁，而且由于人民、国家、地区等在自然和社会方面的相互联系变多而更有意义。

多元文化沟通的意义在于：①人类期待和平安宁。没有和平，冲突不断甚至战火纷飞，经济增长、民生改善、社会稳定、人民往来等都会沦为空谈。人们希望远离恐惧，实现安居乐业，希望各国各民族互尊互信、和睦相处，广泛开展跨国界、跨时空、跨文化的交往活动。人们希望通过多元文化沟通，消除不同文化间的隔阂、偏见、仇视，播撒和平理念的种子。②人类期待共同繁荣。经济发展是文化存续的有力支撑，繁荣富强是国家进步的重要基石。人们希望远离贫困、富足安康，希望拥有不同文化背景的国家、地区、民族之间能用开放、包容、普惠、平衡、共赢的心态推进经济全球化，让富足和欢乐走进每个家庭。③人类期待开放融通。如果每种文化都自我封闭，人类文明就将因老死不相往来而丧失生机活力。如果不同的国家、地区

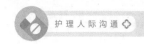
和民族能够开放融通，贸易畅通、民心相通、文化沟通，我们将团结一致，共同构建人类命运共同体。

二　多元文化沟通的主要障碍

不同文化背景的人们在沟通时，其沟通行为与沟通意义千差万别，一种文化的编码信息和另一种文化的解码信息的差异性会给彼此间的沟通带来一定困难，所以不同文化背景的人相互交流时容易产生障碍。

（一）语言障碍

1.语音

不同国家、民族往往都有自己独特的语言文字，即使同一语言也因地区不同而逐步衍化成不同的方言，语言的多样性与复杂性常常是造成沟通障碍的主要原因。在临床工作中，经常可以看到医护人员听不懂来院就诊的患者及其家属提出的要求，患者及其家属也听不懂医护人员的询问，这就是双方语音不同造成的障碍。

2.语义

语义即词语的意义，即使相同的语言也可因为双方知识结构不同或一方使用了含混不清的词语造成误解。如"东西"在不同的语境里就是不同的意思；再如一个英国人在中国医院住院，对护士说"wash my hands"，护士如果帮患者洗手就大错特错了，患者真正的意思是想要去上厕所。

3.语言习惯

不同文化所习惯的表达方式，如成语、谚语和格言的使用，常用的语音、语调、语速，以及欣赏的风格都不一样。如中国人不习惯在人前夸奖自己或自己的子女，比较谦逊，而美国人却很愿意在别人面前夸奖自己的子女或亲人，以表达对他们的爱。

（二）非语言障碍

美国心理学家艾伯特·梅拉比安（Albert Mehrabian）认为，语言表达在沟通中起方向性和规定性作用，非语言才能准确反映出人的思想感情，但是相同的非语言信号在不同的文化背景之下传递的信息可能有所不同，甚至截然相反，因此护理人员要重视不同文化背景下的非语言沟通。

🔗 **知识拓展**

有这样一个小故事：一个日本人第一次到美国，在机场问一个美国旅客，机场是否提供行李车服务。美国人用OK的手势答复，意思是免费提供，日本人误以为行李车服务很昂贵，旁边一个突尼斯人看到后认为美国人在暗示他："他是一个卑鄙无耻的人，你小心他会杀死你。"这个故事说明了同一体态语言在各民族的意义有很大的差异性，现举例如下。

（1）OK的手势在美国意味着"好""对"，在日本表示"钱"，而在巴西、希腊、意大利的撒丁岛和突尼斯，这是一种令人厌恶的污秽手势，有"傻瓜""杀人"的意思。

（2）一般而言，"V"形手势表示"胜利"，而对于希腊人，这个手势则是对他人极大的不恭。

（3）世界上大多数国家用点头表示同意，但保加利亚、尼泊尔则用摇头表示同意。

（4）中国人用食指和拇指表示八，而英国人则代表二。

（5）大拇指朝下在中国表示下面、向下，在法国表示坏运气、死了、无用。

（6）中国人用手心朝上，五指弯曲几次表示"过来"，而美国人喜欢手心朝上，食指弯曲几次表示"过来"，中国人会对此感到被侮辱，因为在逗弄动物时才用此手势。

1. 表情体态

表情体态主要包括身体动作、体态、仪表、服饰、神情、目光等。日本人认为眼对眼的谈话是一种失礼的行为，因此一般不正视别人的眼睛；而欧美人则认为，谈话时应保持适当的眼神接触，不正视对方被认为是不友好、轻视、内疚、害怕、不诚实、不可信，甚至是诡诈的表示。英美有句格言："不要相信不敢直视你的人。"

2. 人体触摸

触摸是一种无声的语言，包括抚摸、握手、依偎、搀扶、拥抱等，相互接触和抚触是动物和人类的本能需要，触摸不但表示护士对患者的关注和安慰，也满足了患者情感的需要。触摸受性别、双方关系、文化背景、宗教信仰等的影响，护士应慎重使用触摸。如通常护士触摸孩子的头和手，给他们安全感和信任感，但是在泰国文化中不能触摸别人的头，因为泰国人非常重视头部，认为它是智慧所在，是神圣不可侵犯的。

3. 空间距离

社会学家爱德华·霍尔（Edward Hall）将对话双方在交流中所保持的距离定义为个人空间。人们在与不同关系和不同文化背景的人交流时，需要的个人空间往往是不同的。护士要根据患者的文化背景及其与自己的关系，给予患者合理的私人空间范围，不要无故侵犯患者私人空间，以免其厌烦不安。北美人非常看重个人空间，与人交谈时会保持一定的距离，太近令其不适；而拉丁美洲人则喜欢与人交谈时保持较近的距离，他们认为与人交谈保持距离，会显得冷漠、不友好。个人距离（50～120 cm）是护患交流最理想的距离，但对老人、儿童及关系较好的人可适当缩短距离。

知识拓展

中西方人际交往中沉默的意义对比

中国人很重视交谈中沉默的作用，"此时无声胜有声"就是恰到好处的沉默产生的惊人效果。我们认为在护患交流的过程中，护士恰当的沉默是给患者时间考虑他的想法和回顾他所需要的信息或资料，给护士一定的时间去组织进一步的提问及记录资料，使患者感到你是

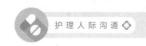

在真正用心地听他讲述，有助于患者宣泄自己的情感。沉默既可以表达接受、关注和同情，也可以表达委婉的拒绝和否认。

西方的哲学和艺术强调口才的美感与智慧，亚里士多德、柏拉图和苏格拉底因其口才出众而受到广泛推崇，人们在交往时会抓住每秒来交谈，以免沉默让人尴尬。在西方文化中，沉默通常代表了很多负面的意义，西方人对中国人经常采取的沉默态度很不习惯，西方有的学者将东方人的"沉默"视为对对方谈话不感兴趣、反应太慢或者缺乏信心，甚至认为东方人的沉默态度是对交际对方的蔑视或侮辱。

（三）认知障碍

1.类我效应

从沟通的角度来说，人们不管文化、情景如何，总是假定他人与自己有相似的思维与行为，并按照本民族文化的观念和标准去理解和衡量他族文化中的一切，基本上每个国家的文化都习惯将本国置于中心。如制作地图时都把本国放入中心，美国人看中国出版的世界地图会感到生疏，因为他们习惯看到把美国放在地图的中心；在谈到对世界文明的贡献时，一般都会突出本国的成就。

2.刻板印象

尽管人们平时没有和某种文化接触，但会通过大众传播媒介习得定型观念，产生先入为主的印象，如法国人浪漫、日本人工作认真努力、德国人严谨等。刻板印象往往会忽视个体区别，使人们不能客观看待别人，对他人存在成见或错误的认知，严重影响双方沟通的质量，甚至阻碍沟通的发生。

3.高情景文化与低情景文化

高情景文化与低情景文化由爱德华·霍尔在 1976 年提出。高情景文化是指人们在沟通时十分依赖非语言的线索和细微的情景线索，没说出的内容可能比说出来的内容更为重要。如与中国、日本、西班牙等国家的人民交谈，应该学会听其话外之意，中国古话"此时无声胜有声"，就是描述了一种高情景文化沟通风格。低情景文化是指人们在沟通中主要依赖字面意思传递信息，如美国、加拿大及很多欧洲国家。对于护士提供的帮助，中国人回答"不需要"并不一定表示他真的不需要，可能只是在其情景文化下的习惯上的客气，而美国人在回答不需要时则往往表达他确实拒绝这项帮助。因此，护士应当考虑患者的文化背景，准确判断患者语言的真正含义，以提供恰当的服务。

（四）信仰习俗障碍

1.礼节习俗

各民族有不同的礼节，如中国人见面习惯握手问好，而日本人则相互鞠躬，若护理日本患者应鞠躬还礼。日本人将微笑视为礼节，无论高兴、尴尬甚至悲伤时都会向对方微笑，护理日本患者时，不要认为对方微笑就是在表达对护理工作的满意。

2.宗教信仰

不同宗教信仰的人行为上存在差异，沟通易产生障碍，其冲突往往比不同风俗习惯导致的矛盾更难以调和。有些医院设有祷告室，为具有宗教信仰的患者提供祷告场所（图10-3）。

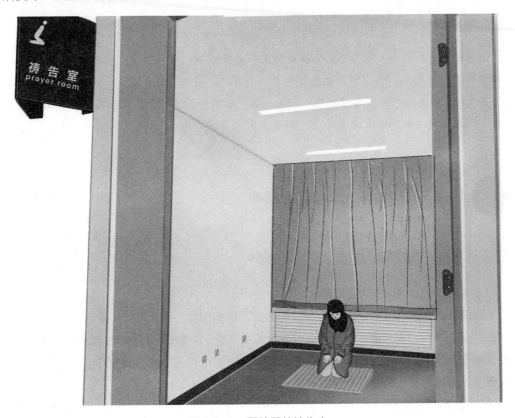

图 10-3　医院里的祷告室

3.审美习俗

不同的国家、民族，宗教、阶层和个人，往往因社会文化背景不同，审美标准也不尽一致，有的以"胖"为美，有的以"瘦"为美，有的以"高"为美，有的则以"矮"为美，不一而足。如果把红白相间的花送给西方患者表示问候，将会被赶出病房，因为在西方人眼中，它是病房中即将有人死亡的征兆，很不吉利。

4.时间习俗

大部分外国人对时间要求严格，把迟到看作不靠谱的表现，但拉丁美洲人不习惯太严格地准时约会，如果对方令我们久等了不要过多责备对方。

5.禁忌习俗

不同文化背景的人有其特殊忌讳，这些忌讳如果在社会交往中被忽视就会发生沟通障碍。如西方人认为，入院的最佳日期是星期三，而星期六出院是不吉利的，意味着不出几日就会重新入院；另外，不到万不得已，西方人不肯在满月或新月出现的那天做手术。

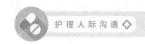

6.伦理道德

伦理道德是调整人与人之间关系的行为规范。不同国家和地区、经济发展水平不同，文化背景不同，相应的道德规范也就不同。

 知识拓展

> 缅甸的巴洞人以妇女长脖为美，而非洲的一些民族则以文身为美。在欧美，女性结婚时喜欢穿白色的婚礼服，因为她们认为白色象征着纯洁、美丽；在我国，女性结婚时喜欢穿红色的婚礼服，因为红色象征吉祥如意、幸福美满。中国女性喜欢把装饰物品戴在耳朵、脖子、手指上，而印度女性却喜欢在鼻子上、脚踝上配以各种饰物。

三 护理工作中的多元文化沟通策略

（一）加强学习培训，拓宽多元文化视野

1.加强多元文化知识的学习培训

不同国家、地区、民族之间，由于思维模式、宗教信仰、种族群体、政治立场等不同，文化存在一定差异。护士为满足不同文化背景患者的需要，应充分拓宽视野，学习多元文化知识。如东方国家在沟通时谦逊委婉，以和为贵；美国人追求个性与独立，讲究个人隐私；英国人有贵族情节，对行为举止的礼仪要求较多。

2.加强语言的学习培训

护士应加强学习工作中常见的不同语言，能够与患者流畅沟通，避免语言不通带来的沟通障碍；同时要学习该语言的语义和正确用法，了解它们在其他文化背景下所代表的特殊含义，只有这样才不会用错语境，避免错误的语义带来不必要的误解。如江西人口语中的"痛、心痛"并非病理上的疼痛，而是感情上的"心疼"。

3.加强非语言的学习培训

护士应全方位了解多元文化背景下非语言的丰富内涵，包括常用的问候方式、肢体语言及基本礼仪等，如不同文化背景下，握手、鞠躬、双手合十等的正确含义。

（二）尊重个体差异，弱化多元文化冲突

1.正确认识异文化，尊重包容文化差异

正确认知异文化，对接触到的他人的文化背景有合理的预期，承认不同的个体及不同的文化之间存在许多差异，理解并包容这些文化差异，才能为多元文化沟通找到方向和着手处。

2.正确认识己文化，避免民族中心主义

人们普遍有种族优越性，认为自己的种族或民族至高无上，优于其他民族或其他种族。在这种观念的支配下，个人往往习惯于用自己的文化背景来判断他人，故而造成对对方文化行为

上的误解。护士要正确认识自己，消除优越感和种族中心主义的偏见，理解并尊重他族文化。

3.学会换位思考，避免触及异文化禁忌

护士应学会换位思考，从患者的立场看问题，排除对异文化的各种成见干扰，设身处地地站在他人的角度去理解多元文化现象、尊重多元文化习俗、避免触及多元文化禁忌。

（三）坚持开放心态，促进多元文化融合

1.坚持"取长补短"，促进多元文化融合

具有较高跨文化沟通素质的人，在跨文化沟通中，既懂得宣传自身文化的优点，又懂得赞美其他文化的优点；碰到文化差异时，既有能力设法消除文化壁垒，又能理解和尊重文化差异；既能够较好地掌握外语、了解当地的风土人情，又具有较高的跨文化沟通技能。

2.坚持"有效沟通"，积极应对文化冲突

在多元文化沟通中，各种文化之间的差异客观存在，避免冲突的关键在于以积极的心态来寻求多元文化间的和谐发展。冲突会带给人带来心理的不适，因此人们往往不愿正视冲突，甚至逃避冲突，导致冲突得不到解决且个人交流目标也难以实现。如果正视文化冲突的存在，以求同存异的理念去解决冲突问题，就可以实现双赢。为了有效地进行跨文化沟通，在沟通之前，沟通双方应当了解双方的文化差异，并做好相关的心理准备；在沟通过程中，应将原则性和灵活性统一；在沟通结束后，还应总结沟通过程中的经验和教训，从中发现相关规律，为今后有效的多元文化沟通积累宝贵的经验教训。

3.坚持"属地原则"，迎合多元文化差异

坚持"属地原则"，即"入乡随俗"，迎合沟通所在地的文化习惯。在进行跨文化沟通时，从有利于沟通的角度出发，可以有选择地在饮食、着装、礼仪等方面考虑迎合属地文化。属地文化的选择要使对方产生亲切感、建立友谊与合作关系。但同时要坚持"适度原则"，即跨文化沟通的过程中要做到既不完全固守自己的文化，又不完全迎合对方的文化，力求在本土文化和对方文化之间找到平衡点，要掌握"度"，"过"或"不及"都会给跨文化沟通造成障碍。

第三节　护理工作中的多元文化沟通实例及评价

 不同疼痛文化背景下的护理人际沟通实例与评价

（一）背景资料

金先生，60 岁，韩国来华旅游人员，有胃溃疡病史 2 年。因腹痛、恶心来院就诊，自述

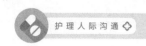

腹痛不剧烈、可忍耐，分诊护士安排其去消化内科就诊。排队就诊时突发剧烈呕吐，面色苍白，表情痛苦。

（二）沟通实例与评价

沟通实例	评价
分诊护士（微笑，目光注视）：先生您好，请问有什么可以帮您的？ 金先生：我肚子痛，想挂号让大夫看看。 分诊护士：好的，哪里痛呢？痛得厉害吗？之前有没有什么病史？ 金先生（手指向中上腹部）：这里，痛得不厉害，我可以忍受，2年前诊断有胃溃疡。 分诊护士：有可能是胃溃疡又发作了，您挂消化内科的专家号，在二楼左手第一个房间。 20 min后，消化内科门诊候诊处。 金先生（一手虚掩口部）：护士，我想吐。（说罢，冲向一旁的洗手间，开始剧烈呕吐） 候诊护士（拿着纸巾和温水递给金先生）：先生，用温水漱漱口，不要咽下去了。我看您面色十分苍白，您是不是腹痛得特别厉害？ 金先生（表情痛苦）：还可以，我还能忍。 候诊护士：可是您的表情看起来十分痛苦，您躺在这张椅子上，（手轻触患者腹部）腹部肌肉紧张，（拿出血压计）给您测个血压吧，血压90/60 mmHg，现在安排您优先就诊，请医生给您安排个X线检查，看看结果如何。 20 min后，X线立位腹平片检查结果显示膈下游离气体，医生诊断为胃溃疡合并胃穿孔，转消化外科行紧急手术，患者术后生命体征平稳。	分诊护士忽略了金先生的国籍与年龄，对其自述痛得不厉害，没有做进一步检查就安排了消化内科门诊，耽误了金先生病情的正确诊断。 面对剧烈呕吐的金先生，候诊护士主动为其提供纸巾和水，并且通过观察金先生的面部，猜测其腹痛剧烈，这种细致入微的观察能力与主动服务的精神值得肯定。候诊护士没有轻信其疼痛能忍受的自述，而是通过面部观察、腹部触诊及测量血压做进一步的判断，发现其病情危急并安排优先就诊，挽救了患者的生命。

（三）总结与拓展

每个人对疼痛的感知与表达不尽相同，除了与自身的生理特征相关外，还受到不同文化背景的影响。①年龄：老年人对疼痛不太敏感，婴幼儿不能准确表达疼痛。②注意力：转移患者对疼痛的注意力，能够减轻痛感。③性格特征：内敛的人与性格外向的人相比不善于表达疼痛，对疼痛忍受度较高。④社会背景：亚洲国家受儒家思想影响，会抑制对疼痛的表达，忍受度较高；拉丁美洲推崇勇敢和忍耐精神，其对疼痛忍受度高；南亚国家如印度、巴基斯坦的患者经常会将疼痛无限地放大至全身各处，掩盖掉真正的疼痛部位；美国人不提倡忍受疼痛，鼓励患者勇敢地表达疼痛并采用积极的止痛方法。⑤宗教信仰：有宗教信仰的患者在疼痛时往往会采用祷告等宗教仪式来减轻疼痛。护士在为患者提供疼痛护理时，必须要综合考虑患者的生理、心理、社会文化背景等影响因素，为患者提供个性化的疼痛护理。疼痛评估工具如图10-5所示。

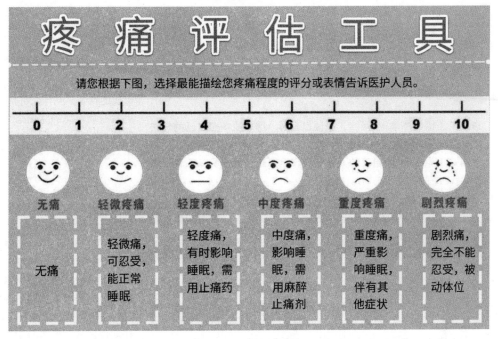

图 10-5　疼痛评估工具

 不同产育文化背景下的护理人际沟通实例与评价

（一）背景资料

王女士，28 岁，首次妊娠，于 2018 年 8 月顺产一个 3kg 的女婴，母婴平安，产后由产妇的婆婆张阿姨主要照顾产妇。

（二）沟通实例与评价

沟通实例	评价
产后第一天。 李护士：早上好！昨晚休息得怎么样？ 王女士：睡不着，太闷了，浑身都是汗，实在是太难受了。 李护士：今天天气是比较热，不过你们这个病室怎么感觉格外的闷热呢？（看见门窗紧闭，走过去打开窗户）房间里一定要通风透气。 张阿姨（疾步走到窗前，关上窗户）：不能开窗户，月子里吹了风要留下病根的。 李护士（无奈地微笑，看向产妇）：头上怎么裹着那么厚实的头巾，快解下来吧。（帮助王女士解下头巾）	李护士未取得患者及家属的同意，就擅自打开病房窗户并解下产妇头巾，被家属拒绝后没有进一步解释原因来获得家属理解。

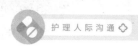

沟通实例	评价
张阿姨（阻止护士帮助王女士解头巾）：头巾不能解，你们年轻不懂，女人生了孩子一定要包裹得严严实实，甭管天气热不热，头要包严实，袖口裤脚也要扎严实了，可不能见风。 李护士（语气严肃）：阿姨，您说得不对，您非要按照自己的想法做，到时候出了问题医院可不负责！ 张阿姨（生气）：我自己的儿媳妇我自己照顾，你不听老人言，以后吃了亏就明白了。 20 min后。 护士长：阿姨，刚才小李护士是不是惹您生气了？她担心您儿媳妇，所以有些着急，说话态度不好，您是长辈度量大，就别生气了。 张阿姨：没事，她也是一片好心，就是太年轻了，老祖宗总结的这些坐月子的经验她不理解。 护士长：对，传统坐月子的方法能流传至今肯定是有一定道理的。不过我们现在讲究与时俱进，传统习俗也要和现代科学相结合嘛，现在天气这么热，长时间关闭门窗，一方面，空气中会聚集越来越多的微生物，产妇和小宝宝抵抗力低，很容易感染呼吸道疾病；另一方面，房间不通风温度太高，产妇又包裹得严实，很容易中暑，您看看这则新闻，"某产妇产后中暑身亡"（递上手机）。 张阿姨（看完后面露犹豫）：呀，可是吹了风以后留下病根怎么办？ 护士长：要不每天早晚开窗换气的时候您扶着产妇在病区内走廊上活动活动，等窗户关上了再进来？房间里没有风，就把这个厚头巾取了吧，等到了室外再看天气情况戴上头巾，如何？ 张阿姨：好吧，听你的。	李护士语气严肃地指出家属的错误，没有说明原因，也没有从家属的立场与文化背景去考虑，方式简单粗暴，不易被人接受。 护士长态度诚恳，道歉时指出李护士态度不好，但出发点是好的，取得了家属的谅解。 护士长考虑到家属的文化背景，首先对传统的坐月子方法进行肯定，再指出传统习俗要与现代科学相结合，先扬后抑，易被人接受。在劝说家属时既讲科学道理又要摆事实依据，有理有据易劝服对方。 因为家属对传统的"坐月子"习俗非常信奉，护士长没有勉强产妇在病房时开窗通风、完全不戴头巾，而是提出折中的建议，得到了家属的认可。

（三）总结与拓展

在上述沟通实例中，因为产妇家属传统的产育习俗与现代科学的产育知识不同，而导致了护患冲突。在护理产妇和新生儿的过程中，对于传统的"坐月子"习俗应取其精华，弃其糟粕，护士与产妇或其家属观念不同时，不可简单粗暴地直接否定对方，要讲究沟通的方式方法。

传统的"坐月子"习俗中有一些误区需要纠正，例如，①长时间卧床不动：产后妇女血管内水分减少，血液黏稠度增高，长时间卧床不动会导致静脉血栓、腰痛等，应该根据自身的恢复情况做适量的产后恢复运动。②不洗头或洗澡：产后出汗较多，若不能适当清洗，会造成细菌滋生，感染疾病，洗澡时应避免着凉，产后早期避免盆浴。③产后要多喝红糖水：产后7天至10天适量喝红糖水，喝过多红糖水可能导致恶露增多，造成贫血。④产后不能吹风：长期室内不通风很容易滋生细菌，每天至少开窗通风0.5 h，风不要对着产妇直接吹就不会造成身体伤害。⑤产后过早使用绑腹带：会加重内脏负担，导致盆腔支持组织和韧带支持力下降，诱发子宫脱垂、尿失禁等。

不同饮食文化背景下的护理人际沟通实例与评价

（一）背景资料

辛格，男性，20岁，印度来华留学生。阑尾炎手术后痊愈准备出院，护士小张为患者做出院后饮食指导。

（二）沟通实例与评价

沟通实例	评价
张护士：辛格，您好，恭喜您疾病痊愈可以出院了，打扰您 10 min 给你介绍下出院后的饮食注意事项好吗？ 辛格：好的，谢谢。 张护士：不客气，出院后要从流质饮食到固态饮食慢慢过渡，给肠胃一个适应的过程，注意增加营养，多补充富含维生素和蛋白质的食物，平时可以多吃些肉类，如猪肉、牛肉…… 辛格（打断护士，愤怒）：你说什么？你怎么可以这样侮辱我？ 张护士：不好意思，我刚才哪里说得不合适吗？ 辛格（气愤）：我是印度教的教徒，我们是不能吃牛肉的，牛是我们的神兽，你居然让我多吃牛肉？ 张护士：真是对不起，请您不要生气，我不知道贵国的宗教信仰，一时说错了，还请见谅。 辛格：下次请你先弄清楚患者的习俗禁忌，再来和患者谈话，好吗？如果你们不了解各地不同的风俗习惯，就很容易引起误会和纠纷，从而影响医院的声誉。 张护士：您说得对，谢谢您的宝贵意见，我们下次一定改进。 辛格：好吧，看在你不懂的份上，原谅你吧。	张护士给患者做饮食宣教，只从患者生理疾病的角度去考虑问题，忽视了患者不同文化背景下不同的饮食习俗，亵渎了患者的宗教信仰，从而引发了护患纠纷。 做错事情真诚道歉，吸取教训，下次与患者沟通之前一定要了解其文化的特殊之处。

（三）总结与拓展

不同文化背景的人有不同的饮食习惯，护士在为患者准备餐食或做饮食宣教时，应注意患者的饮食喜好与禁忌。例如，藏族不喜欢吃鱼、喝稀饭，护士不能按照常规指导患者术后早期饮食为鱼汤和稀饭；蒙古族不食狗肉，因为狗是牧人最好的朋友；仡佬族餐食以酸辣腌制食物为主，护士可指导患者用西红柿汤代替腌制的酸辣食物；日本人爱吃鱼以及各种海味、蔬菜、豆腐、紫菜等，但不吃羊肉、猪内脏及肥猪肉，并且忌用一双筷子依次给别人夹菜，或将筷子插在米饭中；马来西亚人忌食狗肉、猪肉，忌用猪皮革制品和漆筷；印度人认为牛的奶汁哺育了幼小的生命，牛耕地种出的粮食养育了人类，牛就像人类的母亲一样应被人们敬重，所以禁食牛肉或使用牛革制品，如牛皮鞋、皮带等。

四 不同禁忌习俗背景下的护理人际沟通实例与评价

（一）背景资料

洛佩斯，女性，45岁，墨西哥人，因子宫肿瘤入院治疗，拟行肿瘤切除并子宫摘除术，术前需要在手术知情同意书上签字，但患者不会说英语，患者儿子卡斯特罗可以用英语沟通，故护士委托患者的儿子代为翻译。

（二）沟通实例与评价

沟通实例	评价
护士：卡斯特罗，您好，您的母亲明天安排了手术，要切除子宫内的肿瘤，同时要摘除整个子宫，这个是英文版的手术前后的注意事项，麻烦您把这些内容翻译给您母亲。 科斯特罗：好的。 科斯特罗向妈妈解释手术前后的注意事项。妈妈，你明天要做手术了，呃……（犹豫）要从腹部把肿瘤切掉，这个是手术前后的注意事项，我翻译给你听……（逐项翻译手术前后注意事项） 护士：如果您的母亲都清楚了，麻烦她在这个手术知情同意书上签字。（递上手术知情同意书） 洛佩斯签字同意手术。 术后两天，洛佩斯发现自己的子宫被摘除。 洛佩斯（十分愤怒）：为什么没有经过我的同意就摘掉了我的子宫？我再也没有生育的可能了！ 护士：术前已经说明了要摘除整个子宫，您也在知情同意书上签字表示同意了。 洛佩斯：你们没有跟我说要摘除子宫，只告诉我从腹部切除肿瘤！这家医院太不负责了，我要起诉你们！ 之后，医院通过道歉与赔偿与患者达成和解。	在墨西哥文化中，男子在母亲面前提及女性身体私密部位是禁忌，所以患者儿子在翻译时没有说明要摘除整个子宫，只说了从腹部切除肿瘤。护士不了解这一禁忌习俗，找了患者儿子来翻译，未安排其他专业翻译人士，手术相关信息患者未能完全知情，最终导致了严重的医疗纠纷。

（三）总结与拓展

在上述沟通实例中，护士因为不了解在墨西哥文化中，男子在母亲面前提及女性身体私密部位是禁忌，而找了患者儿子做翻译，最终翻译不到位，导致医疗纠纷。可见，不同文化背景的患者有不同的禁忌习俗，在护理多元文化背景的患者时一定要清楚其禁忌习俗，否则会导致沟通不畅，造成严重后果。

不同死亡观背景下的护理人际沟通实例与评价

（一）背景资料

乔治，55岁，外企高管，美国人，信奉基督教，因上腹部疼痛来院就诊，诊断为胰腺癌晚期，现住院治疗，患者妻子玛丽主要负责照顾患者。

（二）沟通实例与评价

沟通实例	评价
护士：你们好！乔治，您今天感觉怎么样，还疼吗？ 乔治：特别疼，快给我用些止痛药吧，我不想忍受痛苦。 护士：好的，我现在去和大夫说，给您开止痛药。对了，玛丽，麻烦您出来一下。 病室外。 护士：玛丽，您丈夫诊断结果出来了，是胰腺癌晚期。 玛丽（不可置信）：天啊，怎么会这样，不可能吧！ 护士：是的，您看这是检验报告（递上检验报告单），先不要如实告诉您丈夫病情如何。我害怕这个噩耗会对他打击太大，影响他的心情和治疗效果。 玛丽：我脑子好乱，你让我考虑下。 病室内。 护士：乔治，现在给您打止痛针，好吗？ 乔治：好的，你刚才叫我妻子出去说了什么？我的诊断结果出来了吗？ 护士：……（犹豫，抬头看向玛丽） 乔治（愤怒）：是不是结果不太好？我有权知道自己的病情，自己做决定，而不是瞒着我，让别人替我做决定，我妻子也不行。 玛丽向护士点头示意说实话。 护士：对不起，是胰腺癌晚期。 乔治：其实我早就感觉到了，情况不太好，谢谢你告诉我实话，我还有好多心愿没有完成，剩下的日子我想把它们一一实现。 护士：如果您有什么心愿我能帮您完成，您就告诉我。 乔治：谢谢你，我想请牧师来医院为我祷告，可以吗？ 护士：没问题，我帮您安排。	西方国家不主张忍受疼痛，疼痛时应采用积极的疼痛管理办法来减轻疼痛。该患者的疼痛耐受度较差，护士应遵循止痛原则，积极满足患者止痛的需求。 护士从我国传统死亡观出发，建议家属对患者隐瞒真实病情，以免患者遭受打击一蹶不振。 护士没有考虑到该患者不同的文化背景下有不同的死亡观和价值观，自以为隐瞒真实病情对患者好，抛开患者本人与其家属直接沟通，没有尊重其自主性，反而造成了护患冲突。 护士告知患者真实病情，患者能坦然接受并做好未来规划，提高了今后的生活质量。 护士尽力满足了患者的宗教需求。

（三）总结与拓展

通过上述沟通实例可以看出，不同文化背景的人有不同的死亡观。例如，中国人从古至今

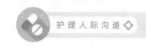

深受儒家思想影响，对死亡采取否定、逃避的态度，日常生活忌讳谈论死亡，认为不吉利，对死亡讳莫如深，感到恐惧；而很多西方国家的中小学课程就有死亡教育，人们直面死亡、探讨死亡。

通过上述沟通实例我们还认识到一点，美国人讲究个性、独立，自主意识较强，无法接受自己被蒙在鼓里，由别人替自己做决定，认为即使是噩耗，护士也应如实告知自己病情，这样就能在未来有限的时间里提高生活质量。在中国称呼别人"某老"以示尊敬，但美国人强调以自我为中心，依靠自己，护士在工作中应该避免称呼美国年长患者"某老"，这样会打击其自尊心，令其心生不快。

◎ 情景案例

实例一：

一位来华访问的美国学者，因肺部感染住院，住院后给予静脉输液抗感染治疗。在输液期间患者需要排尿，由于患者不习惯于床上排尿，在自行带着输液瓶如厕不方便的情况下，护士提出要为其提供帮助，可他却谢绝了。

实例二：

患者，男性，38岁，法国独资公司的高级职员，重感冒住院治疗。入院时首先询问需要住几天院，每天治疗时间安排如何。他说因工作需要上午必须电话指挥业务，提出下午接受输液治疗。护士破例实施，患者表示满意。

案例分析：

实例一：注重患者的价值观念

在本案例中，患者是一位美国人，自主意识较强，护士协助其床上排尿会伤害他的自尊心和独立性，护士可以鼓励患者做力所能及的事情，并加强巡视及早发现护理问题。

实例二：正确处理时间观念的差异

每个人的社会文化背景、职业、性格等各不相同，其对待时间的观念也有不同，护士应根据患者实际情况，在不影响治疗与护理的前提下，尽量迎合患者的时间安排，提供个性化护理。

✎ 思考题

1. 你是如何理解多元文化的，说出多元文化背景对护理的影响及作用？
2. 如何提升自己的跨文化护理沟通技巧，更好地为患者服务？
3. 现在有部分医院开设涉外护理和涉外护士培训，你认为有必要吗？请说出你的看法。

✿ 拓展阅读

引言：随着医学模式的转变，面对不同文化背景的服务对象，既要提供适合他们健康需要的共性护理服务，还要提供与不同文化背景相适应的人文关怀。因此，多元文化护理是现代社会条件下护理工作的重要内容和挑战。

尊重多元文化

多元文化即多种的、多样的文化。强调文化多元化的特征，反映文化的特性和发展，是一个国家、地区或民族所呈现的社会现象。例如，同一国家或地区由于地理环境和自然环境的差异，其价值观、语言、饮食习惯及宗教信仰等也具有其差异性。在全球化的大背景下，文化也要经历开放、交流、碰撞、吸纳等过程，加之社会主义市场经济条件下，社会经济成分、就业方式、利益分配的多样化，使社会文化多元发展和人们的思想多样化成为必然。

当前，人们处在文化多元的环境之中，即主流文化与亚文化，精英文化与草根文化、传统文化与现代文化、国内文化与国外文化相互影响的大格局中，建设开放包容、尊重多样性和差异性的文化理念是社会和谐发展的必然要求，也是新形势下国际交往伦理建设的时代要求。在多元化社会的发展进程中，护理工作者既要具备较高的跨文化敏感度水平，还需具备多元文化知识，只有这样才能为不同文化背景的人们提供满意的护理服务。

参考文献

[1] 陈杰峰.护理礼仪与人际沟通[M].2版.西安：第四军医大学出版社，2014.

[2] 刘勇.人际沟通[M].西安：第四军医大学出版社，2012.

[3] 钱红敏.人际沟通[M].北京：高等教育出版社，2015.

[4] 秦东华.护理礼仪与人际沟通[M].北京：人民卫生出版社，2014.

[5] 石海兰，樊丽萍.人际沟通[M].2版.北京：科学出版社，2013.

[6] 王斌.人际沟通[M].2版.北京：人民卫生出版社，2012.

[7] 王凤荣.人际沟通[M].北京：人民卫生出版社，2014.

[8] 王静，周丽君.人际沟通与交往[M].北京：高等教育出版社，2015.

[9] 位汶军.人际沟通[M].西安：第四军医大学出版社，2013.

[10] 张志钢，刘冬梅.人际沟通[M].3版.北京：人民卫生出版社，2015.

[11] 吴玲，韩景新.人际沟通与护理礼仪[M].南京：江苏凤凰科学技术出版社，2018.

[12] 麻友平.人际沟通与交流[M].2版.北京：清华大学出版社，2012.

[13] 王斌.人际沟通[M].北京：人民卫生出版社，2004.

[14] 杨丹.人际关系学[M].武汉：武汉大学出版社，2010.

[15] 史瑞芬.护理人际学[M].4版.北京：人民军医出版社，2013.

[16] 孙时进.社会心理学导论[M].上海：复旦大学出版社，2014.

[17] 时蓉华.现代社会心理学[M].3版.上海：华东师范大学出版社，2013.

[18] 谢红霞.沟通技巧[M].北京：中国人民大学出版社，2011.

[19] 张宏.人际沟通[M].武汉：华中科技大学出版社，2015.

[20] 陈文.护理礼仪与人际沟通[M].南京：东南大学出版社，2015.

[21] 郑荣日，韩景新.人际沟通[M].北京：人民卫生出版社，2016.

[22] 康佳琼，韩家胜.人际沟通与交流[M].北京：中国轻工业出版社，2016.

[23] 李蕾.人际沟通[M].南昌：江西科学技术出版社，2013.

[24] 张书全.人际沟通[M].2版.北京：人民卫生出版社，2008.

[25] 钟海，孙敬华.人际沟通[M].3版.北京：科学出版社，2015.

[26] 刘勇.人际沟通[M].西安：第四军医大学出版社，2012.

[27] 田仁礼.心理学基础[M].3版.北京：人民卫生出版社，2017.

[28] 金盛华.社会心理学[M].北京：高等教育出版社，2005.

[29] 明卫红.沟通技能训练[M].北京：机械工业出版社，2008.

[30] 史瑞芬，史宝欣.护士人文修养[M].北京：人民卫生出版社，2012.

[31] 尹梅.医学沟通学[M].北京：人民卫生出版社，2011.

[32] RITA CHARON.叙事医学[M].郭莉萍，译.北京：北京大学医学出版社，2015.

［33］李小花，刘联，蓝云.医学生叙事能力培养对叙事医学发展的影响综述［J］.现代国企研究，2016，10：162-163.

［34］姜小鹰，刘俊荣.护理伦理学［M］.2版.北京：人民卫生出版社，2018.

［35］黄秀凤.护理伦理学［M］.北京：中国医药科技出版社，2016.

［36］田向阳，马辛.医患同心：医患沟通手册［M］.北京：人民卫生出版社，2014.

［37］张捷，高祥福.医患沟通技巧［M］.北京：人民卫生出版社，2015.

［38］黄卫东.人际沟通［M］.北京：中国中医药出版社，2015.

［39］李占文，钟海.人际沟通与交往［M］.2版.北京：科学技术出版社，2016.

［40］李丽娟，张涌静.护理礼仪与人际沟通［M］.北京：北京大学医学出版社，2016.

［41］王锦帆，尹梅.医患沟通［M］.北京：人民卫生出版社，2013.

［42］张晓明.护理礼仪与人际沟通［M］.南京：江苏科学技术出版社，2012.

［43］高燕.护理礼仪与人际沟通［M］.2版.北京：高等教育出版社，2008.

［44］普罗科特.沟通的艺术：看入人里，看出人外［M］.14版.黄素菲，李恩，译.北京：世界图书出版公司北京公司，2014.

［45］穆臣刚.心理学与情绪控制［M］.成都：天地出版社，2018.

［46］连山.心理学与社交策略［M］.北京：中国华侨出版社，2015.

［47］苏碧芳，陈兰云.卫生法律法规［M］.北京：人民卫生出版社，2016.

［48］田国华，王朝晖.医患沟通［M］.北京：人民卫生出版社，2018.

［49］蔡青.跨文化交流［M］.北京：清华大学出版社，2018.

［50］王斌.人际沟通［M］.北京：人民卫生出版社，2016.

［51］彭幼清，俞海萍.跨文化护理临床案例集［M］.上海：同济大学出版社，2018.

［52］康佳琼，韩家胜.人际沟通与交流［M］.北京：中国轻工业出版社，2016.

［53］李蕾.人际沟通［M］.南昌：江西科学技术出版社，2013.

［54］赵伊川，姜绍平.跨文化沟通中的主要障碍及改进途径［J］.大连海事大学学报（社会科学版），2006.

［55］杨柳婧.跨文化管理的观念、策略与沟通［J］.河北经贸大学学报（综合版），2008，3：67-70.